# 北京积水潭医院
# 骨科用药手册

主　　编　甄健存　蒋协远

副主编　张　威　毛　璐　武丹威

编者名单（按姓氏笔画排序）

王　雪　毛　璐　卞　婧　任　爽　刘思彤

杜　欣　李　雪　李　静　李全志　李瀛旭

杨　烁　杨　媛　杨丽娟　汪石丽　张　威

张　曦　武丹威　林　平　林宣子　罗　媛

周　倩　郑　策　郑婷婷　饶晶晶　曹　宇

董　迪　蒋协远　韩　爽　甄健存　魏丽艳

人民卫生出版社
·北京·

图书在版编目（CIP）数据

北京积水潭医院骨科用药手册 / 甄健存，蒋协远
主编 . -- 北京：人民卫生出版社，2024.11. -- ISBN
978-7-117-37172-8

Ⅰ . R680.5-62

中国国家版本馆 CIP 数据核字第 20248J4R56 号

| | | |
|---|---|---|
| 人卫智网 | www.ipmph.com | 医学教育、学术、考试、健康，<br>购书智慧智能综合服务平台 |
| 人卫官网 | www.pmph.com | 人卫官方资讯发布平台 |

**北京积水潭医院骨科用药手册**

Beijing Jishuitan Yiyuan Guke Yongyao Shouce

主　　编：甄健存　蒋协远
出版发行：人民卫生出版社（中继线 010-59780011）
地　　址：北京市朝阳区潘家园南里 19 号
邮　　编：100021
E - mail：pmph @ pmph.com
购书热线：010-59787592　010-59787584　010-65264830
印　　刷：北京汇林印务有限公司
经　　销：新华书店
开　　本：710×1000　1/16　印张：14
字　　数：251 千字
版　　次：2024 年 11 月第 1 版
印　　次：2025 年 2 月第 1 次印刷
标准书号：ISBN 978-7-117-37172-8
定　　价：55.00 元

打击盗版举报电话：010-59787491　E-mail：WQ @ pmph.com
质量问题联系电话：010-59787234　E-mail：zhiliang @ pmph.com
数字融合服务电话：4001118166　E-mail：zengzhi @ pmph.com

# 前　言

　　随着人口老龄化和外科手术技术的快速发展，高龄并具有多种基础病的手术患者数目剧增，而其中行骨科手术合并慢性疾病的患者具有相当大的占比。此类患者具有用药复杂、多重用药等特点，使用多种药物可能引起患者围手术期出血、感染等，给围手术期医疗管理带来挑战，因此围手术期用药管理对保证患者围手术期医疗安全尤为重要。不仅如此，诸多骨科常见疾病中，除了我们熟知的手术治疗之外，长期的药物治疗也是控制骨科相关慢性疾病（如骨质疏松症、骨性关节炎等）的重要环节。由此，本书从药物治疗的角度对骨科常见病的治疗展开详细阐述。从围手术期的药物治疗管理、患者术前术后基础疾病的药物重整，到骨与关节相关感染及开放性伤口患者的用药方案及神经血管的损伤后修复，再到骨科慢性疾病的长期药物治疗等，都需要精准药物治疗。

　　首都医科大学附属北京积水潭医院作为国家骨科医学中心和首批原卫生部临床药师培训基地，具有丰富的骨科疾病临床治疗经验，拥有临床实践经验丰富的临床药师团队。此外，结合多年来临床药学在骨科开展的治疗经验和体会，临床药师致力于从药学角度对骨科常见病的药物治疗进行提炼总结，旨在提升骨科药物治疗和合理用药水平。此外，首都医科大学附属北京积水潭医院牵头制定了中国医院协会《医疗机构药事管理与药学服务》团体标准中的"围手术期药学服务"内容，旨在指导和规范医疗机构药师实施同质化围手术期药学服务。本书主要分为三个部分：第一部分简述临床药物治疗的基本概念，旨在为临床医师及药师普及药物治疗的基本概念。第二部分主要涵盖药物治疗的骨科常见疾病以及其药物治疗的基本原则。骨科疾病的药物治疗具有特殊性，本部分内容在骨科疾病治疗的基础上，对药物治疗的部分进行更深入的剖析，旨在让广大骨科医师和药师在治疗疾病的过程中对药物治疗更加熟悉。第三部分为北京积水潭医院的骨科常用药物列举以及药物用法，本部分内容主要包含了骨科的常用药物。本部分详细介绍每种骨科常用药物，内容基于骨科与药学治疗相关的各种循证及国内外指南推荐，涉及从药品用法用量到临床常见的药物问题。

该手册便于医师、药师在临床工作时携带和查阅,旨在为临床工作者提供专业、简洁、有指导意义的骨科用药知识,以便其在临床工作中能够更加合理地用药,更加全面地为患者提供优质的医疗服务。

本书在编写的过程中得到了首都医科大学附属北京积水潭医院各临床科室的大力支持,在此对参与审校稿件的临床医师(按姓氏笔画排序):李伟、杨明辉、张蕴鑫、陈佳、易传军、黄真、靳培浩、颜淑敏,表示由衷的感谢!

本书为骨科用药手册,编者们为本书倾注了大量精力,通过多次审稿确保质量,期望本书能为临床医师和药师提供实用的骨科药物治疗指导。但由于时间紧迫和个人水平有限,书中难免存在不足之处,恳请读者批评指正。

甄健存

2024 年 5 月

# 目　录

第一篇　临床药物治疗学概述

第一章　临床药物治疗学的内容与任务 ·············· 2
　第一节　临床药物治疗学的定义和特点 ·············· 2
　第二节　临床药物治疗学的主要任务 ·············· 3

第二章　药物代谢动力学与药物效应动力学 ·············· 5
　第一节　药物代谢动力学 ·············· 5
　　一、概述 ·············· 5
　　二、基本概念及参数 ·············· 5
　　三、经典模型 ·············· 6
　第二节　药物效应动力学 ·············· 7
　　一、概述 ·············· 7
　　二、基本概念及参数 ·············· 7
　　三、应用实践 ·············· 8

第三章　药品不良反应与治疗药物监测 ·············· 10
　第一节　药品不良反应 ·············· 10
　第二节　治疗药物监测 ·············· 11

第四章　临床用药一般原则与特殊人群用药原则 ·············· 14
　第一节　临床用药一般原则 ·············· 14
　第二节　特殊人群用药原则 ·············· 15
　　一、老年患者的用药原则 ·············· 16
　　二、儿童患者的用药原则 ·············· 16
　　三、孕妇及哺乳期患者的用药原则 ·············· 16

**第五章　围手术期药物治疗的特殊性与药学服务**……………………………18

一、患者入院前药物相关问题评估……………………………18

二、术前药学评估与药学服务……………………………18

三、术中药学监护……………………………18

四、术后药学再评估与药学监护……………………………19

五、患者出院带药……………………………19

## 第二篇　骨科常见疾病及相关药物治疗

**第六章　骨科围手术期疾病预防与药物治疗**……………………………22

第一节　围手术期抗菌药物预防用药……………………………22

第二节　围手术期镇痛药物治疗……………………………24

第三节　围手术期静脉血栓栓塞的预防与抗血栓药物治疗……………………………27

一、围手术期静脉血栓栓塞的预防……………………………27

二、围手术期抗血栓药物治疗……………………………30

第四节　围手术期贫血的预防与药物治疗……………………………33

第五节　围手术期应激性溃疡的预防与药物治疗……………………………34

一、定义……………………………34

二、临床表现和诊断……………………………35

三、预防……………………………35

四、药物治疗……………………………36

第六节　围手术期营养支持……………………………37

一、概述……………………………37

二、治疗原则……………………………37

三、药物治疗……………………………38

**第七章　骨与关节感染的药物治疗**……………………………41

第一节　假体周围感染……………………………41

一、概述……………………………41

二、治疗原则……………………………41

三、药物治疗……………………………42

第二节　感染性关节炎……………………………43

一、概述……………………………43

二、治疗原则 ································································· 43

三、药物治疗 ································································· 44

第三节 骨折内固定术后感染 ··········································· 44

一、概述 ······································································· 44

二、治疗原则 ································································· 45

三、药物治疗 ································································· 45

第四节 骨髓炎 ································································· 46

一、概述 ······································································· 46

二、治疗原则 ································································· 47

三、药物治疗 ································································· 47

第五节 椎间盘炎 ····························································· 48

一、概述 ······································································· 48

二、治疗原则 ································································· 49

三、药物治疗 ································································· 49

第六节 骨与关节结核 ······················································ 50

一、概述 ······································································· 50

二、治疗原则 ································································· 51

三、药物治疗 ································································· 51

第七节 糖尿病足 ····························································· 52

一、概述 ······································································· 52

二、治疗原则 ································································· 53

三、药物治疗 ································································· 53

第八章 脊柱相关疾病的药物治疗 ········································· 56

第一节 脊髓损伤 ····························································· 56

一、概述 ······································································· 56

二、治疗原则 ································································· 56

三、药物治疗 ································································· 57

第二节 颈椎退行性疾病 ···················································· 58

一、概述 ······································································· 58

二、治疗原则 ································································· 58

三、药物治疗 ································································· 59

第三节 腰椎退行性疾病 ···················································· 60

一、概述 ···················································· 60

二、治疗原则 ·············································· 61

三、药物治疗 ·············································· 61

**第九章　慢性关节疾病的药物治疗** ············· 63

第一节　骨关节炎 ········································ 63

一、概述 ·················································· 63

二、治疗原则 ·············································· 63

三、药物治疗 ·············································· 64

第二节　异位骨化 ········································ 64

一、概述 ·················································· 64

二、治疗原则 ·············································· 65

三、药物治疗 ·············································· 66

**第十章　骨科常见风湿免疫性疾病的药物治疗** ··· 68

第一节　类风湿关节炎 ···································· 68

一、概述 ·················································· 68

二、治疗原则 ·············································· 69

三、药物治疗 ·············································· 69

第二节　强直性脊柱炎 ···································· 69

一、概述 ·················································· 69

二、治疗原则 ·············································· 70

三、药物治疗 ·············································· 70

第三节　痛风性关节炎 ···································· 71

一、概述 ·················································· 71

二、治疗原则 ·············································· 71

三、药物治疗 ·············································· 71

**第十一章　营养代谢性骨病的药物治疗** ········· 74

第一节　骨质疏松症 ······································ 74

一、概述 ·················································· 74

二、治疗原则 ·············································· 75

三、药物治疗 ·············································· 75

第二节　畸形性骨炎⋯⋯⋯⋯⋯⋯⋯⋯⋯⋯⋯⋯⋯⋯⋯⋯⋯⋯⋯⋯⋯⋯⋯⋯ 76
　　一、概述⋯⋯⋯⋯⋯⋯⋯⋯⋯⋯⋯⋯⋯⋯⋯⋯⋯⋯⋯⋯⋯⋯⋯⋯⋯⋯⋯ 76
　　二、治疗原则⋯⋯⋯⋯⋯⋯⋯⋯⋯⋯⋯⋯⋯⋯⋯⋯⋯⋯⋯⋯⋯⋯⋯⋯⋯ 77
　　三、药物治疗⋯⋯⋯⋯⋯⋯⋯⋯⋯⋯⋯⋯⋯⋯⋯⋯⋯⋯⋯⋯⋯⋯⋯⋯⋯ 78

**第十二章　周围血管神经损伤的药物治疗**⋯⋯⋯⋯⋯⋯⋯⋯⋯⋯⋯⋯⋯ 80
　第一节　周围血管损伤⋯⋯⋯⋯⋯⋯⋯⋯⋯⋯⋯⋯⋯⋯⋯⋯⋯⋯⋯⋯⋯⋯ 80
　　一、概述⋯⋯⋯⋯⋯⋯⋯⋯⋯⋯⋯⋯⋯⋯⋯⋯⋯⋯⋯⋯⋯⋯⋯⋯⋯⋯⋯ 80
　　二、治疗原则⋯⋯⋯⋯⋯⋯⋯⋯⋯⋯⋯⋯⋯⋯⋯⋯⋯⋯⋯⋯⋯⋯⋯⋯⋯ 80
　　三、药物治疗⋯⋯⋯⋯⋯⋯⋯⋯⋯⋯⋯⋯⋯⋯⋯⋯⋯⋯⋯⋯⋯⋯⋯⋯⋯ 81
　第二节　周围神经损伤⋯⋯⋯⋯⋯⋯⋯⋯⋯⋯⋯⋯⋯⋯⋯⋯⋯⋯⋯⋯⋯⋯ 81
　　一、概述⋯⋯⋯⋯⋯⋯⋯⋯⋯⋯⋯⋯⋯⋯⋯⋯⋯⋯⋯⋯⋯⋯⋯⋯⋯⋯⋯ 81
　　二、治疗原则⋯⋯⋯⋯⋯⋯⋯⋯⋯⋯⋯⋯⋯⋯⋯⋯⋯⋯⋯⋯⋯⋯⋯⋯⋯ 82
　　三、药物治疗⋯⋯⋯⋯⋯⋯⋯⋯⋯⋯⋯⋯⋯⋯⋯⋯⋯⋯⋯⋯⋯⋯⋯⋯⋯ 82

**第十三章　骨与软组织肿瘤的药物治疗**⋯⋯⋯⋯⋯⋯⋯⋯⋯⋯⋯⋯⋯⋯ 84
　第一节　骨肉瘤⋯⋯⋯⋯⋯⋯⋯⋯⋯⋯⋯⋯⋯⋯⋯⋯⋯⋯⋯⋯⋯⋯⋯⋯⋯ 84
　　一、概述⋯⋯⋯⋯⋯⋯⋯⋯⋯⋯⋯⋯⋯⋯⋯⋯⋯⋯⋯⋯⋯⋯⋯⋯⋯⋯⋯ 84
　　二、治疗原则⋯⋯⋯⋯⋯⋯⋯⋯⋯⋯⋯⋯⋯⋯⋯⋯⋯⋯⋯⋯⋯⋯⋯⋯⋯ 84
　　三、药物治疗⋯⋯⋯⋯⋯⋯⋯⋯⋯⋯⋯⋯⋯⋯⋯⋯⋯⋯⋯⋯⋯⋯⋯⋯⋯ 85
　第二节　尤因肉瘤⋯⋯⋯⋯⋯⋯⋯⋯⋯⋯⋯⋯⋯⋯⋯⋯⋯⋯⋯⋯⋯⋯⋯⋯ 86
　　一、概述⋯⋯⋯⋯⋯⋯⋯⋯⋯⋯⋯⋯⋯⋯⋯⋯⋯⋯⋯⋯⋯⋯⋯⋯⋯⋯⋯ 86
　　二、治疗原则⋯⋯⋯⋯⋯⋯⋯⋯⋯⋯⋯⋯⋯⋯⋯⋯⋯⋯⋯⋯⋯⋯⋯⋯⋯ 86
　　三、药物治疗⋯⋯⋯⋯⋯⋯⋯⋯⋯⋯⋯⋯⋯⋯⋯⋯⋯⋯⋯⋯⋯⋯⋯⋯⋯ 87
　第三节　骨转移瘤⋯⋯⋯⋯⋯⋯⋯⋯⋯⋯⋯⋯⋯⋯⋯⋯⋯⋯⋯⋯⋯⋯⋯⋯ 87
　　一、概述⋯⋯⋯⋯⋯⋯⋯⋯⋯⋯⋯⋯⋯⋯⋯⋯⋯⋯⋯⋯⋯⋯⋯⋯⋯⋯⋯ 87
　　二、治疗原则⋯⋯⋯⋯⋯⋯⋯⋯⋯⋯⋯⋯⋯⋯⋯⋯⋯⋯⋯⋯⋯⋯⋯⋯⋯ 88
　　三、药物治疗⋯⋯⋯⋯⋯⋯⋯⋯⋯⋯⋯⋯⋯⋯⋯⋯⋯⋯⋯⋯⋯⋯⋯⋯⋯ 88
　第四节　骨巨细胞瘤⋯⋯⋯⋯⋯⋯⋯⋯⋯⋯⋯⋯⋯⋯⋯⋯⋯⋯⋯⋯⋯⋯⋯ 89
　　一、概述⋯⋯⋯⋯⋯⋯⋯⋯⋯⋯⋯⋯⋯⋯⋯⋯⋯⋯⋯⋯⋯⋯⋯⋯⋯⋯⋯ 89
　　二、治疗原则⋯⋯⋯⋯⋯⋯⋯⋯⋯⋯⋯⋯⋯⋯⋯⋯⋯⋯⋯⋯⋯⋯⋯⋯⋯ 90
　　三、药物治疗⋯⋯⋯⋯⋯⋯⋯⋯⋯⋯⋯⋯⋯⋯⋯⋯⋯⋯⋯⋯⋯⋯⋯⋯⋯ 90

## 第三篇 骨科常用药物的应用

**第十四章 镇痛药物** ························································· 94

第一节 对乙酰氨基酚与 NSAID ································· 94

一、选择性 COX-2 抑制剂 ··································· 94

二、对乙酰氨基酚与非选择性 NSAID ············· 97

第二节 阿片类镇痛药 ················································ 102

一、弱阿片类镇痛药（磷酸可待因片）············· 102

二、强阿片类镇痛药 ············································ 104

三、激动 - 拮抗剂和部分激动剂 ························· 111

第三节 局部麻醉药 ···················································· 115

一、布比卡因 ······················································· 115

二、罗哌卡因 ······················································· 117

第四节 其他 ······························································· 119

一、曲马多 ·························································· 119

二、加巴喷丁 ······················································· 122

三、普瑞巴林 ······················································· 124

第五节 复方制剂 ······················································· 126

**第十五章 抗凝血药、抗血小板药和止血药** ··············· 133

第一节 注射用抗凝血药 ············································ 133

一、低分子肝素 ··················································· 133

二、磺达肝癸钠 ··················································· 135

第二节 口服抗凝血药 ················································ 137

一、Xa 因子抑制剂利伐沙班 ······························· 137

二、维生素 K 拮抗剂华法林 ································· 138

第三节 抗血小板药物——阿司匹林 ························· 139

第四节 止血药 ··························································· 141

一、氨甲环酸 ······················································· 141

二、卡络磺钠 ······················································· 143

三、血凝酶 ·························································· 144

四、纤维蛋白原 ··················································· 146

五、凝血酶原复合物 ············································ 147

**第十六章　骨质疏松症用药** 151
第一节　骨健康基本补充剂——钙剂 151
第二节　骨吸收抑制剂 153
　　一、双膦酸盐 153
　　二、降钙素 155
　　三、RANKL 单克隆抗体 156
　　四、激素替代治疗 157
　　五、选择性雌激素受体调节剂 159
第三节　骨形成促进剂 160
第四节　其他机制类药物 162
　　一、活性维生素 D 及其类似物 162
　　二、维生素 K 类 163

**第十七章　糖皮质激素** 165

**第十八章　免疫抑制剂及生物制剂** 170
第一节　传统合成改善病情抗风湿药 170
第二节　肿瘤坏死因子 α 拮抗剂 173
第三节　Janus 激酶（JAK）抑制剂 176

**第十九章　局部抗生素及主要载体** 179
第一节　人工骨 179
第二节　抗生素骨水泥 181

**第二十章　其他骨科常用药** 185
第一节　抗贫血药物 185
　　一、铁剂 185
　　二、人促红素注射液 189
第二节　血管扩张药 191
　　一、罂粟碱 191
　　二、前列地尔 193
第三节　脱水药 194
　　一、七叶皂苷 194
　　二、甘露醇 196

　　第四节　肌肉松弛药 ……………………………………………………… 198

　　第五节　营养神经药 ……………………………………………………… 201

　　　一、甲钴胺 ………………………………………………………………… 201

　　　二、腺苷钴胺 ……………………………………………………………… 203

　　第六节　软骨保护剂——氨基葡萄糖 …………………………………… 205

　　第七节　肠内营养制剂 …………………………………………………… 207


**附录**

　　附表1　阿片类镇痛药等效剂量换算表 …………………………………… 211

　　附表2　骨科常用中药处方 ………………………………………………… 211

　　　附表2（a）　正骨洗药处方 ……………………………………………… 211

　　　附表2（b）　藤药处方 …………………………………………………… 212

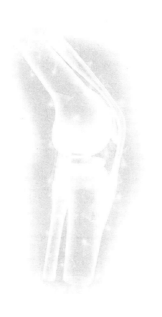

# 第一篇

# 临床药物治疗学概述

# 第一章

# 临床药物治疗学的内容与任务

## 第一节 临床药物治疗学的定义和特点

临床药物治疗学（clinical pharmacotherapy）是指以患者为中心、以疾病防治为目标，运用临床药学和相关学科的专业知识，研究与践行药物合理应用的一门学科。

临床药物治疗学是为了适应临床用药实践的需求发展起来的。近年来新药大量涌现，许多药物对人体的有效性和安全性还需要在治疗实践中得到更进一步的评价；由治疗用药不合理造成的危害，如病原生物的耐药性、药物不良反应和药源性疾病等，不仅是安全用药的主要问题，还导致了药物资源的浪费，使政府和患者的用药经济负担不断加重，这已成为全球性的社会问题。在我国现阶段，多数医师对疾病的了解比较透彻，但对药物的结构特点、理化性质、作用机制、不良反应、体内过程等信息的掌握还不能满足临床合理用药的需求，药师可在合理用药并实施个体化治疗方面发挥协助作用。

临床药物治疗学不同于药物学、药理学、临床药理学。药物学阐述的是药物的理化性质、体内过程、作用和作用机制、用途和不良反应等基本内容。药理学是研究药物和机体相互作用规律的一门科学。药物和机体相互作用包括药物对机体的作用和机体对药物的作用。药物对机体的作用包括药效动力学（简称药效学）和毒理学两大部分，主要研究药物对机体的治疗作用、不良反应及其产生机制；机体对药物的作用主要指药物代谢动力学（简称药动学），研究药物在机体内的吸收、分布、代谢、排泄动态变化的规律。临床药理学在药理学的基础上与临床用药相结合，主要研究单药在人体的药动学参数、药效学和毒理学特点以指导合理用药。临床药物治疗学在临床药理学的基础上，紧扣"临床用药"这个主题，主要研究和评价针对具体疾病、具体个体或群体的药物治疗方案，关注在治疗目标指导下个体药物治疗方案的制订与实施，其中包括单药的作用，也关注多药合用的综合效果。

## 第二节 临床药物治疗学的主要任务

临床药物治疗学的主要任务是帮助临床医师和药师依据疾病的病因和发病机制、患者的个体特征、药物的作用特点，对患者实施合理用药。实施合理用药时需要综合考虑用药是否安全、有效、经济和适当，主要包括以下几层含义：①所选药物的药理作用能够对抗疾病的病因和病理生理改变；②采用个体化给药方案，确定临床用药剂量、用法和疗程，药物配伍适当，使药物在病变部位达到有效治疗浓度并维持一定时间；③明确遗传多态性与药物反应多态性的关系，对药物产生的特异反应有应对措施；④患者无禁忌证，治疗副作用小，即使有不良反应也容易控制或纠正；⑤在达到最佳治疗效果的同时，尽可能降低药物成本和用药风险；⑥患者对所选药物可获得、依从性好。具体而言，研究内容主要包括以下五个方面。

一是影响药物对机体作用的因素。药物在体内产生效应是"药物 - 机体 - 疾病"相互作用的结果，因此，评估药物作用时应考虑药物、机体和疾病三方面的因素。在药物方面，除了药物本身的理化性质、生产质量和药理作用特性外，应考虑给药剂量、浓度、途径、时间、疗程、合并使用的药物、药物的药动学特点等；在机体方面，除了个体遗传差异和种族特征外，机体的心理状态（如乐观、悲观）、生理状态（如年龄、性别、体重、妊娠期及哺乳期、肝肾功能状态）、病理状态等也都影响药物疗效；在疾病方面，除了疾病的病因和发病机制外，疾病的分类、分型、病程和病情也影响药物的疗效，患者同时患有的其他疾病也可能影响机体对药物的反应。因此，对疾病的药物治疗不能简单地把疾病名和药名对号入座，而是要将相关药学知识与特定患者的实际生理病理特征和病情变化相结合，实施个体化的药物治疗。

二是药物相互作用。药物相互作用可发生在吸收、分布、代谢、排泄的药动学过程中，也可通过影响药物对靶点（基因、离子通道、酶或受体）的作用，表现在药效学上，也可表现在不良反应方面，甚至产生新的更严重的不良反应。

三是药物治疗个体化。不同患者对同一药物的反应差异甚大，出现这种差异的原因是个体差异和遗传多态性。药物基因组学通过研究遗传多态性和药物反应个体差异的关系，可以根据个体基因变异与药动学、药效学的关系设计临床个体化给药方案，并结合药物治疗监测，指导个体化的药物治疗。

四是特殊人群的药物治疗。孕妇、哺乳期妇女、新生儿、婴幼儿及老年人等特殊人群在生理、生化功能等方面与一般人群相比存在明显差异，这些差异影响药物的吸收、分布、代谢和排泄过程。临床药物治疗学研究特殊人群的基本给药原则、药物治疗注意事项、慎用及禁用的治疗药物,保障用药安全。

五是药品不良反应。详见本篇第三章第一节。

## 参 考 文 献

[1] 姜远英. 临床药物治疗学. 5 版. 北京:人民卫生出版社,2022.

[2] 李大魁. 中华医学百科全书·临床药学. 北京:人民卫生出版社,2018.

[3] 吴永佩,蔡映云.《临床药物治疗学》丛书. 北京:人民卫生出版社,2016.

# 第二章

# 药物代谢动力学与药物效应动力学

## 一、概述

药物进入机体后,在其影响下可以发生一系列的运动和体内过程,主要有吸收、分布、代谢、排泄。其中,吸收指药物从给药部位进入循环系统,分布指药物由循环系统到达其他组织器官,代谢指药物在体内发生的化学转化,排泄指药物被肾脏等器官排出体外。药物作用的强弱依赖于药物的体内(血浆内、组织内)浓度,上述的理化过程则可以引起药物在体内的量或浓度发生变化,且与用药后的时间动态相关。

药物代谢动力学(pharmacokinetic,PK),又称药代动力学,简称药动学,是应用动力学原理和数学方法,研究药物在生物体内的吸收、分布、代谢和排泄等过程规律的一门学科。药代动力学主要研究体内药物浓度随时间变化的规律,是动力学原理应用于药物研究的一门交叉学科,在新药设计、开发及临床使用等领域起着重要作用,目前是药物临床前及临床试验的研究组成部分之一。

## 二、基本概念及参数

**1. 生物利用度(bioavailability,F)** 生物利用度是进入循环系统的药物量与给药剂量之比,是衡量药物吸收程度和生物转化的指标,通常以百分比的形式表示,如吗啡的口服生物利用度为25%。药物的生物利用度受多个因素的影响,包括药物的理化性质、给药途径、吸收代谢过程、与其他物质的相互作用等。

**2. 血浆蛋白结合率(plasma protein binding rate)** 许多药物会与血浆蛋白结合,与药物结合的血浆成分主要为白蛋白、糖蛋白和脂蛋白。药物与血浆蛋白结合会影响药物的分布及生理功能,结合的过程大多是可逆的,而通常只有处于游离状态的药物可以通过细胞膜分布到各组织器官产生药理活性。血浆蛋白结合率系指与蛋白质结合的药物与血浆中全部药物的比率，通常以百分比的形式表示，如美罗培南的血浆蛋白结合率约为 2%，丙戊酸的血浆蛋白结合率为 80%～95%。

**3. 表观分布容积（apparent volume of distribution，$V_d$）** 药物的表观分布容积是指体内药物总量与血药浓度的比值，可以反映药物分布到其他组织的广泛程度，但并不是生理意义上的真实容积。表观分布容积可以体重为 70kg 计，也可按千克体重表示。表观分布容积越大，通常表示该药物分布越广泛或与生物大分子有大量结合。亲水性的药物一般 $V_d$ 较小，如头孢他啶的 $V_d$ 为 0.21～0.29L/kg；亲脂性的药物一般 $V_d$ 较大，如环丙沙星的 $V_d$ 为 2.00～3.04L/kg。

**4. 生物半衰期（biological half life，$t_{1/2}$）** 药物的生物半衰期是指体内药量或血药浓度降低一半所需要的时间，反映了药物在体内经代谢转化或排泄消除的速率，单位是分钟或小时。不同药物的生物半衰期差别较大，如头孢唑林（静脉给药）半衰期约为 1.8 小时，万古霉素（静脉给药）半衰期为 4～11 小时，而氟康唑（口服给药）半衰期可达 20～50 小时。通常认为，停药后经过 5 个生物半衰期，药物在机体内可以清除完毕。

**5. 体内总清除率（total body clearance，TBCL）** 药物的体内总清除率是指机体在单位时间内清除的含有药物的血浆体积，是体内肝脏、肾脏和其他所有代谢器官清除率之和，用"体积 / 时间"表示，如 L/min、ml/min、L/h 等。

**6. 曲线下面积（area under curve，AUC）** 曲线下面积即血药浓度 - 时间曲线下面积，指的是血药浓度数据对时间作图所得的曲线下面积，反映了药物吸收程度。24 小时曲线下面积与最小抑菌浓度的比值（$AUC_{0\sim24h}$/MIC），是评价具有较长抗生素后效应的时间依赖型抗感染药物的指标，如 $AUC_{0\sim24h}$/MIC > 400 与万古霉素治疗有效性相关，$AUC_{0\sim24h}$ > 650mg/（h·L）与更高的肾毒性风险相关。

**7. 稳态血药浓度（steady-state concentration，$C_{ss}$）** 理论上，药物能够被完全吸收利用，以生物半衰期为给药间隔时间，连续以恒定剂量经 4～5 次给药后，血药浓度基本达稳定水平，此时的血药浓度称为稳态血药浓度。临床上首剂加倍的给药方法即为了缩短达到稳态血药浓度的时间。对于以一级动力学消除的一室模型药物来说，当两次间隔给药时间等于消除半衰期时，负荷剂量等于 2 倍的维持剂量，即首剂加倍量。

### 三、经典模型

**1. 房室模型** 房室模型是药代动力学研究中应用最为广泛的模型，它抽象地设定机体为一个系统并且由一个或多个房室构成，其中每个房室具有动力学均一性,凡在同一房室内的药物均处于动态平衡状态。按照这种房室概念建立起来的,用以说明药物在体内吸收、分布、代谢、排泄过程特征的模型,称为房室模型。根据药代动力学特性,可以分为一室(单室)、二室乃至多室模型。

一室模型是最简单的房室模型,在这种模型中,药物一经进入血液循环,瞬时均匀分布至全身,即给药后血液中浓度和全身各组织器官部位浓度迅即达到平衡,因而把整个机体视为一个房室。

二室模型中,机体被分为中央室和周边室。中央室通常是药物首先进入的区域,药物在这些组织中的浓度可以迅速达到平衡;而药物进入周边室则相对缓慢,且分布在周边室的药物需要返回中央室进行代谢与排泄。

**2. 非线性药代动力学** 大多数药物在临床治疗剂量范围内呈线性药代动力学特征,但在某些情况下,如代谢酶饱和,导致药物的动力学过程不能用一级速率过程或线性过程表示,这种药代动力学称为非线性药代动力学。非线性药代动力学对于临床用药的安全性和有效性影响较大,呈现非线性药代动力学的药物往往需要进行治疗药物监测,典型药物如茶碱、苯妥英钠。

**3. 非房室模型** 依据实验数据匹配房室模型种类有时存在困难,因此应用非房室模型来处理药代动力学数据的方法被研究人员开发出来。统计矩分析是一种常用的非房室分析方法,它不受房室模型的限制,不必考虑药物的体内房室模型特征,分析结果更加客观,目前已被各国药品审评机构推荐,逐渐成为主流的研究方法。

## 第二节 药物效应动力学

### 一、概述

药物效应动力学(pharmacodynamic,PD)简称药效学,药效学研究的内容是药物作用的强度与药量以及与化学结构之间的关系和作用机制,其中药物作用是指药物对机体的初始作用,作用机制是指药物的作用原理即阐明它与机体发生相互作用的初始位点和反应。

药效学与药代动力学是药理学的理论基础,可以指导临床合理用药,以发挥药物的最佳疗效、降低药物发生不良反应的风险。

### 二、基本概念及参数

**1. 量效关系( dose effect relationship )** 药物的量效关系是指在一定剂量

范围内,药物的剂量(或浓度)增加或减少时其效应随之增强或减弱,两者间有相关性,量效关系可用量效曲线或浓度效应曲线表示,定量地反映药物作用特点,为临床用药提供参考。在量效关系中表达的效应有量反应和质反应两类。

**2. 最小有效量(minimal effective dose)、最小有效浓度(minimal effective concentration)** 药物的最小有效量或最小有效浓度是指能引起药物效应的最小药量或最小药物浓度,亦称阈剂量或阈浓度。

**3. 半数有效量(50% effective dose,$ED_{50}$)、半数致死量(50% lethal dose,$LD_{50}$)、治疗指数(therapeutic index)** 半数有效量是指群体中有半数个体出现疗效的剂量,如效应为死亡,则为半数致死量。药物的半数有效量与半数致死量的比值被称为治疗指数,用以衡量药物的安全性。

**4. 构效关系(structure activity relationship,SAR)** 多数药物是通过化学反应而引起药理效应的,药物的化学结构决定了化学反应的专一性,从而决定了药理作用的特异性。药物的构效关系是指药物的结构与药理活性或毒性之间的关系。化学结构相似的药物可通过同一机制发挥作用,引起相似或相反的效应。例如可待因与吗啡具有相似结构,作为阿片受体激动剂具有镇痛、镇咳等作用;而纳洛酮也有与吗啡类似的化学结构,但其作为阿片受体拮抗剂用于阿片类药物过量中毒的解救或用于阿片类药物成瘾的诊断。

## 三、应用实践

**1. 治疗作用与不良反应** 药物作用具有两重性,一方面可以表现为治疗作用,一方面可以表现为不良反应。这两种作用可能会同时出现,医务人员用药需要充分发挥药物的治疗作用,尽量避免或减少不良反应的发生。根据药物作用达到的治疗效果,药物的治疗作用可分为对因治疗和对症治疗,前者指药物作用能消除原发致病因子,如青霉素可以通过杀灭病原起到治疗作用;后者指药物作用能够改善疾病症状,如发热时使用对乙酰氨基酚退热。药物不良反应是与用药目的无关并为患者带来不适或痛苦的反应,可分为副作用、毒性反应、后遗效应、继发反应、变态反应、特异质反应等。不良反应是药物固有的效应,在一般情况下是可以预知的,多数轻微且可逆,少数较为严重甚至危及生命。

**2. 药物作用机制** 药物作用机制是药效学研究中最为重要的方面。一般来说,药物作用机制可以分为以下几个方面:①作用于某一或某些靶点,已知的药物作用靶点涉及受体、酶、离子通道、载体等;②通过物理化学作用改善机体内环境,如酸碱度、渗透压等;③补充机体所缺乏的物质,如维生素、微量元素、电解质等;④影响体内某些活性物质,如影响激素、介质、神经递质等的合成、摄取、释放、灭活等;⑤基因工程与基因治疗。

**3. 受体激动剂与受体拮抗剂** 在对药物作用机制的研究中,受体学说较为系统和深入,除了阐明药物的作用机制以外,还对阐明机体的生理和病理、发病机制、新药的研发,以及指导合理用药起到重要作用。根据与受体相互作用的性质,药物可分为受体激动剂与受体拮抗剂,前者能与受体结合并激动受体而产生效应,后者虽能与受体结合但不产生效应。

# 第三章

## 药品不良反应与治疗药物监测

第一节 药品不良反应

药品不良反应是指合格药品在正常用法用量下出现的与用药目的无关的有害反应。严重药品不良反应是指因使用药品引起以下损害情形之一的反应：①导致死亡；②危及生命；③致癌、致畸、致出生缺陷；④导致显著的或者永久的人体伤残或者器官功能的损伤；⑤导致住院或者住院时间延长；⑥导致其他重要医学事件，如不进行治疗可能出现上述所列情况的。新的药品不良反应是指药品说明书中未载明的不良反应。说明书中已有描述，但不良反应发生的性质、程度、后果或者频率与说明书描述不一致或者更严重的，按照新的药品不良反应处理。药品不良反应聚集性事件是指同一批号（或相邻批号）的同一药品在短期内集中出现多例临床表现相似的疑似不良反应，呈现聚集性特点，且怀疑与质量相关或可能存在其他安全风险的事件。

所有药品都会存在一定程度的不良反应，监测药品不良反应是我国药物警戒活动重要内容之一，也是医务人员应尽的法律义务。比如在骨科相关疾病的药物治疗过程中，某些常用药物的常见不良反应（万古霉素，输注过快导致的"红人综合征"；镇痛药物氨酚羟考酮导致的恶心、呕吐等）都需要及时监测上报。

近年来，我国药品不良反应报告数量不断提升，《国家药品不良反应监测年度报告（2023 年）》的数据显示已达 241.9 万份，每百万人口平均报告数为 1 716 份，其中 90.1% 来自医疗机构。开展药品不良反应监测的目的，是进一步了解药品的不良反应情况，及时发现新的、严重的药品不良反应，评估药品的安全性，并对有关药品加强管理，最大限度地预防和减少不良反应的发生。目前，我国药品不良反应监测工作已得到多个法规文件的规范和支持。2011 年 7 月 1 日起施行的《药品不良反应报告和监测管理办法》（以下简称为《办法》）是我国开展药品不良反应监测工作的基础依据，由总则、职责、报告与处置、药品重点监测、评价与控制、信息管理、法律责任、附则共八章内容以及"药

品不良反应 / 事件报告表""群体不良事件基本信息表""境外发生的药品不良反应 / 事件报告表"3 个附表组成。《办法》明确了药品生产、经营企业和医疗机构的相关职责和具体规定，对不良反应报告时限进行了要求：新的、严重的药品不良反应应于发现或者获知之日起 15 日内报告，其中死亡病例须立即报告，其他药品不良反应 30 日内报告。由于用药经验不足，上市新药的安全性监测及评价尤为重要，《办法》要求对新药监测期内的药品和首次进口 5 年内的药品开展重点监测。

药品不良反应的分析评价决定了报告的准确性和真实性，主要遵循以下5 个准则：①用药与不良反应的出现有无合理的时间关系，即时间方面的联系；②反应是否符合该药已知的不良反应类型，即从其他已知资料中的观点判断因果关系的合理性；③停药或减量后，反应是否消失或减轻；④再次使用可疑药品是否再次出现同样反应；⑤是否可用患者病情的进展、其他治疗等影响来解释。依据上述评价准则，《办法》将药品不良反应关联性评价结果分为肯定、很可能、可能、可能无关、待评价和无法评价 6 级。其他常用的药品不良反应因果关系评定法有 Karch-Lasagna 评定法、Naranjo's 评定法、WHO-UMC 评定法等；还有针对某一类不良反应因果关系评价的方法，如 Roussel Uclaf 因果关系评价法（RUCAM）是针对药源性肝损伤因果关系评价的量表。

## 第二节 治疗药物监测

治疗药物监测（therapeutic drug monitoring，TDM）是一门研究个体化药物治疗机制、技术、方法和临床标准，并将研究结果转化应用于临床治疗以达到最大化合理用药的药学临床学科。治疗药物监测开始于 20 世纪 50 年代末，由于当时技术条件的限制，多用紫外分光光度法测定与治疗效果及药品不良反应相关的药物浓度。随着色谱技术、放射免疫检测技术和均相酶联免疫分析技术的出现，以及人们对体内药物浓度与治疗效果关系认识的逐渐深入，治疗药物监测的应用范围逐渐扩大。20 世纪 70 年代，在高效液相色谱技术的推动下，治疗药物监测蓬勃发展并逐步成为一门学科，其理论基础主要涉及药理学、药剂学、药物分析学、生物化学与分子生物学、流行病与卫生统计学等多门二级学科。

治疗药物监测的核心是个体化治疗，通过测定患者体内的药物暴露、药理标志物或药效指标，利用定量药理模型，以药物治疗窗为基准，制订适合患者的个体化给药方案。治疗药物监测的临床意义在于能够优化药物治疗方案，提高药物疗效、降低不良反应，同时通过合理用药最大化节省药物治疗费用。

药物治疗过程中,需要基于患者及疾病特点选择药品品种,确定使用剂量,在明确血药浓度、生物标志物或基因等因素的基础上,给予个体化治疗。例如在骨科常见的感染疾病治疗中,对于耐甲氧西林的金黄色葡萄球菌感染,万古霉素是治疗的首选。因此,万古霉素的血药浓度监测至关重要,若万古霉素血药谷浓度 <10mg/L,达不到有效治疗;若血药谷浓度 >30mg/L,易产生肾毒性、耳毒性。国内外多个临床指南表明,对万古霉素进行血药浓度监测能够显著提高临床有效率和降低肾毒性发生率。

治疗药物监测工作内容包括药物(及其代谢物、药理标志物)分析、定量计算、临床干预三部分。患者存在个体差异、药物治疗窗窄、药物毒性反应难以判断、药物暴露受多种因素影响是开展治疗药物监测的主要临床指征。其服务内容包括但不限于以下几个方面:①药物浓度监测方面,分析异常结果,进行药物重整、剂量调整、优化给药方法和危急值的处理等。②基因检测方面,根据药物代谢酶和转运体相关位点基因型制订或调整给药方案;根据基因突变类型选择疾病靶向治疗药物;筛查药品不良反应相关基因,规避使用相关药物,减少不良反应发生风险;筛查疾病风险基因,对高危人群加强监测、提前给予预防性治疗措施。③药学监护方面,对依从性、治疗效果和不良反应等进行全程监护,并及时进行咨询、教育、科普宣教;收集关键临床效应指标,包括有效性、安全性指标及相关终点事件,建立治疗药物评估体系。④随访及管理方面,对进行治疗药物监测的患者应采集基本信息、疾病信息、生化检查结果、用药信息、基因检测 / 药物浓度检测结果,并了解患者家庭、经济、饮食、运动、治疗意愿等相关情况,建立患者治疗档案。

临床药师应依据治疗药物监测结果分析提出推荐意见,在确定个体化治疗方案、实施药物治疗管理及患者自我管理等方面进行干预,干预方案由医药护患等共同参与完成。结果分析应基于患者生理、病理、遗传、环境等因素,体现专业性、规范性、及时性和临床适用性,应综合判断哪些监测结果需重点解读并兼顾专业性和时效性。对以下情况进行重点分析:①监测结果不在目标治疗范围内,且出现或很可能出现临床疗效不佳或不良反应时;②监测结果在目标治疗范围内,但临床疗效不佳或出现不良反应时;③需要通过遗传标志物监测来指导临床用药时;④其他情况,如临床实践者提出解读需求时。

需要注意的是,并非所有药物都需要进行治疗药物监测,临床上遴选是否需要进行监测的药物主要遵循以下几个原则:①治疗窗窄的药物,如地高辛、氨基糖苷类抗生素;②药物中毒症状与疾病症状相似,如地高辛、苯妥英钠;③药物治疗失败会导致严重后果,如免疫抑制剂;④缺乏明确的疗效指标，如免疫抑制剂、抗癫痫药；⑤不同治疗目标需不同的血药浓度，如免疫抑制剂、万古霉素；⑥药代动力学个体差异大，如三环类抗抑郁药、苯妥英钠；⑦具有非线性药代动力学特征的药物，如苯妥英钠、茶碱；⑧患者存在影响药物体内过程的特殊病理、生理状况，如肾功能损伤患者使用万古霉素；⑨药品不良反应或药物中毒的判断，如抗肿瘤药。目前临床常见的治疗药物监测种类包括免疫抑制剂（如环孢素、他克莫司）、抗肿瘤药（如甲氨蝶呤、氟尿嘧啶）、精神药物（如丙戊酸、卡马西平、舍曲林）、抗微生物药物（如万古霉素、伏立康唑）、内科治疗药物（如地高辛、茶碱）等。

## 参 考 文 献

[1] 王育琴，李玉珍，甄健存. 医院药师基本技能与实践. 北京：人民卫生出版社，2013.

[2] 张石革，朱建明. 药品不良反应救治与防范. 北京：北京科学技术出版社，2016.

[3] 宋立刚. 药品不良反应与药源性疾病. 北京：人民卫生出版社，2012.

[4] 李沐，张倩，张爽，等. 2018 年中国医院治疗药物监测开展状况调查. 中国药学杂志，2019，54（24）：2087-2092.

[5] 张相林. 我国治疗药物监测发展及展望. 中国药理学与毒理学杂志，2015，29（5）：741-743.

[6] 柳芳，陈文倩，李朋梅，等. 治疗药物监测的概念探析. 实用药物与临床，2016，19（3）：380-383.

[7] 王菁，刘璐，郑恒，等. 治疗药物监测的研究进展. 中国医院药学杂志，2017，37（1）：1-8.

[8] 张相林，缪丽燕，陈文倩. 治疗药物监测工作规范专家共识（2019 版）. 中国医院用药评价与分析，2019，19（8）：897-902.

[9] 中国药理学会治疗药物监测研究专业委员会，中国药学会医院药学专业委员会，中国药学会循证药学专业委员会，等. 治疗药物监测结果解读专家共识. 中国医院药学杂志，2020，40（23）：2389-2395.

[10] 中国医院协会. 医疗机构药事管理与药学服务. 北京：中国标准出版社，2022.

# 第四章

# 临床用药一般原则与特殊人群用药原则

## 第一节 临床用药一般原则

疾病的药物治疗是临床诊治过程中最常用也最基本的治疗方式,药物通过与机体的相互作用,调节疾病状态下器官系统的功能水平,使疾病好转或痊愈。因此,药物的选择和使用对于疾病的治疗效果和转归至关重要,在药物治疗过程中要综合考虑药物的安全、有效、经济和适当,制订合理的用药方案,获得最佳的效益/风险比。

### (一)药物治疗的安全性原则

药物在发挥防治疾病作用的同时,可能对机体产生不良反应或改变病原体对药物的敏感性,保证患者用药安全是药物治疗的基本前提。在疾病治疗过程中影响药物安全性的因素主要包括药物本身固有的生物学特性、药物制剂的质量标准以及药物的使用是否合理。为保证用药的安全性,从药物的研发生产阶段就必须对药物的安全性评价及药品质量严格把关。在药物治疗的过程中,应切实掌握药品的禁忌证、慎用情况和特殊人群剂量调整等,按照规定的注意事项使用药品。为了避免和减轻不良反应的发生,用药前应了解患者体质及既往用药史,并在用药过程中加强监测。

### (二)药物治疗的有效性原则

药物治疗的有效性是药物通过其防治疾病作用使患者临床获益的特征,是药物治疗的基本目的。药物的作用应是确切的,所选药物的适应证应与患者病情相符,给药方案(包括剂量、给药频次和给药途径等)要适应患者的病理生理特征。为了达到理想的药物治疗效果,必须综合考虑药物和患者等诸方面的因素,根据病情选择针对病因或对症治疗的药物,选择生物利用度高,又能维持有效血药浓度的剂型和给药途径,避免合用可能产生不良相互作用的药物。此外,还需注意提高患者对治疗的依从性,保证药物实现满意的治疗效果。

### (三)药物治疗的经济性原则

药物治疗的经济性就是要以最低的药物成本实现最好的治疗效果。经济性的核心在于评价疗效的同时必须考虑成本因素,即应在药物治疗中,在保证治疗质量的前提下选用价廉易得的品种,可用可不用的药应不用。通过成本分析对比不同的药物治疗方案或药物治疗方案与其他治疗方案的优劣,设计合理的用药方案,保证有限的社会卫生保健资源发挥最大的效用。

### (四)药物治疗的适当性原则

用药的适当性是实现合理药物治疗的基本要求,也是用药合理性的评判指标。即要求将适当的药品,以适当的剂量,经适当的途径,给适当的患者,使用适当的疗程,达到适当的治疗目标。概括地讲,药物治疗应根据用药对象的生理与疾病状况,选择最为适当的药物,使其药效学与药动学特点都能满足治疗的需要,剂量恰当准确,给药途径适宜,尤其注意合并用药合理,目的是充分发挥药物的治疗作用,尽量减少药物对人体所产生的危害,从而迅速有效地治愈疾病或缓解症状,控制疾病的发展,尽早恢复健康。

### (五)药物治疗的规范性原则

药物治疗的规范性是指用药要有依据,依据应当是具有法律效力的药品说明书或者是基于循证医学证据而产生的诊疗指南、临床路径、权威的专家共识或多中心研究结果等。把握药物治疗的规范性是药物治疗过程中必须考虑的一部分。为实现合理用药,临床实践中应多方面综合考虑,在充分考虑每个患者的遗传因素(如药物代谢基因类型)、性别、年龄、体重、生理病理特征以及正在服用的其他药物等综合因素的基础上制订最佳的安全、有效、经济、适当的药物治疗方案。

## 第二节 特殊人群用药原则

特殊人群指老年人、儿童、孕妇及哺乳期女性,与一般成人比较,他们在临床用药方面存在特殊性,必须予以关注。特殊人群用药应遵循个体化原则,给药方案应简单明了、易于执行,选用尽可能少的药物、最低有效剂量、适宜的用药时间、便于老年和儿童患者服用的剂型,以及简便有效的给药途径。对于妊娠期患者,应尽量避免不必要的用药,尤其是妊娠早期,必须用药时根据孕周选择最适宜的药物,在尽可能短的时间内使用适当剂量的药物,疗程和剂量也应个体化。哺乳期用药应选择疗效确切代谢快的药物,减少药物在婴儿体内的蓄积。药物应用剂量较大或时间较长时应调整用药和哺乳的间隔时间,并密切观察婴儿的反应。如病情需要必须使用对乳儿影响不明确的药物时,应停止母乳喂养或改为人工喂养。

## 一、老年患者的用药原则

对于老年患者，随着年龄的增长，生理生化功能减退，并常伴有高血压、糖尿病等老年常见慢性疾病，这些生理功能变化以及药物的理化性质和药动学特征都会影响老年患者对于药物的吸收和分布，从而影响药物的给药间隔和剂量。老年患者相关生理功能的减退会导致经肝脏代谢的药物血药浓度发生变化，经肾脏排泄的药物排出减少、清除率降低，给药时需调整剂量或给药间隔。此外，由于老年人组织器官功能衰退，老年人的药物效应也有一些不规则改变。老年人神经系统、心血管系统、内分泌系统及免疫系统等功能均会对药效学产生多方面的影响，老年人对药物敏感性提高的同时耐受性下降，用药后不良反应的发生率和严重程度均比青壮年高，同时用药依从性差。

此外，年龄的增长对于部分骨科疾病本身也是一个重要的危险因素，骨科医师需要面对越来越多的肌肉骨骼系统的退行性疾病，例如髋/膝关节骨关节炎、颈椎病、腰椎管狭窄症等。随着年龄的增加，人体的肌肉骨骼系统也在逐渐发生着变化。老年人的肌肉力量和骨骼强度都有不同程度的下降，这就导致老年人易跌倒，跌倒后易发生骨折。不仅如此，骨质疏松症也是老年患者的常见疾病。

## 二、儿童患者的用药原则

儿童患者各器官生理功能未发育完善，生理性免疫力低下，新生儿和婴幼儿胃酸分泌少，皮下脂肪少，血浆蛋白结合率低，影响药物的吸收和分布。肝微粒体酶肾小球滤过率（glomerular filtration rate，GFR）在新生儿和婴幼儿的活性不同，对不同药物的代谢和排泄也有不同影响，应多方面综合分析。另外，儿童用药时对不同药物的敏感性与成人不同，新生儿使用部分药物易导致溶血、黄疸、高铁血红蛋白血症，还易出现神经系统毒性反应，使用相关药品时应关注相应不良反应。

## 三、孕妇及哺乳期患者的用药原则

孕妇循环血量、心率均增加，妊娠早中期血压偏低，晚期升高，肾血流量及肾小球滤过率增加，甲状腺功能旺盛等。胎儿对药物的敏感性在妊娠期的不同阶段差别极大，药物的效应及毒性也各异。孕妇胃酸分泌少，口服药物吸收延缓。血容量增加，血浆蛋白结合率降低，使得药物分布容积明显增加，游离型药物比例增加，药效增强。妊娠期肾小球滤过率增加，导致经肾脏排泄的药物清除增加。但妊娠晚期仰卧位时肾血流量减少又使药物排出延缓。

哺乳期药物通过母乳进入新生儿体内的量取决于药物能分泌到乳汁中的量和婴儿能从母乳中摄入药物的量。不同药物个体差异较大,应结合婴儿月龄具体分析。

## 参 考 文 献

[1] 陈新谦,金有豫,汤光. 陈新谦新编药物学. 18 版. 北京:人民卫生出版社,2018.
[2] 姜远英. 临床药物治疗学. 5 版. 北京:人民卫生出版社,2022.
[3] 李俊. 临床药物治疗学总论. 北京:人民卫生出版社,2015.
[4] 吴永佩,蒋学华,蔡卫民,等. 临床药物治疗学总论. 北京:人民卫生出版社,2017.

# 第五章

## 围手术期药物治疗的特殊性与药学服务

围手术期指手术全期，包括术前、术中及术后，几年来加速康复外科（enhanced recovery after surgery，ERAS）越来越多地服务于围手术期。2023年4月发布的《国家卫生健康委办公厅关于进一步推进加速康复外科有关工作的通知》强调了药学是外科围手术期安全诊疗中重要的一环，提出了加强药学部等科室围绕外科手术患者诊疗需要，全面提升医疗服务能力的要求。

骨科相关疾病的治疗策略中，手术治疗无疑是至关重要的一环，由此可见，骨科围手术期的药物治疗管理具有一定的系统性与规范性。

### 一、患者入院前药物相关问题评估

对于行择期手术的患者而言，需要获取患者的完整用药史，特别是合并使用多种药物的慢性病患者，需要收集药物的治疗清单并加以分析，将患者既往用药与预手术医嘱进行比较，分析是否出现重复用药，是否与麻醉药物存在相互作用，结合手术类型及患者术前自身状态进行药物重整、药物精简。该部分内容主要由团队内临床药师协助进行。

### 二、术前药学评估与药学服务

针对已经入院的手术患者，需要关注的药学问题主要涉及以下几个方面：疼痛、营养、术后恶心呕吐、静脉血栓、血糖、感染等，药师根据患者自身情况（如肝肾功能）、年龄、手术方式、既往病史及用药史等与临床医师共同制订围手术期药物治疗方案。

### 三、术中药学监护

术中需要关注的药学问题包括：手术预防用抗菌药物的适应证、品种选择、时机及追加情况，术中可能发生的药物相互作用及不良反应，术中常用药物（麻醉药、镇静镇痛药物等）可能与患者长期应用的治疗慢性疾病的药物发生相互作用。

### 四、术后药学再评估与药学监护

术后需要对患者用药进行再评估，也是药学监护的重要内容之一，针对术后并发症，包括术后疼痛、恶心呕吐、术后感染等，对此阶段所用的治疗药物进行有效监测，特别是特殊人群。治疗药物监测是药学监护的重要内容，通过定量测定和分析血药浓度以优化药物治疗，着眼于药代动力学的个体差异，使个体化药物治疗成为可能。需要特别关注的是，长期服用慢性疾病治疗药物的患者术前可能出现原有疾病控制不佳（如癫痫）的情况，无法如期进行手术。除了患者依从性差等自身因素外，还有一种常被忽视的原因：患者在药代动力学方面所存在的个体差异。药物在剂量几乎相同的情况下，不同个体体内的稳态药物浓度可以相差 20 倍以上，最终血药浓度达不到治疗标准而造成慢性疾病控制不佳，进而导致患者等待手术时间及住院时间延长，以及额外费用增加。然而，通过有效的血药浓度监测可以避免这一类不良事件的发生。

### 五、患者出院带药

患者的出院用药教育，可以针对具体的疾病类型、手术类别及使用药物进行，主要包含以下几点：①遵医嘱，定时定量服药；②对需要长期服用的药物（营养制剂、镇痛药物）定期作相关评估；③反馈药物使用过程中的不良反应；④交代其他注意事项，包括饮食、运动、心理调节等。

### 参 考 文 献

[1] 陈新谦，金有豫，汤光. 陈新谦新编药物学. 18 版. 北京：人民卫生出版社，2018.
[2] 吴新荣，曾英彤，魏理，等. 外科药学. 北京：中国医药科技出版社，2021.

# 第二篇

# 骨科常见疾病及相关药物治疗

# 第六章

# 骨科围手术期疾病预防与药物治疗

## 第一节 围手术期抗菌药物预防用药

### （一）预防用药目的

主要是预防与手术直接相关的手术部位感染，包括浅表切口感染、深部切口感染和手术所涉及的器官/腔隙感染，但不包括与手术无直接关系的、术后可能发生的其他部位感染。

### （二）预防用药原则

围手术期抗菌药物预防用药，应根据手术切口类别（表6-1）、手术创伤程度、可能的污染细菌种类、手术持续时间、感染发生机会和后果严重程度、抗菌药物预防效果的循证医学证据、对细菌耐药性的影响和经济学评估等因素，综合考虑决定是否预防用抗菌药物。

**1. 清洁手术（Ⅰ类切口）** 手术脏器为人体无菌部位，局部无炎症、无损伤，也不涉及呼吸道、消化道、泌尿生殖道等人体与外界相通的器官。手术部位无污染，通常不需预防用抗菌药物。但在下列情况下可考虑预防用药：①手术范围大、手术时间长、污染机会增加；②手术涉及重要脏器，一旦发生感染将造成严重后果者，如头颅手术、心脏手术等；③异物植入手术，如人工关节置换等；④有感染高危因素如高龄、糖尿病、免疫功能减退（尤其是接受器官移植者）、营养不良等患者。

**2. 清洁-污染手术（Ⅱ类切口）** 手术部位存在大量人体寄殖菌群，手术时可能污染手术部位引致感染，故此类手术通常需预防用抗菌药物。

**3. 污染手术（Ⅲ类切口）** 已造成手术部位严重污染的手术。此类手术需预防用抗菌药物。

**4. 污秽-感染手术（Ⅳ类切口）** 在手术前即已开始治疗性应用抗菌药物，术中、术后继续，此不属于预防应用范畴。

表6-1　手术切口类别

| 切口类别 | 定义 |
|---|---|
| Ⅰ类切口（清洁手术） | 手术不涉及炎症区，不涉及呼吸道、消化道、泌尿生殖道等人体与外界相通的器官 |
| Ⅱ类切口（清洁-污染手术） | 上、下呼吸道，上、下消化道，泌尿生殖道或经以上器官的手术，如经口咽部手术、开放性骨折或创伤手术等 |
| Ⅲ类切口（污染手术） | 造成手术部位严重污染的手术，包括：手术涉及急性炎症但未化脓区域；胃肠道内容物有明显溢出污染；新鲜开放性创伤但未经及时扩创；无菌技术有明显缺陷，如开胸、心脏按压者 |
| Ⅳ类切口（污秽-感染手术） | 有失活组织的陈旧创伤手术；已有临床感染或脏器穿孔的手术 |

注：目前我国在病案首页中将手术切口分为Ⅰ、Ⅱ、Ⅲ类，其Ⅰ类与表中Ⅰ类相同，Ⅱ类相当于表中Ⅱ、Ⅲ类，Ⅲ类相当于表中Ⅳ类。应注意两种分类的区别。

### （三）抗菌药物品种选择

1. 根据手术切口类别、可能的污染菌种类及其对抗菌药物敏感性、药物能否在手术部位达到有效浓度等综合考虑。

2. 选用对可能的污染菌针对性强，有充分的、能有效预防的循证医学证据，安全，使用方便及价格适当的品种。

3. 应尽量选择单一抗菌药物预防用药，避免不必要的联合使用。预防用药应针对手术路径中可能存在的污染菌。如胸腹壁、四肢软组织手术和骨科手术等经皮肤的手术，通常选择针对金黄色葡萄球菌的抗菌药物。盆腔手术应选用针对肠道革兰氏阴性菌和脆弱拟杆菌等厌氧菌的抗菌药物。

4. 对头孢菌素过敏者，针对革兰氏阳性菌可用万古霉素、去甲万古霉素、克林霉素；针对革兰氏阴性杆菌可用氨曲南、磷霉素或氨基糖苷类。

5. 对某些手术部位感染可引起严重后果者，如人工关节置换术等，若术前发现有耐甲氧西林金黄色葡萄球菌（methicillin resistant *Staphylococcus aureus*，MRSA）定植的可能或者该机构 MRSA 发生率高，可选用万古霉素、去甲万古霉素预防感染，但应严格控制用药持续时间。

6. 不应随意选用广谱抗菌药物作为围手术期预防用药。鉴于国内大肠埃希菌对氟喹诺酮类药物耐药率高，应严格控制氟喹诺酮类药物作为外科围手术期预防用药。

### （四）给药方案

**1. 给药方法**　给药途径大部分为静脉输注，仅有少数为口服给药。

静脉输注应在皮肤、黏膜切开前 0.5～1 小时或麻醉开始时给药，在输注完毕后开始手术，保证手术部位暴露时局部组织中抗菌药物已达到足以杀灭手术过程中沾染细菌的药物浓度。万古霉素或氟喹诺酮类等由于需输注时间较长，应在手术前 1～2 小时开始给药。

**2. 预防用药维持时间** 抗菌药物的有效覆盖时间应包括整个手术过程。手术时间较短（<2 小时）的清洁手术术前给药一次即可。如手术时间超过 3 小时或超过所用药物半衰期的 2 倍以上，或成人出血量超过 1 500ml，术中应追加一次。清洁手术的预防用药时间不超过 24 小时，心脏手术可视情况延长至 48 小时。清洁 - 污染手术和污染手术的预防用药时间亦为 24 小时，污染手术必要时延长至 48 小时。过度延长用药时间并不能进一步提高预防效果，且预防用药时间超过 48 小时，耐药菌感染机会增加。

## 第二节 围手术期镇痛药物治疗

**（一）术后疼痛的定义**

术后疼痛（postoperative pain）是手术后即刻发生的急性疼痛，包括躯体痛和内脏痛，通常持续不超过 3～7 日，有时镇痛需持续数周。术后疼痛是伤害性疼痛，如果不能在初始状态下被充分控制，可能发展为慢性疼痛，其性质也可能转变为神经病理性疼痛或混合性疼痛。

**（二）疼痛强度和治疗效果评估**

**1. 疼痛强度评估** 临床常用的疼痛评估方法主要包括视觉模拟评分法（visual analogue scale，VAS）、数字分级评分法（numerical rating scale，NRS）、语言分级评分法（verbal rating scale，VRS）和面部表情量表等，对急性疼痛而言，疼痛评估方法宜简单。对于能够沟通的患者，常采用 VAS 和 NRS。对于表达欠佳的儿童和不能沟通的患者，选择适宜的疼痛评估量表可避免漏诊。

**2. 治疗效果评估** 定期评价药物或治疗方法疗效，静息和活动时的疼痛强度均要评估，只有活动时疼痛减轻才能保证患者术后机体功能快速恢复。在疼痛未稳定控制时，应反复评估每次药物和治疗方法干预后的效果。记录治疗效果，包括不良反应，尤其应关注生命体征的改变和是否出现患者难以忍受的副作用，并做出相应调整。

**（三）术后镇痛原则和药物治疗**

**1. 术后镇痛原则** 在安全和最低副作用的前提下达到良好的镇痛并且患者的满意度高。

**2. 药物治疗** 目前术后镇痛主要采用药物治疗，非药物方法的疗效和指征仍待进一步确定。

（1）多模式镇痛：是联合应用不同镇痛技术或作用机制不同的镇痛药，作用于疼痛传导通路的不同靶点，发挥镇痛的相加或协同作用的镇痛方法。常采用的方法包括：超声引导下的外周神经阻滞和／或伤口局麻药浸润＋对乙酰氨基酚，或非甾体抗炎药（nonsteroidal anti-inflammatory drug，NSAID），或阿片类镇痛药，或其他药物，以及全身使用（静脉或口服）对乙酰氨基酚和／或NSAID 药物和阿片类镇痛药及其他药物的组合。

（2）局部给予局麻药：包括切口局部浸润、外周神经阻滞和椎管内给药三种方法。手术后切口局部浸润可明显减少术后镇痛药物的使用，但依赖于外科医师的配合。超声引导下外周神经阻滞单独或联合全身使用 NSAID 药物或阿片类镇痛药是四肢和躯体部位手术后镇痛的主要方法之一。在术后早期，未使用抗凝药物和抗血栓药物以及无出血倾向的患者，若术中采用硬膜外麻醉，术后可延用硬膜外镇痛。

（3）全身给药：包括口服给药、皮下注射给药、肌内注射给药、静脉注射给药和患者自控镇痛（patient controlled analgesia，PCA）。口服给药适用于神志清醒的、非胃肠手术和术后胃肠功能良好患者的术后轻、中度疼痛的控制。也可作为其他镇痛方法后的延续给药或多模式镇痛的一部分。PCA 是目前术后镇痛最常用和最理想的方法，适用于中到重度疼痛。根据给药途径不同分为静脉 PCA（patient controlled intravenous analgesia，PCIA）、硬膜外 PCA（patient controlled epidural analgesia，PCEA）、皮下 PCA（patient controlled subcutaneous analgesia，PCSA）和外周神经阻滞 PCA。

（四）术后疼痛管理与监测

**1. 患者教育**　充分的术前疼痛宣教有助于患者术后疼痛的控制，减少阿片类镇痛药的使用，加速患者康复。围手术期要注重对患者及其家属进行疼痛宣教，鼓励患者主动报告自己的疼痛体验，消除患者害怕药物成瘾、药物严重不良反应的顾虑和担心，使得患者及其家属高效地参与到疼痛全程管理中。

**2. 个体化镇痛方案**　根据患者术前疼痛强度、对疼痛的耐受程度、手术类型、创伤疼痛程度和合并疾病的风险等因素，综合考虑各种镇痛方式的利益风险，制订个体化的镇痛方案。在多数情况下使用多模式镇痛方案，对于术后可口服给药的患者，应优先选择口服给药。对于不能口服给药的患者，推荐采用患者自控镇痛。术后早期可定时给药，后期可以根据疼痛评估结果按需给药。特殊人群术后镇痛要根据生理变化、手术类型和临床情况进行具体分析，合理给药，提供安全、有效、个体化的镇痛方案。

**3. 监护** 用药后需要对治疗效果和不良反应进行综合评价，调整药物的种类和剂量，以使方案最符合患者需求。对术后使用阿片类镇痛药镇痛的患者，重点监护患者的镇静程度和呼吸状态及不良反应发生情况。当出现过度镇静或呼吸抑制症状时，应采取减少阿片类镇痛药剂量、呼吸支持以及使用阿片受体拮抗剂等措施。术后还应常规监测阿片类镇痛药引发的不良反应，若对症处理疗效不佳，可考虑减少阿片类镇痛药的剂量。

围手术期镇痛流程见图6-1。

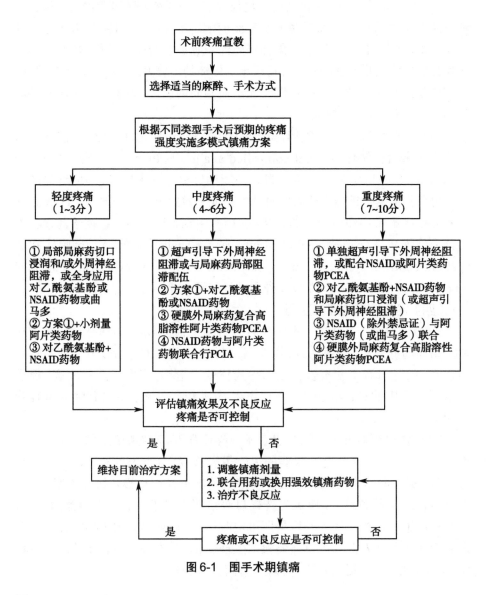

图6-1 围手术期镇痛

## 一、围手术期静脉血栓栓塞的预防

### （一）概述

**1. 围手术期 VTE 预防的概念及意义**  静脉血栓栓塞（venous thromboembolism，VTE）是骨科手术后发生率较高的并发症，尤其是骨科大手术，也是患者围手术期死亡及医院内非预期死亡的重要因素之一。对此类患者施以有效的血栓预防措施，可以降低 VTE 的发生率、死亡率，减轻患者痛苦，降低医疗费用。

**2. 围手术期 VTE 发生的危险因素**  静脉血栓形成三要素：静脉内膜损伤、静脉血流淤滞及高凝状态。凡涉及以上因素的临床情况均可增加血栓形成风险。

静脉内膜损伤：创伤、手术、化学性损伤、感染性损伤等。

静脉血流淤滞：既往 VTE 病史、术中应用止血带、瘫痪、制动等。

高凝状态：高龄、肥胖、全身麻醉、中心静脉插管、红细胞增多症、骨髓增生异常综合征、人工血管或血管腔内移植物等。

### （二）骨科围手术期 VTE 的预防指征

**1. 骨科大手术**  接受骨科大手术的患者均具有以上三方面危险因素，是 VTE 发生的极高危人群，包括人工全髋关节置换术（total hip arthroplasty，THA）、人工全膝关节置换术（total knee arthroplasty，TKA）和髋部骨折手术（hip fractures surgery，HFS）（股骨颈、股骨转子间、转子下骨折的内固定手术）。

**2. 创伤骨科手术**  创伤（特别是重大创伤或下肢损伤）、手术、活动受限、制动和下肢瘫痪等是导致创伤骨科患者 VTE 发生的主要因素，首先应对创伤骨科住院患者进行静脉血栓形成危险度评分（risk assessment profile for thromboembolism，RAPT），筛查深静脉血栓形成（deep venous thrombosis，DVT）。对于未发生 DVT 的患者，根据创伤类型及其他 VTE 危险因素，根据 Caprini 评分结果，选择恰当的预防措施。重大创伤患者是发生 VTE 的高危人群，在无禁忌证的前提下，应积极预防。

**3. 脊柱外科手术**  因脊柱、脊髓手术为高出血风险手术，多采用基础预防和物理预防措施，而药物预防方面缺乏明确共识。脊柱手术后 VTE 的发生率为 0.2%～13.6%，具有高危血栓栓塞风险者仍需药物预防。

**4. 骨肿瘤大手术**  骨肿瘤大手术后具有较高的 VTE 发生率，应积极行

VTE 的风险评估并给予相应的预防措施，推荐采用 Caprini 评分评估患者术后 VTE 发生风险。

**5. 胸部创伤（包括肋骨骨折）手术** 除了根据常见 VTE 危险因素评估，还应结合创伤严重程度分级，建议以简明损伤定级标准（abbreviated injury scale，AIS）及损伤严重度评分（injury severity score，ISS）筛选高危患者。AIS≥3 分为肺栓塞（pulmonary embolism，PE）高危；ISS≥21 分为 VTE 高危；ISS≥25 分为 VTE 极高危，同时应关注严重创伤患者的出血风险。

**6. 其他骨科手术** 可依照外科系统围手术期 Caprini 风险评估模型进行血栓风险评估并给予相应的预防措施。

### （三）骨科围手术期 VTE 的预防措施

**1. 基本预防措施** 包括手术操作及止血带的规范使用，术中、术后适度补液及早期进行功能锻炼及活动等。

**2. 物理预防措施** 包括足底静脉泵、间歇充气加压装置及梯度压力弹力袜等。推荐与药物预防联合应用。单独使用物理预防仅适用于中、低血栓风险患者，或合并凝血功能异常、有高危出血风险或活动性出血的高血栓风险患者。

**3. 药物预防措施** 对于具有发生 VTE 的高危患者，进行合理的药物预防可降低 VTE 发生率，该类药物具有发生出血的不良反应，因此对于有出血风险者应权衡血栓预防与出血风险的利弊，并排除药物预防的禁忌证，包括绝对禁忌证和相对禁忌证。绝对禁忌证：近期有活动性出血及凝血功能障碍；骨筋膜间室综合征；严重头颅外伤或急性脊髓损伤；血小板计数 $<20\times10^9$/L；肝素诱导血小板减少症（heparin-induced thrombocytopenia，HIT）病史者，禁用肝素和低分子肝素；相对禁忌证：近期颅内出血、胃肠道出血病史；急性颅脑损伤；血小板计数（$20\sim100$）$\times10^9$/L；有眼底出血风险者。临床常用药物包括以下几类。

（1）低分子肝素（low molecular weight heparin，LMWH）：依诺肝素、达肝素、那曲肝素等。

（2）磺达肝癸钠：可用于 HIT 患者。

（3）直接口服抗凝药物（direct oral anticoagulants，DOAC）：利伐沙班、阿哌沙班，用于髋、膝关节置换手术相关的 VTE 预防。

（4）阿司匹林：可作为骨科手术预防血栓的药物之一，但在骨肿瘤患者或 Caprini＞5 分者，不建议使用。

（5）其他药物：普通肝素、华法林曾经作为血栓预防的主要药物，但随着 LMWH 和 DOAC 等药物的相继上市，目前已较少用于骨科手术围手术期血栓预防。

### （四）骨科围手术期 VTE 药物预防的具体方案

**1. 骨科大手术**

（1）THA 及 TKA：①低分子肝素，术后 12 小时以后，皮下注射预防剂量，1 次 /d；②磺达肝癸钠，术后 6～24 小时，皮下注射 2.5mg，1 次 /d；③阿哌沙班，术后 12～24 小时，口服，2.5mg，2 次 /d；④利伐沙班，术后 6～10 小时，口服，10mg，1 次 /d。

（2）HFS

1）伤后 12 小时内手术患者：①术后 12 小时，皮下给予预防剂量低分子肝素。②磺达肝癸钠，术后 6～24 小时，皮下注射 2.5mg。

2）延迟手术患者：自入院之日开始综合预防。①术前 12 小时停用低分子肝素。②磺达肝癸钠不建议术前使用。③术后预防用药同伤后 12 小时内手术患者。

对施行 THA、TKA 及 HFS 患者，术后药物预防时间 10～14 日，高血栓风险可延长至 35 日。

**2. 创伤骨科手术**

（1）接受骨盆髋臼骨折手术的患者，建议在确认血流动力学稳定后或伤后 24 小时内，早期开始药物预防。推荐使用低分子肝素，药物预防可酌情持续至术后 12 周。

（2）髋部骨折患者，参见"1. 骨科大手术"。

（3）股骨干骨折、膝关节周围骨折和膝关节以远多发骨折（不包括多发跖骨或趾骨骨折）手术治疗的患者，建议术前、术后都进行预防。具体方案为①低分子肝素：住院后开始应用预防剂量至手术前 12 小时停用，术后至少 12 小时后继续应用。②磺达肝癸钠：术后 6～24 小时开始应用。③以上药物推荐预防的时间≥10 日。

（4）接受膝关节以远单发骨折及多发跖骨或趾骨骨折手术治疗的患者，具体方案为①在患者不存在其他血栓危险因素的情况下，无须常规进行药物预防血栓。②在患者存在血栓危险因素的情况下，特别是既往有 VTE 病史，术前、术后均应进行药物预防，具体方案与股骨干骨折相同。

**3. 脊柱外科手术** 低风险患者可不进行药物预防，中、高风险（需综合考虑手术入路、融合节段数、术后制动状态、既往病史等血栓危险因素进行评估）人群建议应用药物进行血栓预防，推荐使用预防剂量的低分子肝素（如依诺肝素，每次 40mg，每日一次），术后 1～2 日开始给予，如存在出血高风险，可酌情延后预防用药开始时间。

**4. 骨肿瘤大手术** 对于 VTE 风险级别低的恶性骨肿瘤患者，术前不建议药物预防；对于 VTE 风险高的恶性骨肿瘤患者术前给予抗凝药物预防 VTE，根据所选预防药物的种类，术前至少 12 小时停药；术后 12～72 小时根据患者具体情况（如引流量等）予以抗凝药物；持续时间一般 10～14 日，特殊情况可延长至术后 1 个月，首选 LMWH。

**5. 胸部创伤（包括肋骨骨折）手术** 胸部创伤评估为 VTE 高危患者，在无重要器官、组织出血倾向情况下，药物预防推荐应用 LMWH，预防时间至少持续 7～10 日，针对特殊患者，可以延长至 2 周以上。

## 二、围手术期抗血栓药物治疗

### （一）概述

**1. 围手术期抗血栓药物管理的概念与意义** 术前长期服用抗血栓药物的患者，围手术期如继续服用可增加手术出血风险，而停用则可增加血栓栓塞的风险，应平衡手术出血和血栓栓塞风险，甚至多学科协作，评估制订个体化的围手术期抗血栓药物管理策略。

**2. 血栓性疾病** 心房颤动（房颤）、心脏瓣膜病、VTE、冠状动脉粥样硬化性心脏病等，均存在不同程度的血栓栓塞风险，患者需要长期服用抗血栓药物。

**3. 常用抗血栓药物**

（1）抗凝药物：华法林、DOAC。

（2）抗血小板药物：阿司匹林、P2Y12 受体拮抗剂（氯吡格雷、替格瑞洛）。

**4. 桥接治疗** 桥接可以作为应用长效抗血栓药物（华法林）患者接受有创操作前的一个替代治疗，其目的是增强抗血栓药物的可控性。

### （二）骨科围手术期血栓栓塞风险与出血风险评估

**1. 抗血栓药物停用后血栓栓塞的风险评估**

（1）抗凝药物停药后血栓栓塞风险评估：对于接受长期抗凝药物治疗的房颤患者，其围手术期停药所致的血栓栓塞风险，可以用 $CHA_2DS_2$-VASc 评分或 $CHADS_2$ 评分进行风险分级。

对于机械瓣膜置换术后的患者，其血栓栓塞风险的评估需结合瓣膜置换部位、人工瓣膜材质、卒中或短暂性脑缺血发作（transient ischemic attack，TIA）的频率、心血管栓塞危险因素等进行综合评估。

VTE 患者的血栓复发与形成的风险评估，需结合患者 VTE 的病程及患者存在的遗传性或继发性血栓形成危险因素进行综合评估，具体见表 6-2。

（2）抗血小板药物停药后的血栓栓塞风险评估：对于经皮冠脉介入术（PCI）术后患者的血栓栓塞风险评估，参考 PCI 术后患者行外科手术围手术期抗血栓药物多学科管理意见，具体见表 6-3。

表 6-2　围手术期抗血栓药物停用后的血栓栓塞风险评估

| 危险分级 | 房颤 | 瓣膜性心脏病 | VTE |
|---|---|---|---|
| 高危 | CHA$_2$DS$_2$-VASc 评分≥7 分或 CHADS$_2$ 评分 5～6 分；近 3 个月发生过卒中或 TIA；风湿性心脏瓣膜病 | 二尖瓣置换；球笼瓣或斜碟形主动脉瓣置换；6 个月内卒中或 TIA 发作 | VTE 后 3 个月内；蛋白 C、蛋白 S 或抗凝血酶缺乏；抗磷脂综合征；复合易栓缺陷 |
| 中危 | CHA$_2$DS$_2$-VASc 评分 5～6 分或 CHADS$_2$ 评分 3～4 分 | 双叶状主动脉瓣置换和下列因素中的 1 个或多个：心房颤动、既往卒中或 TIA 发作、高血压、糖尿病、充血性心力衰竭、年龄>75 岁 | VTE 后 3～12 个月；FV Leiden 杂合突变；凝血酶原 20210A 突变；复发 VTE；肿瘤活动期 |
| 低危 | CHA$_2$DS$_2$-VASc 评分 1～4 分或 CHADS$_2$ 评分 0～2 分 | 双叶状主动脉瓣置换，且无房颤和其他卒中危险因素 | VTE 后 12 个月以上，且无其他危险因素 |

表 6-3　PCI 患者围手术期血栓栓塞风险分级表

| 手术距离 PCI 时间 | PCI 患者伴有缺血风险升高特征 | | | | | PCI 患者未伴有缺血风险升高特征 | | | | |
|---|---|---|---|---|---|---|---|---|---|---|
| | POBA | BMS | 第一代 DES | 第二代/第三代 DES | BVS | POBA | BMS | 第一代 DES | 第二代/第三代 DES | BVS |
| <1 个月 | 高危 | 高危 | 高危 | 高危 | 高危 | 高危（<2 周）中危 | 高危 | 高危 | 高危 | 高危 |
| 1～3 个月 | 中危 | 高危 | 高危 | 高危 | 高危 | 低危 | 中危 | 高危 | 中危 | 高危 |
| 4～6 个月 | 中危 | 高危 | 高危 | 中危/高危 | 高危 | 低危 | 低危/中危 | 中危 | 低危/中危 | 高危 |
| 7～12 个月 | 中危 | 中危 | 中危 | 中危 | 高危 | 低危 | 低危 | 中危 | 低危 | 高危 |
| >12 个月 | 低危 | 低危 | 低危 | 低危 | 不明 | 低危 | 低危 | 低危 | 低危 | 不明 |

注：POBA 为普通球囊血管成形术；BMS 为金属裸支架；DES 为药物洗脱支架；BVS 为生物可吸收支架。

表 6-3 中所述缺血风险升高的特征，包括临床证据和造影证据，具体见表 6-4。

表 6-4　缺血风险升高的特征

| 分类 | 因素 |
|---|---|
| 临床证据 | 此次 PCI 时临床表现为急性冠脉综合征（ACS）<br>既往多次心肌梗死病史<br>既往规范抗血小板治疗过程中发生支架内血栓<br>左室射血分数（LVET）<35%<br>慢性肾脏病<br>糖尿病 |
| 造影证据 | 长支架或多支架（至少植入 3 枚支架或治疗 3 处以上病变或支架总长度 >60mm）<br>重叠支架<br>小支架（直径 <2.5mm）<br>分叉处病变（植入 2 枚支架）<br>广泛的冠状动脉病变性冠心病<br>血运重建术不完全<br>慢性完全闭塞的治疗 |

对于冠状动脉搭桥术（coronary artery bypass graft, CABG）术后患者，尤其是在 CABG 术后 1 年内患者，如停用抗血小板药物心血管不良事件显著增加，建议术前心外科、心内科会诊，进一步对手术耐受情况进行评估。

术前仅用阿司匹林作为心血管病一级预防的患者，血栓栓塞风险较低，可在术前暂停使用阿司匹林。

**2. 常见骨科手术的出血风险评估**　围手术期出血风险主要受手术或有创操作的类型影响，具体见表 6-5。

表 6-5　骨科相关手术或操作的出血风险

| 出血风险 | 手术或操作 |
|---|---|
| 高危（30 日内大出血发生率≥2%） | 股骨颈骨折手术，髋关节置换术，膝关节置换术，骨盆、长骨骨折切开复位内固定术，重大脊柱手术，人工肩关节置换术，骨肿瘤手术，二次翻修手术 |
| 低、中危（30 日内大出血发生率 0～2%） | 手外科手术，足外科手术，小型脊柱外科手术，肩、手、膝、足部关节镜检查及手术 |

**（三）围手术期抗血栓药物管理的策略**

**1. 华法林**　一般情况下，停药 5 日，可以使国际标准化比值（international

normalized ratio，INR）基本达到正常。但在一些华法林代谢延迟的患者中，如老年或存在代谢基因多态性患者中，或术前测定 INR 水平较高（如 > 3.5）患者，需停药更长时间，或以术前 INR 水平确定手术时机。

对于中、高血栓栓塞风险的患者，围手术期中断华法林，可采用 LMWH 桥接缩短患者在非抗凝状态的时间，并在术前 12～24 小时停用。术后 12～24 小时并已充分止血，可恢复华法林。在 INR 未达标前可与 LMWH 重叠使用。

**2. DOAC** DOAC 术前停药时间决定于药物的代谢特点，即停药 4～5 个消除半衰期的时间。多数 DOAC 的半衰期在 9～14 小时之间。

高出血风险手术可在停止药物 2 日后进行，中低出血风险手术可在术前 1 日停药。

对于以下情况需要更长的术前停药时间：①接受达比加群治疗的肾功能不全患者［肌酐清除率（Ccr）< 50ml/min］需中断用药 3～4 日；②合并使用影响 DOAC 清除的药物，如 CYP3A4 或 P 糖蛋白抑制剂的药物。停用 DOAC 期间不需要肝素类药物桥接。术前中断 DOAC 的患者，建议恢复时间应在术后至少 24 小时。

**3. 阿司匹林** 目前认为，一般情况下骨科围手术期可继续服用阿司匹林，但对一些特殊情况，如高出血风险的颅内或脊柱、脊髓手术，如果允许停用阿司匹林，基于该药的药理学特点，建议术前 7 日停用。术后并已充分止血的情况下，24 小时内恢复。

**4. P2Y12 受体拮抗剂** 高危血栓栓塞风险时不建议停药，或延迟手术，如 PCI 术后 3 个月内，如必须停药，可考虑使用短效抗血小板药物进行桥接；PCI 术后 3～12 个月情况，可停用 P2Y12 受体抑制剂。氯吡格雷术前 5 日停药，替格瑞洛术前 3～5 日停药。术后已充分止血的情况下，24 小时内恢复。

## 第四节 围手术期贫血的预防与药物治疗

（一）概述

骨科患者围手术期贫血十分常见，如术前不能及时纠正患者的贫血状态，手术本身又会造成显性和隐性失血，则术后贫血将加重。术后贫血造成细胞、组织、器官缺血缺氧，增加输血率、感染风险、致残率及死亡率，易引发血液传播疾病并影响免疫功能，延缓术后康复，延长住院时间。因此，骨科手术患者围手术期贫血的诊断与治疗尤为重要。

（二）诊断

推荐采用世界卫生组织（World Health Organization，WHO）贫血诊断标

准，即血红蛋白（hemoglobin，Hb）男性＜130g/L，女性＜120g/L 或红细胞比容（hematocrit，HCT）男性＜39%，女性＜36% 诊断贫血。

**（三）预防与药物治疗**

**1. 治疗术前贫血**　贫血的病因和种类复杂，对于术前贫血，应明确病因，给予积极处理。常见治疗药物见"第二十章第一节　抗贫血药物"部分。此外，建议根据患者平时饮食特点和自身情况，合理给予营养支持、均衡膳食。主要措施包括：①积极治疗出血性疾病，如创伤出血等；②停用或替换可能导致消化道慢性出血的药物，必要时加用质子泵抑制剂和胃黏膜保护剂；③月经量过多造成的贫血及时请妇科医师会诊，同时治疗贫血；④积极处理治疗原发病，如慢性感染、免疫系统异常对骨髓造血功能的抑制、恶性肿瘤等；⑤保证热量和蛋白质摄入充足，食欲差者可给予蛋白粉等营养制剂，必要时给予胃肠动力药、胃蛋白酶等促进消化，增加营养要素摄入。

**2. 减少术中出血**　骨科手术术中出血量较大，如何减少术中失血、有效止血，是控制术后贫血的关键。常见措施包括：①合理选择手术时机，建议择期手术在无活动性、隐性出血，Hb≥100g/L 时进行；②引入微创理念优化手术操作；③酌情降压；④合理应用抗纤溶药物；⑤酌情进行术中自体血回输。

**3. 术后贫血的预防与治疗**　手术创伤造成的显性和隐性失血，易造成或加重术后贫血。对于术后患者，应给予积极处理，常见措施有：①通过骨科切口部位适当加压包扎、冰敷等措施减少创面出血；②保证充足的热量和蛋白摄入；③根据患者具体情况，积极应用铁剂和 / 或促红细胞生成素（erythropoietin，EPO，简称促红素），术前诊断为缺铁性贫血、肾性贫血而术后仍有贫血者，以及术中、术后失血导致术后贫血者，可在营养支持基础上使用铁剂联合 EPO 治疗；④把控输血指征，必要时给予异体输血，一般 Hb＞100g/L 不必输血，Hb＜70g/L 需要输血，Hb 为 70～100g/L 综合评估输血的必要性和意义。

## 第五节　围手术期应激性溃疡的预防与药物治疗

### 一、定义

应激性溃疡（stress ulcer，SU）是指机体在各类严重创伤、危重疾病或严重心理疾病等应激状态下，发生的急性胃肠道黏膜糜烂、溃疡等病变，严重者可并发消化道出血，甚至穿孔，可使原有疾病的程度加重及恶化，增加病死率。

## 二、临床表现和诊断

### （一）临床表现

患者常无明显的前驱症状（如上腹痛、反酸等），主要临床表现为上消化道出血（呕血或黑便）与失血性休克；对无显性出血的患者，若出现胃液或便潜血试验阳性，不明原因血红蛋白浓度降低≥20g/L，应考虑有应激性溃疡伴出血的可能。SU 在内镜下可表现为急性胃黏膜病变、急性糜烂性胃炎、急性出血性胃炎、消化性溃疡等。

### （二）诊断

有应激源相关病史及相关危险因素，在原发病后 2 周内出现上消化道出血症状、体征及实验室检查异常，即可拟诊 SU；如内镜检查发现糜烂、溃疡等病变存在，即可确诊 SU。

## 三、预防

SU 诊疗关键在于预防 SU 相关出血等并发症，应对合并有危险因素的危重症患者进行重点预防。

对于严重创伤、重症患者，应在危险因素（见表 6-6）出现后立即预防应激性溃疡。高危人群预防 SU，常规剂量质子泵抑制剂（proton pump inhibitor, PPI）每日一次即可，不能口服给药者方可考虑静脉用药。当患者病情稳定，可耐受肠内营养或已进食，临床症状开始好转，可逐渐停药。

对拟做重大手术或兼具危险因素的择期手术患者，如果存在 SU 危险因素（见表 6-6），可在手术前一日内给药，口服或静脉滴注抑酸药（PPI 或 $H_2$ 受体拮抗剂）。

表 6-6　预防 SU 的药物使用指征

| 分类 | 危险因素 |
| --- | --- |
| 严重危险因素（具有一项可预防用药） | （1）机械通气超过 48 小时或接受体外生命支持<br>（2）凝血机制障碍 [ 国际标准化比值（INR）>1.5，血小板 <50×10⁹/L 或部分凝血酶原时间 > 正常值 2 倍 ] 或服用抗凝药物或抗血小板药物<br>（3）原有消化性溃疡或出血病史<br>（4）严重颅脑、颈脊髓外伤<br>（5）严重烧伤（烧伤面积 >30%）<br>（6）严重创伤、多发伤<br>（7）各种困难、复杂的手术（手术时间 >3 小时）<br>（8）急性肾功能衰竭或接受肾脏替代治疗<br>（9）慢性肝脏疾病或急性肝功能衰竭 |

| 分类 | 危险因素 |
|---|---|
| | （10）急性呼吸窘迫综合征（acute respiratory distress syndrome，ARDS）<br>（11）休克或持续低血压<br>（12）脓毒症<br>（13）心脑血管意外<br>（14）严重心理应激，如精神创伤等 |
| 潜在危险因素<br>（符合两项者<br>可预防用药） | （1）ICU 住院时间＞1 周<br>（2）粪便隐血持续时间＞3 日<br>（3）大剂量使用糖皮质激素（剂量＞氢化可的松 250mg/d 或其他剂量相<br>　　当的药物）<br>（4）合并使用 NSAID |

　　针对单纯具备一项潜在危险因素的患者，预防用药不推荐静脉用 PPI。

　　在所有预防用药过程中，应随时监测。如发生溃疡、出血、血红蛋白降低、黑便等症状，随时调整用药方案，按照上消化道出血原则进行治疗。

## 四、药物治疗

　　一旦发现呕血或黑便等消化道出血症状及体征，提示 SU 已经发生，此时必须立即采取各种止血措施：①立即补液，维持正常的血液循环；必要时输血。②迅速提高胃内 pH，使之≥6，创造胃内止血必要的条件，可选用 PPI 或 $H_2$ 受体拮抗剂抑酸治疗。PPI 的使用可参考非静脉曲张性上消化道出血的用药方案，即消化道大出血时给予艾司奥美拉唑 80mg 静脉注射＋8mg/h 速度持续输注 72 小时。对于低危患者，可采用常规剂量 PPI 治疗。一旦患者可以口服药物，应换为口服剂型。静脉用 PPI 的使用剂量及溶媒详见表 6-7。③对合

表 6-7　静脉用 PPI 用于治疗低危患者应激性溃疡的剂量及溶媒

| 通用名（商品名*） | 用法用量 | 溶媒 |
|---|---|---|
| 泮托拉唑（潘妥洛克） | 一次 40～80mg，每日 1～2 次，i.v.gtt. | 0.9% NS/5% GS 100～250ml |
| 奥美拉唑（洛赛克） | 一次 40mg，每日 1～2 次，i.v.gtt. | 0.9% NS/5% GS 100ml |
| 埃索美拉唑（耐信） | 一次 40mg，每日 2 次，i.v.gtt.，疗程 5 日 | 0.9% NS 100ml |
| 兰索拉唑（兰美欣） | 一次 30mg，每日 2 次，i.v.gtt.，疗程不超过 7 日 | 0.9% NS 100ml（1.2μm 滤膜） |
| 艾普拉唑（壹丽安） | 起始剂量 20mg，后续每次 10mg，每日 1 次，i.v.gtt.，连续 3 日 | 每 10mg 溶于 100ml 0.9% NS（过滤装置） |

注：* 不同厂家的药品溶媒要求略有差异，如使用其他厂家的药品，请按照药品说明书配置及使用。

并有凝血机制障碍的患者,可输注血小板悬液、凝血酶原复合物等,以及其他纠正凝血机制障碍的药物。④药物治疗后,仍不能控制病情者,若条件许可,应立即进行紧急内镜检查,以明确诊断,并进行内镜下止血治疗。⑤经药物、内镜治疗、放射介入等治疗措施仍不能有效止血者,在条件许可的情况下,可考虑外科手术治疗。⑥在出血停止后,应继续使用抗溃疡药物,直至溃疡愈合。推荐使用PPI,疗程4～6周。

## 第六节 围手术期营养支持

### 一、概述

**1. 意义** 营养不良一直是影响外科手术患者结局的重要因素。营养不良患者创伤愈合缓慢,免疫应答能力受损,手术耐受能力下降,术后并发症的发生率、死亡率、住院时间及花费均增加。营养支持能改善患者的营养状况,提高对手术的耐受能力,减少术后并发症、提高康复率和缩短住院时间。

**2. 分类** ①术前需要营养支持;②术前开始营养支持,并延续至术后;③术前营养状况良好,术后发生并发症,或者是手术创伤大、术后不能经口进食的时间较长,或者术后摄入的营养量不足而需要营养支持。

**3. 步骤与流程**

(1)营养风险筛查:外科大手术或重症疾病患者应进行营养风险筛查。使用NRS对住院患者进行营养风险筛查。

(2)制订营养支持方案:对有营养风险患者,根据患者营养状况以及疾病情况选择适宜的营养支持途径以及营养支持方案。

(3)营养评估:给予营养支持方案后,应评估患者对方案的耐受程度、营养状况改善程度,以便做出相应调整。营养评定方法包括体重丢失量、体重指数、主观综合评价法(subjective global assessment,SGA)、简易营养评定(mini nutritional assessment,MNA)等,血生化指标(如清蛋白、前白蛋白等)可作为辅助的评价指标。

### 二、治疗原则

术前应对手术患者进行营养风险筛查,营养状况良好患者无须营养支持。对存在营养风险或营养不良的患者,尤其是择期手术患者,术前应进行纠正。重度以及中度营养不良患者术前营养支持可获益。

大多数外科手术患者无须从手术前夜开始禁食,无误吸风险的非糖尿病患者麻醉前 2 小时可摄入适量的碳水化合物，无法进食或术前禁饮患者可静脉输注 200g 葡萄糖。术前碳水化合物摄入（糖尿病者除外）能有效减少患者术前不适感的同时可以减轻患者术后胰岛素抵抗和蛋白质分解代谢。

### 三、药物治疗

#### （一）肠内营养（enteral nutrition，EN）制剂

能正常进食者首选口服营养补充（oral nutritional supplement，ONS），除普通饮食外也可使用特定医疗目的补充规定食品以及肠内营养制剂。进食障碍但胃肠道功能正常者，优先选择肠内营养制剂改善营养状况。经鼻胃管或鼻肠管喂养应作为围手术期 EN 首选方式。如预计喂养时间 >4 周，建议使用胃或空肠造瘘装置。

制剂品种选择应根据患者疾病情况、总入量、有无特殊过敏物质等情况进行选择，具体内容详见第二十章第七节。

#### （二）肠外营养（parenteral nutrition，PN）制剂

围手术期有营养风险或有营养不良的患者中，胃肠道吸收功能障碍或无法耐受肠内营养制剂以及由于各种原因导致连续 5～10 日无法经口摄食达到营养需要量的患者，应给予肠外营养支持。建议标准配方为 25～30kcal/（kg·d），其中 30%～40% 由脂肪供能。0.15～0.2g/（kg·d）氮摄入已能够满足机体需要（热氮比约为 120∶1），并添加常规剂量的矿物质与微量营养素。

#### （三）特殊营养制剂

临床常用的特殊营养制剂包括谷氨酰胺、精氨酸、ω-3PUFA、核苷酸或抗氧化营养素。

围手术期需要肠外营养支持的患者，可添加特殊营养素谷氨酰胺（Gln），但严重肝肾功能不全患者以及血流动力学不稳定的不易复苏的休克患者，无论是 PN 还是 EN 均不推荐添加谷氨酰胺。大多数需要 PN 的外科手术患者可以通过补充 ω-3 多不饱和脂肪酸（ω-3PUFA）获益，可改善外科重症患者的临床结局。

免疫增强 EN 制剂是在标准型 EN 的基础上添加特殊营养物质。大多数手术患者能从免疫增强 EN 制剂中获益。免疫增强 EN 制剂能减少术后感染并发症、缩短住院时间，但对死亡率无明显影响。有脓毒血症或血流动力学不稳定的患者不推荐使用含精氨酸的免疫增强 EN 制剂。

### 参 考 文 献

[1] 国家卫生计生委办公厅，国家中医药管理局办公室，解放军总后勤部卫生部药品器材局. 抗菌药物临床应用指导原则（2015 年版）. （2015-08-27）[2024-07-03]. https://www.

gov.cn/foot/site1/20150827/9021440664034848.pdf.

[2] 国家卫生健康委合理用药专家委员会. 国家抗微生物治疗指南. 3 版. 北京：人民卫生出版社，2023.

[3] WANG Q, CAO M, TAO H, et al. Evidence-based guideline for the prevention and management of perioperative infection. J Evid Based Med, 2023, 16（1）：50-67.

[4] 中华医学会麻醉学分会. 成人手术后疼痛处理专家共识. 临床麻醉学杂志，2017，33（9）：911-917.

[5] American Pain Society, American Society of Regional Anesthesia and Pain Medicine, American Society of Anesthesiologists' Committee on Regional Anesthesia, et al. Guidelines on the management of postoperative pain. J Pain, 2016, 17（2）：131-157.

[6] 广东省药学会. 临床药师术后疼痛管理指引. 今日药学，2019，29（4）：217-227.

[7] 国家卫生计生委公益性行业科研专项《关节置换术安全性与效果评价》项目组，中华医学会骨科学分会关节外科学组，中国医疗保健国际交流促进会骨科分会关节外科委员会. 中国髋、膝关节置换加速康复——围（手）术期管理策略专家共识. 中华骨与关节外科杂志，2016，9（1）：1-9.

[8] 国家卫生计生委公益性行业科研专项《关节置换术安全性与效果评价》项目组，中华医学会骨科学分会关节外科学组，中国医疗保健国际交流促进会骨科分会关节外科委员会. 中国髋、膝关节置换加速康复——围（手）术期疼痛与睡眠管理专家共识. 中华骨与关节外科杂志，2016，9（2）：91-97.

[9] 中华医学会胸心血管外科学分会胸腔镜外科学组，中国医师协会胸外科医师分会微创外科专家委员会. 中国胸外科围手术期疼痛管理专家共识. 中国胸心血管外科临床杂志，2018，25（11）：921-928.

[10] 中国抗癌协会肿瘤麻醉与镇痛专业委员会. 中国肿瘤患者围（手）术期疼痛管理专家共识. 中国肿瘤临床，2020，47（14）：703-710.

[11] 冷希圣，韦军民，刘连新，等. 普通外科围手术期疼痛处理专家共识. 中华普通外科杂志，2015，30（2）：166-173.

[12] 中华医学会麻醉学分会老年人麻醉与围（手）术期管理学组，中华医学会麻醉学分会疼痛学组，国家老年疾病临床医学研究中心，等. 老年患者围手术期多模式镇痛低阿片方案中国专家共识. 中华医学杂志，2021，101（3）：170-184.

[13] 合理用药国际网络中国中心组临床安全用药组，中国药理学会药源性疾病学专业委员会，药物不良反应杂志社，等. 医疗机构围手术期镇痛药使用的风险防范与管理指导原则. 药物不良反应杂志，2022，24（8）：396-403.

[14] FRÉDERIC A, KARINE N G, DOMINIQUE F, et al. Revision of expert panel's guidelines on postoperative pain management、Anaesth Crit Care Pain Med, 2019, 38（4）：405-411.

[15] 中华医学会骨科学分会. 中国骨科大手术静脉血栓栓塞症预防指南（2016）. 中华骨科杂志，2016，36（2）：65-71.

[16] 中华医学会骨科学分会创伤骨科学组，中华医学会骨科学分会外固定与肢体重建学组. 中国创伤骨科患者围手术期静脉血栓栓塞症预防指南（2021）. 中华创伤骨科杂志，2021，23（3）：185-192.

[17] 中华医学会骨科学分会创伤骨科学组. 创伤骨科患者深静脉血栓形成筛查与治疗的

专家共识. 中华创伤骨科杂志, 2013, 15（12）: 1013-1017.

[18] ZUCKERMAN S, BERVEN S, STREIFF M B, et al. Management of anticoagulation/
Antiplatelet medication and venous thromboembolism prophylaxis in elective spine
surgery: concise clinical recommendations based on a modified delphi process. Spine,
2023, 48（5）: 301-309.

[19] 中华医学会骨科学分会骨肿瘤学组. 中国骨肿瘤大手术静脉血栓栓塞症防治专家共识.
中华骨与关节外科杂志, 2020, 13（5）: 353-360.

[20] 中国胸部创伤临床研究协作组. 胸部创伤静脉血栓栓塞症诊治及预防中国专家共识
（2022 版）. 中华创伤杂志, 2022, 38（7）: 581-591.

[21] DOUKETIS J D, SPYROPOULOS A C, MURAD M H, et al. Perioperative management
of antithrombotic therapy: an American College of Chest Physicians clinical practice
guideline. Chest, 2022, 162（5）: e207-e243.

[22] 中国心胸血管麻醉学会非心脏麻醉分会, 中国医师协会心血管内科医师分会. 中国心血
管健康联盟抗血栓药物围手术期管理多学科专家共识. 中华医学杂志, 2020, 100（39）:
3058-3074.

[23] ROSSINI R, TARANTINI G, MUSUMECI G, et al. A multidisciplinary approach on
the perioperative antithrombotic management of patients with coronary stents undergoing
surgery: surgery after stenting. JACC Cardiovasc Interv, 2018, 11（5）: 417-434.

[24] 康鹏德, 黄强, 沈慧勇, 等. 中国骨科手术围手术期贫血诊疗指南. 中华骨与关节外科
杂志, 2019, 12（11）: 833-840.

[25] 周宗科, 翁习生, 向兵, 等. 中国髋、膝关节置换术加速康复——围（手）术期贫血诊治
专家共识. 中华骨与关节外科杂志, 2016, 9（01）: 10-15.

[26] 中华人民共和国国家卫生健康委员会. 质子泵抑制剂临床应用指导原则（2020 年版）.
中国实用乡村医生杂志, 2021, 28（1）: 1-9.

[27] 柏愚, 李延青, 任旭, 等. 应激性溃疡防治专家建议（2018 版）. 中华医学杂志, 2018,
98（42）: 3392-3395.

[28] 质子泵抑制剂预防性应用专家共识写作组. 质子泵抑制剂预防性应用专家共识（2018）.
中国医师杂志, 2018, 20（12）: 1775-1781.

[29] 《中华内科杂志》编辑部,《中华医学杂志》编辑部,《中华消化杂志》编辑部, 等. 急性非
静脉曲张性上消化道出血诊治指南（2018 年, 杭州）. 中华消化内镜杂志, 2019, 36（2）:
77-85.

[30] 中华医学会. 临床诊疗指南肠外肠内营养分册（2008 版）. 北京: 人民卫生出版社, 2009.

[31] 中华医学会肠外肠内营养学分会. 成人围手术期营养支持指南. 中华外科杂志, 2016,
54（9）: 641-657.

[32] 韦军民. 从欧洲肠外肠内营养学会外科营养指南更新探讨围术期营养支持. 中华消化
外科杂志, 2020, 19（10）: 1038-1043.

[33] 中华医学会肠外肠内营养学分会. 中国成人患者肠外肠内营养临床应用指南（2023 版）.
中华医学杂志, 2023, 103（13）: 946-974.

# 骨与关节感染的药物治疗

## 第一节 假体周围感染

### 一、概述

**1. 定义和诊断** 只要满足以下的其中 1 条主要标准或 3 条及以上的次要标准即可。

主要标准：①有窦道与假体部位相通；②感染关节部位至少在两处独立样本中培养出同种病原体。

次要标准：①红细胞沉降率（erythrocyte sedimentation rate，ESR）和 C 反应蛋白（C-reactive protein，CRP）升高；②滑液白细胞计数升高或白细胞酯酶测试 ++；③滑液多形核细胞百分比升高；④假体周围组织进行组织学分析阳性；⑤单次培养阳性。

分类：依据感染发生的时间，假体周围感染分为早期感染、延迟感染和晚期感染。

**2. 病因及发病机制** 造成感染的原因有患者自身因素和医源因素。与假体周围感染相关的患者自身因素有很多，如营养不良、类风湿关节炎、银屑病、肥胖、糖尿病、痛风、恶性肿瘤、异体输血、晚期的人类免疫缺陷病毒（human immunodeficiency virus，HIV）感染、慢性口腔感染、吸烟及以往接受过开放性手术或免疫抑制治疗等。

### 二、治疗原则

假体周围感染的治疗包括：①单纯抗生素治疗；②手术清创保留假体；③一期去除假体后重新放置假体；④二期去除假体后重新放置假体；⑤挽救性的关节融合或切除成形；⑥截肢。

术后早期急性感染主要采取的治疗措施为清创、更换内衬、保留假体，同时辅助以抗生素治疗，并且由于病情的急进性，需要更及时的干预。而延迟／

晚期感染并且感染持续时间相对较长的患者,处理上则需要评估患者的假体稳定性、软组织条件以及患者的生活状态与身体条件,再决定下一步处理。如果适合手术并且病原体诊断明确以及可有效抑制的患者,可以选择清创假体取出后一期再植入新的假体并加以有效的抗生素治疗。如果适合手术但病原体无法确定或无法早期抑制的患者,则可以选择清创假体取出后二期再植入假体,在治疗过程中加强对感染的控制。急性血行性的感染需要进一步评估疾病的持续时间,并依据病原体对关节假体、骨组织及软组织的侵袭程度进行治疗方案的选择,酌定是否清创保留假体。

## 三、药物治疗

### (一)假体周围感染抗感染药物选择总原则

抗生素的种类和剂量需要个性化选择,其取决于微生物特性、抗菌谱(药敏试验结果)、患者肾功能及对药物是否过敏。

### (二)单纯抗生素治疗

单纯抗生素治疗适用于老年患者及身体条件差无法耐受再次手术、假体无松动、细菌毒力低、对抗生素敏感者,但易导致耐药菌株的产生,临床成功率低。但如果要杀灭有生物被膜包裹的细菌,一般安全剂量的抗生素不能完成,抗生素的浓度必须是通常剂量的10~100倍。因此,单纯全身应用抗生素治疗人工关节细菌感染失败率较高。

### (三)一期翻修术的抗菌药物选择

主要适用于老年患者,或无法耐受多次手术患者。其不需要旷置过程,在彻底清创后,一期置入新假体。术后恢复快、功能好、费用低廉。缺点是无法根据细菌培养结果选择药物,需要在术中选择含敏感抗生素的骨水泥。术后口服抗生素3~6个月。

### (四)二期翻修术的抗菌药物选择

二期翻修术是目前治疗关节置换术后深部感染效果最为肯定的方法。通常的做法是:取出假体,彻底清创,持续应用敏感抗菌药物至少6周;复查CRP、ESR均正常,在感染控制的基础上,再次植入假体。一期旷置后能够较彻底清除坏死组织和异物,有充足的时间来确定细菌的种类和敏感抗生素,并在再置换术前得到有效应用;允许在假体再植入前进行治疗效果的评估。成功的关键主要包括:①停用抗生素至少2周后经关节穿刺取得足够多的标本分离细菌以及组织学检查,根据结果有针对性地应用足量有效的抗生素。②一期取出原假体并彻底清理关节腔后置入含抗生素的骨水泥间隔器。③二期手术时再次取足够多的标本进行细菌学及组织学检查,必要时调整抗生素或再次清理关节,更换骨水泥间隔器后按上述方法处理,直至感染标志物阴性后方能置入新的假体。在未经确定病原菌的情况下避免经验性使用抗生素或不合理使用抗生素治疗,以尽可能降低产生耐药菌的风险。

## 第二节 感染性关节炎

### 一、概述

**1. 定义** 感染性关节炎是指细菌、病毒等微生物入侵关节腔内导致的关节炎症。分为急性感染性关节炎和慢性感染性关节炎。

**2. 病因及发病机制** 关节感染最常见的原因是败血症,由于滑膜血管丰富,且无基底膜限制,细菌可以迅速通过血流进入关节腔从而导致急性感染性关节炎。除此之外,外伤、手术、关节附近的软组织感染,也是发病的重要原因。

**3. 诊断依据** 诊断感染性关节炎要有高度可疑指征,尤其是判断有无非关节的外源性感染病灶,因为各种关节炎的症状是相似的。临床表现和感染部位的微生物检查有利于诊断。

受累关节在触诊和运动时会有疼痛,局部出现红斑、过热和明显的积液。后者不会出现在髋关节的炎症中,其感染的唯一症状是运动及轴向压迫时的疼痛。

若疑诊感染性关节炎,应检测血液炎症指标,包括白细胞(WBC)计数及C反应蛋白(CRP)。WBC计数>10 000/μl,其敏感性达90%;CRP>100mg/L,敏感性为77%,但这两种指标均无特异性。血行性播散的感染性关节炎,应抽取双份血液培养物进行微生物检测,其阳性率约为50%。关节滑液检测:①清晰度,浑浊;②WBC计数>20 000μl;③中性粒细胞>90%;④微生物培养阳性(阳性率可达90%)。

超声可以用于引导关节穿刺。骨扫描通常在发病10日后呈现阳性,虽无特异性,但有助于骶髂关节感染的诊断。计算机断层成像(computed tomography,CT)对骨侵蚀、关节积液及软组织感染比较敏感。磁共振成像(magnetic resonance imaging,MRI)较CT更为敏感,但只用于诊断胸锁关节炎或骶髂关节炎、耻骨联合炎,或交叉韧带重建术后关节炎。

### 二、治疗原则

感染性关节炎治疗成功的关键在于早期诊断、早期合理的抗菌治疗及关节引流。单纯抗生素治疗不足以治愈感染性关节炎。外科治疗包括：①反复关节穿刺直至炎症显著减轻（即 WBC 计数下降）和微生物培养阴性；②关节镜治疗；③关节切开术。如果怀疑感染性关节炎应根据此原则治疗，直至这个诊断被明确排除，该病治疗的主要目标是通过使用抗菌药物消除感染，清除炎性渗出物使关节减压，最终获得一个无痛性、活动良好的关节。

### 三、药物治疗

对于感染性关节炎，除了手术与创伤性干预外，大剂量、全身性抗菌治疗必不可少。任何单一疗法都是无效的。病原微生物的分离对长期针对性抗菌治疗具有重要意义。至今无随机对照研究评估不同抗生素的疗效。将抗生素由静脉注射改为口服时，必须选择良好生物利用度及骨渗透性强的抗菌药物。

针对性治疗要依据药敏试验结果。静脉治疗疗程为 1～2 周，总疗程为 2～6 周，这取决于微生物种类、治疗的临床反应以及是否存在并发的骨髓炎。

由链球菌和嗜血杆菌属引起的感染性关节炎，抗生素治疗的疗程在 2～4 周之间；由金黄色葡萄球菌和革兰氏阴性杆菌引起的感染性关节炎疗程在 4～6 周之间。如果致病菌对口服抗菌治疗方案敏感，且药物有良好的生物利用度及骨渗透性，则可早期转为口服治疗。

## 第三节 骨折内固定术后感染

### 一、概述

**1. 定义** 骨折内固定术后感染：骨折内固定置入术后由于致病微生物污染或患者自身免疫力低下所致的、与内置物接触的、伴或不伴周围软组织感染的骨组织感染。

感染性骨折不愈合：骨折部位持续存在感染、骨折未愈合并持续 6～8 个月。

**2. 病因及发病机制** 骨折后感染通常是由定植在内植物表面、死骨块及血运不良的软组织中的细菌所致。组织中的异物会增加感染的风险，并可减少形成感染所需的细菌数量。

**3. 诊断依据** 临床表现：常有开放骨折 / 闭合骨折的切开复位内固定的手术史。在术后有发热的症状，伴有或不伴有伤口的分泌物。骨折部位有反复的胀痛，并伴有红、肿、热。如果伴有红细胞沉降率和 C 反应蛋白水平升高，应高度怀疑感染的存在。

符合以下条件之一者，即可确诊骨折内固定术后感染：①与骨组织或内置物直接相通的窦道、瘘管或者伤口裂开（骨外露／内固定物外露）；②术中发现内固定物周围存在脓液；③术中疑似感染组织细菌培养阳性；④组织病理学特殊染色证实术中疑似感染组织中存在致病微生物。

## 二、治疗原则

积极恰当的治疗是提高治愈率、降低复发率与致残率、重建肢体功能、提高生活质量的关键。研究表明，保守治疗 1 年后，感染的复发率近 75%；但不同的外科治疗策略均存在利与弊，需要临床医师结合自身经验和患者实际情况，选择最恰当的治疗方式。骨折内固定术后感染治疗的基本原则包括彻底清创、内固定的处理、全身与局部抗生素的应用、骨与软组织缺损的修复以及肢体功能康复。

## 三、药物治疗

### （一）全身抗菌药物的应用

抗菌药物治疗疗程，根据是否进行清创手术移除内固定物而定。若保留内固定物保守治疗建议系统抗生素治疗应至骨折愈合且能移除内固定物；治疗时间与骨折稳定／愈合的时间密切相关，建议在骨折愈合去除内固定物后再使用 4～6 周。行手术进行清创治疗的患者，推荐根据术中感染组织培养及药敏试验结果选择敏感抗生素进行治疗，清创术后即开始系统使用抗生素，建议静脉 2 周，随后转为口服。疗程共 6 周（静脉 2 周，口服 4 周）。如清创手术保留内固定物，抗生素则需延长至 12 周（静脉 2 周，口服 10 周）；当怀疑耐甲氧西林金黄色葡萄球菌感染时，可使用万古霉素或利奈唑胺；对于延迟期及慢性期内固定术后感染，考虑细菌生物膜的存在，外科彻底清创术后，建议对葡萄球菌属所致感染加用利福平，革兰氏阴性菌所致感染加用喹诺酮类抗生素（需根据药敏试验结果）。不建议利福平术后单独使用，否则极易导致快速的细菌耐药，推荐根据药敏试验结果与其他广谱抗生素联合使用。

### （二）局部抗生素的应用

局部抗生素的应用需借助于载体，目前临床最常使用的载体类型包括聚甲基丙烯酸甲酯和硫酸钙；局部抗生素可选择万古霉素、庆大霉素、妥布霉素等。无论选择何种类型抗生素载体，其局部应用必须建立在对感染组织彻底清创基础之上，此外，建议术前充分告知不同类型抗生素载体的利弊，如聚甲基丙烯酸甲酯（PMMA）虽能提供足够的支撑强度，但其无法降解，需二次手术取出，硫酸钙虽能降解，但无菌性渗出是最常见的并发症。

### 第四节 骨 髓 炎

### 一、概述

**1. 定义** 骨髓炎是骨髓及周围骨组织的感染性炎症。伴随病情发展,化脓性骨髓炎可分为急性化脓性骨髓炎和慢性化脓性骨髓炎。急性化脓性骨髓炎反复发作,病程超过 10 日后进入慢性骨髓炎阶段。

**2. 病因及发病机制** 骨髓感染可经过三条途径:来自远处感染灶的细菌血行播散;来自邻近部位感染骨骼的直接感染;继发于血运不足的骨骼感染。分为血源性感染、开放性创伤后感染、邻近组织蔓延。

**3. 诊断依据** 骨髓炎的诊断需要考虑一系列临床体征和症状、实验室检查、影像学检查和组织学分析,以及通过骨组织或血培养鉴定病原体。实验室检查血清白细胞计数,红细胞沉降率、C 反应蛋白可辅助骨髓炎的初步诊断。但这些都是非特异性的检查,在控制治疗方面更有意义。

细菌培养:骨髓炎明确诊断需要留取骨组织进行培养并行微生物鉴定,通过窦道棉拭子或分泌物培养会导致假阳性,因为容易被皮肤定植菌污染。应采集至少三处不同骨组织进行培养以提高阳性率。为提高阳性率尽量在留取培养前 2 周停用抗生素。感染部位内植物超声处理可以提高病原体的检出率。

影像学检查:早期 X 线检查无明显改变,一般在发病 2 周后显示骨膜反应及骨质破坏,晚期可见增生的骨性包壳及密度增高的死骨影。核磁共振成像(MRI)是评估骨感染的主要影像学类型,因为它可以在最早感染后 3～5 日发现骨髓炎。

(1)急性化脓性骨髓炎:起病前常有扁桃体炎、疖、痈或中耳炎病史,致病菌多经过血液循环播散到骨骼,起病急骤,出现寒战、高热等。干骺端剧烈疼痛且有深压痛,当骨膜下脓肿溃入软组织时,因压力减小,疼痛可以略减轻,局部可出现红肿及波动,破溃穿出皮肤后形成瘘管。

(2)慢性化脓性骨髓炎:全身毒血症状,平时一般不明显。急性发作时出现窦道口闭合后脓液逐渐聚集,可出现高热,患处红肿热痛等化脓性骨髓炎的症状和体征。当脓液积聚到一定程度后窦道和窦道口又可重新开放流出脓液,甚至流出小的死骨,全身毒血症状好转。如此反复,经久不愈。长期反复急性发作使得患肢增粗、肌肉萎缩、色素沉着,甚至窦道外口的皮肤癌变。X 线表现,可见密度较邻近、较正常骨高的死骨影,其周围有骨性包壳形成。骨干变粗,形态不规则,密度不一,髓腔狭小甚至消失。CT 可显示死腔死骨及其大小位置,窦道碘水造影可显示窦道位置。

## 二、治疗原则

骨髓炎治疗的成功，特别是与植入物相关的病例，取决于广泛的外科清创和充分有效的抗生素治疗。

### （一）急性化脓性骨髓炎

1. 休息，患肢制动，营养支持，少量多次输新鲜血，纠正水电酸碱平衡。

2. 联合应用对革兰氏阳性球菌有效的抗生素或广谱抗生素，以后可以根据细菌培养和药敏试验结果调整抗生素种类，至少6周（静脉2周，口服4周）。直至体温正常，红肿热痛消失。在停用抗生素前，ESR和CRP水平必须正常或明显下降。

3. 如保守治疗无效或骨膜下脓肿形成，应尽早手术治疗，予以局部开骨窗减压，抗生素灌洗引流2周。

### （二）慢性化脓性骨髓炎

尽可能彻底清除病灶，摘除死骨，清除增生的瘢痕和肉芽组织，消灭死腔，改善局部血液循环，为愈合创造条件。为达此目的，单用药物常不能奏效，必须采用手术和药物综合疗法。

1. 全身支持治疗　高蛋白饮食，少量多次输血等。

2. 手术治疗

（1）手术指征：死骨形成，有骨死腔和流脓窦道。手术禁忌证为急性发作期，有大块死骨形成但包壳形成不充分。

（2）手术方法：清除病灶，摘除死骨，去除窦道和炎性肉芽组织，敞开髓腔。通过碟形手术、肌瓣填塞、抗生素骨水泥链珠的方法消灭死腔，伤口一期闭合，充分引流。

3. 慢性化脓性骨髓炎常是多种细菌混合感染，可能需要联合应用抗生素，应根据细菌培养和药敏试验结果选择。

## 三、药物治疗

合理的抗生素使用是治疗化脓性骨髓炎的基础。急性化脓性骨髓炎在发病早期有时仅通过有效的抗生素治疗即可治愈。而慢性化脓性骨髓炎因伴有无血运的坏死组织及对抗生素渗透有阻碍作用的细菌生物被膜，仅单独采用抗生素治疗很难达到痊愈，常需手术清创联合全身或局部应用抗生素。

在抗生素经验治疗之前，应先留取有效的标本进行微生物学培养，对于急性血源性骨髓炎，获得微生物结果比较有效的方法是进行血培养；而对于慢性骨髓炎，获得微生物结果最有效的方法是坏死骨组织处取标本。标本取到后，通常要进行需氧菌和厌氧菌培养，如常规未培养出致病菌或病情较为复杂,应同时进行分枝杆菌和真菌培养。取得微生物学培养和药敏试验结果后,应对经验用抗生素进行评价。如所选抗生素的抗菌谱与生物学培养和药敏试验结果相符且患者临床效果改善,则可以继续应用;若不相符,应结合患者临床症状,谨慎换用其他敏感抗生素。因标本的采集是否有代表性、是否存在污染菌、标本的运送是否符合标准等均影响微生物培养的准确性,导致体外药敏试验和体内治疗反应未必一致,此时,若患者临床指征改善,可暂不更换抗生素,继续取微生物学标本进行培养和药敏试验。

抗生素在骨组织中的渗透速率和程度被视为骨髓炎治疗成功的决定因素。抗生素能否渗透到感染骨组织取决于其药理学特征、血运情况、软组织条件以及是否存在异物。结合骨与组织中的药物的浓度信息来综合选择药物是骨感染临床治疗实践中的一个难点。

全身抗生素治疗的持续时间 4 周至 6 个月不等,急性化脓性骨髓炎疗程一般 4～6 周,慢性骨髓炎疗程更长。可采用静脉和口服给药的序贯疗法,即静脉用药一段时间后,即可序贯为口服制剂。

除全身应用抗生素外,还可以辅助局部应用。目前,抗生素载体及缓释系统局部应用已成为骨与关节治疗的重要组成部分。将抗生素与合适的载体混合制成缓释系统直接放置于骨髓炎病变部位,使局部长时间维持治疗药物浓度,既避免了全身其他部位的不良反应,还具有较好的修复清创后的骨缺损效果。自 20 世纪 70 年代局部应用载庆大霉素的聚甲基丙烯酸甲酯(PMMA)链珠治疗骨感染,目前美国食品药品管理局(Food and Drug Administration, FDA)已批准含万古霉素、庆大霉素及妥布霉素等抗生素载体用于临床,在结合局部清创的基础上,对慢性骨髓炎的治疗起到了积极的作用。

## 第五节 椎间盘炎

### 一、概述

**1. 定义** 椎间盘炎即为椎间盘感染,其定义是椎间隙、邻近终板,累及椎体的感染。感染可累及一个或多个单元、邻近的脊柱节段及解剖区域。严重的情况下,椎间盘感染可导致脓毒症、与脓肿相关的脊髓损伤,甚至死亡。

**2. 病因及发病机制** 微生物感染椎体及椎间盘的机制,包括血源性感染、相邻椎间盘感染扩散及直接感染。在合并有其他活动性感染、一过性菌血症或静脉吸毒者中,血源性椎间盘感染较为常见。血源性栓间盘感染最常见的来源是尿道感染,或与泌尿生殖系统相关的一过性菌血症,其次是皮肤软组织和呼吸道感染。直接感染常因创伤或医源性所致,与诊断或治疗干预相关,随着侵入性治疗增多,医源性感染的发病率逐渐升高。

**3. 诊断依据** 多数患者在确诊前,症状会持续数周或更长时间。几乎所有的患者都会出现背痛(87%),半数患者伴有发热(50%)。大多数患者不伴有感染相关性硬膜外脓肿。当出现脓肿或脊柱畸形时,高达 70% 的患者将出现根性疼痛及肌无力症状,甚至严重的脊髓损伤症状。

影像学诊断首选增强 MRI,如有禁忌证可选择 PET/CT 或 CT 检查,X 线检查在早期诊断作用有限。在检验指标中,CRP 相较于红细胞沉降率、PCT 更具有特异性,同时可作为疗效检测指标。40% 的椎间盘炎患者的白细胞计数正常。椎间盘炎的病因涉及血流感染,因此血培养有助于识别椎间盘炎的病原体,其阳性率在 20%~60%。直接感染患者血培养敏感性较低,而血源性感染患者敏感性较高。

## 二、治疗原则

**1. 手术治疗** 椎间盘炎的手术指征包括存在神经功能障碍、存在需要引流的硬膜外或椎旁脓肿、椎体破坏和 / 或失稳所致先兆或实际脊髓压迫及在适当抗菌治疗后,病情依然进展,如持续血培养阳性、进行性畸形或疼痛加剧等。外科规范化治疗包括切口、引流、清创及敏感抗生素治疗。对组织广泛受累的病例可能需要反复清创。

**2. 保守治疗** 对神经功能障碍、脓肿、畸形或椎体失稳,但不伴有脓毒血症的椎间盘炎患者,采用敏感抗生素针对性治疗抗感染可取得良好疗效。对于单纯的急性椎间盘炎疗程至少为 6 周,需要延长治疗时间的情况包括内植物、腰肌 / 硬膜外脓肿或特殊微生物,具体疗程根据患者随访情况而定。每周行 CRP 检查,其他复查依据所使用抗生素来决定。

## 三、药物治疗

椎间盘是椎体间的主要连接结构,由周围纤维环和中间髓核组成。其血运差,因此药物分布主要通过椎骨外周毛细血管和椎管内脑脊液的循环。影响药物在椎间盘通透性的因素包括药物所带电荷、分子量、血浆蛋白及椎间盘的自身状态。由于髓核阻滞含有丰富的氨基蛋白多糖(负电荷),根据电荷作用原理,带正电荷更容易进入椎间盘。因此,带负电荷的青霉素通过性最差,头孢类次之,而带正电荷的克林霉素和糖肽类通过性最佳,喹诺酮和氨基糖苷类中等。在分子量大小方面,由于椎间盘软骨终板空隙较小,因此药物分子量越小,越容易进入椎间盘。在蛋白结合率方面,抗生素与血浆蛋白结合后立体排阻增加,但蛋白结合率高的药物在体内消除慢,作用维持时间长。同时当炎症导致终板破坏，血管浸润时，椎间盘的通透性可能有所改变，使存在于骨组织或脑脊液的药物达到病变部位，发挥作用，但目前仍需要进一步研究。

血源性椎间盘炎常见的致病菌包括金黄色葡萄球菌、链球菌、肠杆菌科细菌和其他革兰氏阴性杆菌。在某些地区，需关注结核分枝杆菌和布鲁氏菌感染的可能性。经验性治疗方案推荐万古霉素联合第三代或第四代头孢菌素。在出现过敏或不耐受的情况下，替代方案可能包括达托霉素联合喹诺酮类药物。对于术后的椎间盘炎，最常见致病菌是金黄色葡萄球菌（60%），其次是凝固酶阴性的葡萄球菌，此外还有肠杆菌科细菌、假单胞菌、痤疮丙酸杆菌等，建议使用广谱抗生素覆盖革兰氏阳性球菌和革兰氏阴性杆菌。经验性治疗方案推荐万古霉素/利奈唑胺/达托霉素联合广谱β-内酰胺类抗生素如哌拉西林他唑巴坦、头孢曲松、头孢吡肟等，需要注意万古霉素联合哌拉西林他唑巴坦可能出现急性肾损伤。

## 第六节 骨与关节结核

### 一、概述

**1. 定义** 骨与关节结核是结核分枝杆菌感染骨与关节、滑膜、肌肉、腱鞘及滑囊等，所引起的慢性骨与关节疾患。骨与关节结核是常见的肺外继发性结核病，占所有结核的 3%～8%。原发病灶多为肺结核或消化道结核。其常见部位是脊柱，约占 50%，其次是膝关节、髋关节与肘关节，多为一些负重大、活动多、易于发生创伤的部位。

**2. 病因及发病机制** 骨与关节结核可以出现在原发性结核的活动期，但大多发生于原发病灶已经静止，甚至痊愈多年以后。在原发病灶活动期，结核分枝杆菌经血循环到达骨与关节部位，不一定会立刻发病。它在骨、关节内可以潜伏多年，待机体的抵抗力下降，如外伤、营养不良、过度劳累、糖尿病、大手术等诱发因素，都可以促使潜伏的结核分枝杆菌活跃起来而出现临床症状。

**3. 诊断依据** 骨与关节结核早期症状、体征多不典型，使得早期诊断困难。其多数是继发性肺外结核，患者有无肺结核、淋巴结核以及其他肺外结核病史、结核接触史、低热、盗汗、体重变化等结核中毒症状对骨与关节结核的诊断很重要。骨与关节结核一般为单发病灶，少数为多发病灶。查体除骨关节常规检查外，应结合内科结核病查体。患者的病史、临床表现是诊断的基础，免疫学诊断、临床实验室检查可作为辅助检查资料，影像学检查作为诊断的重要手段，结核分枝杆菌培养、鉴定以及病理组织检查是确诊的特异性方法，应综合分析检查资料，以便诊断。

## 二、治疗原则

骨与关节结核的治疗应以有效的抗结核药物治疗为基础,掌握好手术适应证,选择合理的手术治疗方式,结合营养支持治疗,以期治愈病灶,保存关节功能,减少并发症,降低复发率。

**1. 手术治疗** 病灶清除术是在抗结核药物治疗的基础上,清除干酪样物质、死骨、脓液等影响病灶愈合的组织,清除病灶后植骨促进局部修复,提高治愈率。其他外科治疗结合感染部位可包括椎管减压术、骨切除术、关节融合术、关节置换等。

**2. 药物治疗** 结核药物治疗原则为早期、联合、适量、规律、全程。药物方案的制订、疗程的长短应依据耐药情况、是初治还是复发病例、病灶情况等不同而不同。

## 三、药物治疗

### (一)骨与关节结核的药物治疗

对于骨与关节结核的治疗,世界卫生组织(WHO)发布的《结核病治疗指南(第 4 版)》建议肺外结核和肺结核采用治疗方案一致。2016 年,美国胸科学会(American Thoracic Society,ATS)/美国疾病控制与预防中心(Centers for Disease Control and Prevention,CDC)/欧洲呼吸学会(European Respiratory Society,ERS)/美国传染病学会(Infectious Diseases Society of America,IDSA)《药敏敏感性结核的治疗临床实践指南》建议非耐药结核患者首选异烟肼、利福平、吡嗪酰胺、乙胺丁醇。2012 年,《骨与关节结核诊疗共识》建议初治患者选用 6HREZ/12HRE 或 3HRSE/9HRE(异烟肼 H、利福平 R、乙胺丁醇 E、吡嗪酰胺 Z、链霉素 S)。

### (二)药物不良反应及相互作用监测

**1. 肝损伤** 抗结核药物性肝损伤是指在应用抗结核药物的过程中,由于药物或其代谢产物引起的肝细胞毒性损伤或肝脏对药物及其代谢产物的变态反应所致的病理过程。因此,建议开始治疗后定期监测肝功能。对有高危因素的患者应给予预防性保肝治疗。

**2. 周围神经炎** 异烟肼可引起周围神经炎,其机制为异烟肼与维生素 $B_6$ 结构相似,竞争同一酶系统而造成维生素 $B_6$ 缺乏,因而可能导致周围神经炎。周围神经炎在异烟肼常规治疗剂量下很少发生。WHO 发布的《结核病治疗指南(第 4版)》提示应用大剂量异烟肼的老年人、慢性肝病患者、孕妇、婴儿、艾滋病患者、糖尿病患者及酒精中毒、营养不良或慢性肾衰竭患者等易患周围神经炎,建议患者

加用维生素 $B_6$ 预防,但应分开服用,因为维生素 $B_6$ 会降低异烟肼的抗结核作用。

**3. 高尿酸血症**　吡嗪酰胺主要为高尿酸血症,其发生率为 35%~80%,其作用机制为活性代谢产物吡嗪酸通过增强尿酸转运体的重吸收活性来减少尿酸排泄,建议患者监测尿酸,必要时给予苯溴马隆进行降尿酸治疗。

**4. 体液发红**　利福平可使体液、眼泪、汗液、粪便的颜色变红。其主要发生的原因是利福平的代谢终末产物进入到体液当中,从而使体液呈现红色。

**5. 相互作用**　抗结核药物的联合应用是利用多种抗结核药物的交叉杀菌作用提高杀菌、灭菌能力,避免产生耐药性,但应注意多种抗结核药物与其他药物的相互作用,如利福平是肝药酶诱导剂,可以使部分药物在肝脏的代谢加快,从而降低血药浓度,需要引起临床关注。

## 第七节　糖尿病足

## 一、概述

**1. 定义**　糖尿病足是糖尿病患者因下肢远端神经异常和不同程度的血管病变导致的足部感染、溃疡和 / 或深层组织破坏。严重者可引起神经性关节病和骨髓炎,危及生命。

**2. 病因及发病机制**

(1)神经性溃疡:神经性溃疡患者通常有患足麻木、感觉异常、皮肤干燥等症状,但皮温正常,足背动脉搏动良好。

(2)神经-缺血性溃疡:同时具有周围神经病变和周围血管病变,糖尿病足患者以此类居多。此类患者除了有神经性溃疡症状外还有下肢发凉感、间歇性跛行、静息痛等,足背动脉搏动减弱或消失,足部皮温降低,在进行清创换药时创面渗血少。

(3)单纯缺血性溃疡:此类患者无周围神经病变,以缺血性改变为主,较少见,需根据症状、体征及相关检查排除周围神经病变后方可诊断。

(4)神经性关节病和骨髓炎。

**3. 诊断依据**

(1)达到糖尿病的诊断标准。

(2)具备以下糖尿病足 / 糖尿病足溃疡的特点:①既往已治愈、未治愈或正在治疗的足病史,包括足溃疡、截肢、下肢血管手术等;②下肢远端的周围神经病变;③不同程度的下肢血管病变;④足部溃疡和 / 或深层组织破坏,合并或不合并感染。

（3）排除其他原因导致的糖尿病患者的足部溃疡：当溃疡出现在不常见分布部位、有不典型外观或对常规治疗反应不佳时，需要进行鉴别诊断。

## 二、治疗原则

**1. 手术治疗**　包括创面局部处理、下肢缺血处理以及截肢术。应根据创面情况、患者全身状况，适时进行清创术或植皮术等手术治疗，可有效去除坏死组织，尽早封闭创面，显著缩短疗程，减少并发症。

**2. 手术治疗相关的药物治疗**　血糖控制是糖尿病足治疗的基础，有效控制血糖是促进创面愈合、减缓病程的重要手段。所有临床感染的糖尿病伤口都需要抗菌治疗。抗菌药物治疗不能替代彻底的清创处理，充分清创引流是抗感染有效治疗的基础。

## 三、药物治疗

### （一）控制血糖的药物

良好血糖控制（避免低血糖发生）可促进愈合、降低患者足溃疡感染和截肢风险。除创面较小、同时未合并感染及无明显并发症的患者或特殊情况外，一般均需短期应用胰岛素治疗，待伤口完全愈合后再根据糖尿病病情考虑停用胰岛素，更换为口服降血糖药物治疗。

值得注意的是，钠-葡萄糖协同转运蛋白-2（SGLT-2）抑制剂应谨慎用于慢性难治性足溃疡、有截肢史和截肢高风险的人群。2017年，FDA要求卡格列净说明书添加导致腿部和足部截肢风险升高的黑框警告，2020年虽去除黑框警告但仍列在"警告和注意事项"中。肥胖者在无禁忌证的情况下，可选用降低体重的药物[二甲双胍、二肽基肽酶-4（DPP-4）抑制剂、胰升糖素样肽-1受体激动剂（GLP-1RA）等]，从而间接降低足病危险区域的压力。

### （二）糖尿病周围神经病变治疗

糖尿病周围神经病变（diabetic peripheral neuropathy，DPN）对症治疗进展明显，但针对DPN病因、延缓甚至逆转DPN方面，仍然缺乏有效手段。

常用药物有α硫辛酸、依帕司他、乙酰左卡尼汀、B族维生素（如甲钴胺）和神经生长因子。针对糖尿病神经痛可选用普瑞巴林、度洛西汀、卡马西平等。

### （三）改善微循环的药物

在DPN的发生过程中，神经周围及神经内部的微循环障碍能引起神经营养动静脉之间的微循环闭塞或短路，导致神经纤维的供氧、供能减少甚至丧失。需应用抗血小板治疗，有静脉血栓时可考虑抗凝治疗。大动脉闭塞时，可予以球囊扩张、支架植入或人造血管搭桥等治疗。

常用药物有前列腺素 $E_1$、胰激肽原酶。

### （四）抗感染药物

糖尿病足感染革兰氏阳性菌与革兰氏阴性菌比例大致相当，主要受地域以及发病原因的影响。单纯神经性溃疡以革兰氏阳性球菌为主，缺血性溃疡和混合型溃疡以革兰氏阴性菌为主，缺血性溃疡常定植厌氧菌。可使用 IWGDF/IDSA 分级判断糖尿病足感染程度。

初始经验性抗菌药物的选择要综合考虑感染的严重程度、先前抗菌药物治疗效果及感染创面特征而做出决策：轻度感染者应选择主要针对革兰氏阳性需氧菌的抗菌药物；大部分中度和重度感染者需选择针对革兰氏阳性需氧菌和 / 或革兰氏阴性菌和 / 或厌氧菌的药物，有时可能需要联合抗菌药物治疗。对于已有严重感染或危及生命的情况，应经验性选择抗菌谱涵盖铜绿假单胞菌及耐甲氧西林金黄色葡萄球菌的抗生素联合应用。所有经验用药的同时，应进行创面细菌病原学及药敏试验，根据结果更换为敏感性药物。严禁长期应用广谱抗生素。如感染情况的得到控制，应尽快停用静脉及口服抗生素，改为创面局部使用外用抗生素或其他抗菌药物。

# 参 考 文 献

[1] 中华医学会骨科学分会关节外科学组，《中国 PJI 诊断和治疗指南》编写委员会. 中国人工关节感染诊断与治疗指南. 中华外科杂志，2021，59（6）：430-442.

[2] 唐浩，周一新. 假体周围关节感染的新定义——肌肉与骨骼感染协会专家组共识. 中国骨与关节外科，2013，6（1）：56-57.

[3] "肌肉骨骼系统感染"瑞士骨科学会，瑞士感染学会专家组. 肌肉骨骼系统感染：基本原则、预防、诊断和治疗. 查晔军，译. 北京：人民卫生出版社，2015.

[4] 国家卫生计生委办公室，国家中医药管理局办公室，总后卫生部药品器材局. 关于印发《抗菌药物临床应用指导原则（2015 年版）》的通知：国卫办医发 [2015]43 号.（2015-07-24）[2024-07-03]. http://www.nhc.gov.cn/ewebeditor/uploadfile/2015/09/20150928170007470.pdf.

[5] 陈孝平，汪建平，赵继宗. 外科学. 9 版. 北京：人民卫生出版社，2018.

[6] 中华医学会骨科学分会创伤骨科学组，中华医学会骨科学分会外固定与肢体重建学组，中国医师协会创伤外科医师分会创伤感染专家委员会，等. 中国骨折内固定术后感染诊断与治疗专家共识（2018 版）. 中华创伤骨科杂志，2018，20（11）：929-936.

[7] 刘浩，李静. 骨折内固定术后感染的药物治疗. 中华创伤杂志，2020，36（6）：567-573.

[8] 谢肇. 对骨感染控制瓶颈问题的思考. 中华骨科杂志，2018，38（9）：519-522.

[9] Korean Society for Chemotherapy，Korean Society of Infectious Diseases，Korean Orthopaedic Association. Clinical guidelines for the antimicrobial treatment of bone and joint infections in Korea. Infect Chemother，2014，46（2）：125-138.

[10] LIMA A L，OLIVERIRA P R，CARVALHO V C，et al. Diretrizes panamericanas para el tratamiento de las osteomielitis e infecciones de tejidos blandos group.recommendations

for the treatment of osteomyelitis. Braz J Infect Dis，2014，18（5）：526-534.

[11] 何源龙，郑欣，陈一心. 抗感染材料应用于慢性骨髓炎治疗的研究进展. 中国矫形外科杂志，2014，22（5）：426-429.

[12] 高秋明. AO 骨感染治疗原则. 上海：上海科学技术出版社，2022.

[13] 查晔军，蒋协远. 肌肉骨骼系统感染基本原则、预防、诊断和治疗. 北京：人民卫生出版社，2015.

[14] BERBARI E F，KANJ S S，KOWALSKI T J，et al. 2015 Infectious diseases society of America（IDSA）Clinical Practice Guidelines for the diagnosis and treatment of native vertebral osteomyelitis in adults. Clin Infect Dis，2015，61：e26-e46.

[15] LAZZERI E，BOZZAO A，CATALDO M A，et al. Joint EANM/ESNR and ESCMID-endorsed consensus document for the diagnosis of spine infection（spondylodiscitis）in adults. Eur J Nucl Med Mol Imaging，2019，46：2464-2487.

[16] LACASSE M，DEROLEZ S，BONNET E，et al. 2022 SPILF - Clinical Practice guidelines for the diagnosis and treatment of disco-vertebral infection in adults. Infect Dis Now，2023，53：104647.

[17] 大会学术委员会. 骨关节结核诊疗共识（讨论稿）. 国际结核病与肺部疾病杂志（中文版），2012，1（3）：206-212.

[18] 唐神结，高文. 临床结核病学. 2 版. 北京. 人民卫生出版社. 2019.

[19] 黄迅悟，李超. 关节结核与耐药诊断专家共识. 中国矫形外科杂志，2020，28（12）：1057-1062.

[20] WHO consolidated guidelines on tuberculosis：Module 4：Treatment - Drug-susceptible tuberculosis treatment [https://www.who.int/publications/i/item/9789240048126]. Geneva：World Health Organization；2022.

[21] 张正冬，张海燕，林存智. WHO 第四版结核病治疗指南解读. 中华临床医师杂志（电子版），2014，23：78-80.

[22] 王金德. 新加坡临床指南：结核病的预防、诊断及管理. 健康管理，2016（7）：65-67.

[23] NAHID P，DORMAN SE，ALIPANAH N，et al. Official american thoracic society/centers for disease control and prevention/infectious diseases society of america clinical practice guidelines：treatment of drug-susceptible tuberculosis. Clin Infect Dis，2016，63：e147.

[24] 姚嵩，方雪晖.《中国结核病预防控制工作技术规范（2020 年版）》解读与思考. 热带病与寄生虫学，2020，18（3）：138-141.

[25] 中华医学会结核病学分会. 抗结核药物性肝损伤诊治指南（2019 年版）. 中华结核和呼吸杂志，2019，42（5）：343-356.

[26] 中华医学会糖尿病学分会糖尿病足与周围血管病学组. 中国糖尿病足诊治临床路径（2023 版）. 中华内分泌代谢杂志，2023，39（2）：93-102.

[27]《多学科合作下糖尿病足防治专家共识（2020 版）》编写组. 多学科合作下糖尿病足防治专家共识（2020 版）全版. 中华烧伤杂志，2020，36（08）：E01-E52.

[28] 中国医疗保健国际交流促进会糖尿病足病分会. 中国糖尿病足诊治指南. 中华医学杂志，2017，97（4）：251-258.

[29] 徐俊，许樟荣. 国际糖尿病足工作组《糖尿病足感染诊断与治疗指南（2019 版）》解读. 国际内分泌代谢杂志，2020，40（6）：425-429.

# 第八章

# 脊柱相关疾病的药物治疗

## 第一节　脊髓损伤

### 一、概述

**1. 定义**　脊髓损伤（spinal cord injury，SCI）是指由于各种原因导致的椎管内神经结构（包括脊髓、神经根和马尾神经）的损害，并出现损伤水平及以下的感觉、运动、反射及大小便等功能障碍。根据致病因素分创伤性及非创伤性两大类。

**2. 病因及发病机制**　导致 SCI 的主要原因是交通意外和工伤事故，其次为竞技类体育运动或其他运动动作失误、火器锐器伤等。致病机制包括脊髓的机械压迫、挫伤断裂等瞬时原发性损伤及后期的一系列病理生理病变造成的继发性损伤，如炎症、细胞凋亡等，继发性损伤是进一步引起脊髓功能障碍及影响后期恢复的重要原因。

**3. 诊断**　具备以下条件，可诊断为脊柱脊髓损伤：①有明确脊柱创伤病史；②体格检查示脊柱损伤节段存在或不存在疼痛，伤后存在神经功能损害症状；③影像学检查示脊柱损伤和 / 或脊髓异常改变；④脊柱损伤水平与脊髓损伤水平定位相符合。可采用 2019 年版美国脊柱损伤协会残损分级（AIS）进行脊髓神经功能损害程度及残损分级评定。

### 二、治疗原则

**1. 手术治疗**　指南推荐下列情况具有手术适应证：①不能闭合复位或闭合复位困难；②估计保守治疗脊柱骨折不易愈合，或易继发脊柱不稳定和畸形；③保守治疗不能维持脊柱稳定性；④脊髓神经存在压迫；⑤椎间盘损伤；⑥神经功能出现进行性恶化；⑦多发创伤，不能长期卧床，或存在精神障碍；⑧急性下颈段脊柱脊髓损伤患者下颈椎损伤分类（subaxial cervical spine injury classification，SLIC）≥5 分；⑨急性胸腰段脊柱脊髓损伤患者胸腰椎损伤分类及损伤程度评分（thoraco-lumbar injury classificati on and severity score，TLICS）≥5 分。

**2. 保守治疗** 主要用于脊柱创伤轻、稳定性相对好、没有明显脊髓神经压迫的患者。如对于单纯压缩骨折、不累及后柱及无神经损伤的简单爆裂骨折，TLICS 评分≤4 分时，可选择佩戴胸腰骶支具 8～10 周。

**3. 药物治疗** 主要目的是改善脊髓损伤区域微环境，保护幸存下来的神经元，减缓或抑制神经细胞凋亡坏死，以实现脊髓神经功能的恢复。常用的药物有大剂量甲泼尼龙和促神经生长药物。然而，甲泼尼龙应用于急性脊髓损伤治疗的疗效存在争议，国内外指南已不再将其作为标准治疗方案推荐。神经营养药物目前也尚无充分证据支持或反对其应用。

**4. 并发症防治** 常见并发症包括呼吸道感染、肺栓塞、压疮及感染、低钠血症、直立性低血压、窦性心动过缓、自主神经过反射、泌尿系感染、膀胱结石、肾积水、肾衰竭、瘫肢痉挛、截瘫神经痛、异位骨化、抑郁症等。应及时采取相应防治措施，降低死亡率。

## 三、药物治疗

### （一）糖皮质激素

大剂量甲泼尼龙冲击治疗一度成为治疗急性脊髓损伤的标准治疗方案，该药说明书亦有急性脊髓损伤适应证（在创伤后 8 小时内开始治疗）。然而，越来越多的研究显示，大剂量甲泼尼龙的使用未能明显促进脊髓神经功能的恢复，反而由于大剂量应用出现了一些并发症，主要包括：深静脉血栓形成和肺栓塞；自主神经性反射异常；呼吸系统并发症（肺炎）；应激性溃疡；肠功能紊乱；膀胱功能障碍等。因此，2013 年美国神经外科医师大会（CNS）和美国神经外科医师协会（AANS）发布的《急性颈椎和脊髓损伤管理指南》明确指出，急性脊髓损伤后早期不推荐使用糖皮质激素。我国发布的《创伤性脊柱脊髓损伤诊断与治疗专家共识（2022 版）》指出，不推荐将早期使用甲泼尼龙改善创伤后脊髓损伤神经系统预后作为一种标准治疗方案。

### （二）神经营养药物

说明书中有脊髓及外周神经病变适应证的药物有：甲钴胺（周围神经病）、腺苷钴胺（营养性神经疾患）、神经节苷脂（血管性或外伤性中枢神经系统损伤）、鼠神经生长因子（正己烷中毒性周围神经病、视神经损伤）、脑苷肌肽（脊髓损伤及其他原因引起的中枢神经损伤；创伤性周围神经损伤、糖尿病周围神经病变、压迫性神经病变等周围神经损伤）、肌氨肽苷（周围神经疾病）等。其中，神经节苷脂临床应用较多，但 2013 年 CNS/AANS 发布的《急性颈椎和脊髓损伤管理指南》以及中国医师协会骨科医师分会发布的《成人急性下颈段脊柱脊髓损伤循证临床诊疗指南》和《成人急性胸腰段脊柱脊髓损伤循证临床诊疗指南》等指南已明确指出,神经节苷脂不作为常规的治疗方案。对于其他药物,目前也尚无充分证据支持或反对其应用。此外,对于同一药物,存在不同厂家批准适应证不同的情况,建议医师根据说明书内容及患者情况,酌情选药并合理使用。

## 第二节 颈椎退行性疾病

### 一、概述

**1. 定义** 颈椎退行性疾病的诊断没有统一、完整的诊断标准,只有颈椎病的描述和分类在临床广泛使用。颈椎病是指颈椎椎间盘退行性改变及其继发的相邻结构病理改变,累及周围组织结构(神经、血管等)并出现与影像学改变相应的临床表现的疾病。但是随着诊断水平提高,颈椎间盘突出症和后纵韧带骨化症已明确诊断。近年来,很多学者开始倾向于使用"颈椎管狭窄症"这一概念,其定义为除颈椎间盘突出症和后纵韧带骨化症外,由颈椎骨性或软组织结构的退行性改变导致椎管狭窄,颈髓或神经根受压迫而产生相应临床表现。颈椎管狭窄症好发节段依次为 $C_{5/6}$、$C_{6/7}$、$C_{4/5}$。

根据颈椎退行性疾病积水潭分类方法,将颈椎管狭窄症分为脊髓型、神经根型、混合型、运动神经型、交感神经型、外伤性脊髓损伤型六个亚型。其中,脊髓型和神经根型的诊断已明确达成共识。脊髓型颈椎管狭窄症系指颈部脊髓受到压迫,引起脊髓功能障碍综合征。神经根型颈椎管狭窄症系指以颈椎椎间盘退行性改变及其继发性病理改变所导致的神经根受压引起相应神经分布区疼痛为主要临床表现的总称。

**2. 病因及发病机制** 颈椎退行性疾病的主要病因是运动负荷引起椎间盘退变、椎间隙变窄、椎体边缘产生骨赘(尤其是后缘及后侧方钩椎关节增生的骨赘意义更大)、韧带变性松弛,最终产生颈椎管狭窄或椎间孔狭窄,压迫相应节段脊髓或神经根产生症状。另外,颈椎退变也可能造成对椎动脉或交感神经的压迫和刺激。

**3. 诊断** 了解病史;详细查体;进行 MRI、CT、脊髓造影等影像学检查;进行肌电图、神经传导检查等电生理检查。

### 二、治疗原则

**1. 非手术治疗** 非手术治疗是大多数颈椎退行性疾病的首选和基本疗

法。临床多用颈托限制颈椎的过度活动。牵引治疗适用于脊髓型以外的颈椎管狭窄症。物理因子治疗、手法治疗、运动治疗因不同类型颈椎管狭窄症及不同个体体质而异,应在专科医师的指导下进行。药物治疗多用非甾体抗炎药、肌肉松弛药及神经营养药物进行对症治疗。疼痛严重时还可使用曲马多、吗啡、羟考酮等药物止痛。神经根型还可行神经根封闭术或颈硬膜外注射皮质类固醇,但有一定的危险性。

**2. 手术治疗**　适用于诊断明确、非手术治疗无效反复发作,或脊髓型颈椎管狭窄症状进行性加重的患者。按手术入路分为前路和后路手术。前路手术适于压迫节段不多于两个间隙的脊髓型颈椎管狭窄症。后路椎管成形手术适于发育性颈椎管狭窄症、压迫节段超过两节的脊髓型颈椎管狭窄症和后纵韧带骨化症,常见的术式包括平林法及黑川法。

**3. 围手术期相关的药物治疗**　颈椎管狭窄手术属于Ⅰ类切口,手术部位无污染,通常不需预防用抗菌药物,但在一些情况时可考虑预防用药,如有感染高危因素如高龄、糖尿病、免疫功能减退(尤其是接受器官移植者)、营养不良、手术范围大、手术时间长、污染机会增加、异物植入等情况。对于合并骨质疏松症的患者,可适当延长佩戴颈托时间,同时应积极进行抗骨质疏松症治疗。术前各种原因长期服用抗凝药物的患者,术后经全面评估后应早期恢复抗凝治疗。

## 三、药物治疗

### (一)镇痛药物(具体内容详见第十四章)

颈椎退行性疾病导致的疼痛多数情况下以炎性痛为主要类型,在无禁忌证情况下,首先考虑对乙酰氨基酚和非甾体抗炎药,如布洛芬、双氯芬酸、美洛昔康、塞来昔布等;非甾体抗炎药可能有胃肠道、肾脏和心血管副作用,应尽量短期使用最低有效剂量,并鼓励患者仅在"暴发状况"(较严重疼痛发作)时按需用药,建议时限 2 周。若非甾体抗炎药不能充分控制疼痛症状,可考虑使用曲马多,曲马多为中枢性止痛药,可与 μ- 阿片受体结合,微弱地阻断去甲肾上腺素和 5- 羟色胺的再摄取,两种机制协同发挥镇痛作用。伴有明显的神经病理性疼痛时,可使用抗惊厥类药物,如加巴喷丁、普瑞巴林等。中重度疼痛在其他药物效果不佳时可考虑使用阿片类镇痛药。

常用药物:对乙酰氨基酚和非甾体抗炎药、曲马多、抗惊厥类药物、阿片类镇痛药。

### (二)肌肉松弛药(具体内容详见第二十章第四节)

伴有反应性肌肉痉挛者,可以使用肌肉松弛药。肌肉松弛药的剂量应随疼痛症状改善而降低,并根据耐受情况尽快减量至停药。

常用药物：巴氯芬、乙哌立松、替扎尼定。

**（三）神经营养药物（具体内容详见第二十章第五节）**

颈椎退行性病变导致压迫神经时，可使用神经营养药物，促进轴突运输功能和轴突再生、卵磷脂合成和神经元髓鞘形成，使延迟的神经突触传递和神经递质减少恢复正常。如果服用一个月以上无效，则无须继续服用。

常用药物：甲钴胺、腺苷钴胺、维生素 $B_{12}$。

**（四）脱水药（具体内容详见第二十章第三节）**

考虑存在神经水肿时可使用脱水药，如甘露醇等。

**（五）糖皮质激素（具体内容详见第十七章）**

无禁忌证时，可短期使用糖皮质激素类药物，神经阻滞推荐使用地塞米松棕榈酸酯、甲泼尼龙等。

## 第三节 腰椎退行性疾病

### 一、概述

**1. 定义** 腰椎退行性疾病主要包括腰椎间盘突出症、腰椎管狭窄症和腰椎滑脱症。腰椎间盘突出症是在腰椎间盘突出的病理基础上，由突出的椎间盘组织刺激和 / 或压迫神经根、马尾神经所导致的临床综合征，表现为腰痛、下肢放射痛、下肢麻木、下肢无力、大小便功能障碍等。腰椎管狭窄症是一种临床综合征，是指除导致椎管狭窄的独立的临床疾病以外的任何原因引起的椎管、神经根管、椎间孔等的任何形式的狭窄，并引发马尾神经或神经根受压迫综合征。腰椎滑脱症是指腰椎椎体在另一个椎体上向前或向后滑移，造成腰痛或下肢神经症状的疾病。

**2. 病因及发病机制** 腰椎间盘突出症的发病机制包括椎间盘退变、机械应力损伤、免疫炎症、细胞外基质代谢失衡。腰椎间盘突出症发病过程及机制非常复杂，每个病变阶段都可能是一个或几个因素共同作用的结果，而且不同因素在不同阶段也可能会相互作用，加重腰椎间盘突出症的程度。

腰椎管狭窄症的主要发病原因是椎间盘、黄韧带、关节突关节退行性改变。神经根、硬膜囊、椎管内血管受压是腰椎管狭窄症患者神经源性跛行的主要发生机制。

目前对于腰椎滑脱的机制及原因尚未完全阐释清楚。腰椎滑脱按照发病原因分为发育不良性滑脱、峡部裂性滑脱、退行性滑脱、创伤性滑脱、病理性滑脱和医源性滑脱。

**3. 诊断**　了解病史；详细查体；X 线、MRI、CT 等影像学检查；脊髓造影、椎间盘造影；神经电生理检查。

## 二、治疗原则

腰椎间盘突出症的治疗：保守治疗是大多数腰椎间盘突出症患者的首选，一般保守治疗至少 4～6 周，包括休息、物理治疗、中医传统疗法、药物治疗等。药物治疗包括止痛药、肌肉松弛药、神经营养药物、脱水药、糖皮质激素等。临床上可根据病情选择使用。腰椎间盘突出症手术治疗适用于保守治疗无效，症状继续加重者；首次剧烈发生，患者因疼痛难以行动及入眠，患者被迫处于屈髋屈膝侧卧位者；患者出现单根神经麻痹或尾神经麻痹；中年患者病史较长，影响工作和生活者；经脊髓造影、CT、MRI 检查，保守疗法有效，但症状反复发生，且疼痛较重者；椎间盘突出合并腰椎管狭窄者。

腰椎管狭窄症的治疗：保守治疗通常用于临床症状轻、病史短或不宜手术的患者。保守治疗主要包括患者教育、生活方式干预、物理治疗等基础治疗及药物治疗。药物治疗以消炎镇痛、扩张血管、营养神经等为主，规律用药 3 个月后进行疗效评估。手术治疗适用于发育性腰椎管狭窄症；括约肌功能障碍者；神经根传导功能严重丧失，有明显感觉缺失者；反复发作影响工作和正常生活者。腰椎管狭窄症手术围手术期建议采用多模式镇痛方案。术前给予基础药物非甾体抗炎药，以减轻术后疼痛程度，提升短期内活动能力。多模式镇痛方案中患者使用自控镇痛时需要注意预防阿片类镇痛药引起的恶心、呕吐。

腰椎滑脱症的治疗：保守治疗包括卧床休息、牵引及支具保护、药物对症治疗。腰椎滑脱以椎管狭窄症状为主时，其保守方案与腰椎管狭窄症的治疗措施一致。手术治疗适用于保守疗法无效，或有神经损伤的患者。

## 三、药物治疗

在腰椎退行性疾病中，镇痛药物、肌肉松弛药、神经营养药物、脱水药、糖皮质激素的治疗与颈椎退行性疾病的治疗推荐一致，详见颈椎退行性疾病章节。除上述药物外，在腰椎管狭窄症的药物治疗中，共识还推荐镇痛药物中可根据病情使用抗抑郁药（如三环类抗抑郁药和 5- 羟色胺以及去甲肾上腺素再摄取抑制剂），能改善疼痛症状、睡眠和疲劳感；可使用血管扩张药（如利马前列素），通过扩张血管、抑制血小板聚集和改善红细胞变形能力等机制，改善椎管内软组织血液循环，增加神经组织血流量，减轻缺血性神经损伤，从而缓解疼痛、麻木等症状，并可提高患者生活质量。

# 参 考 文 献

[1] 刘宏炜. 创伤性脊柱脊髓损伤诊断与治疗专家共识（2022版）. 中国老年保健医学，2022, 20（4）: 6-9.

[2] American Association of Neurological Surgeons, Congress of Neurological Surgeons. Guidelines for the management of acute cervical spine and spinal cord injuries: 2013 update. Neurosurgery, 2013, 60: 82-91.

[3] 中华预防医学会脊柱疾病预防与控制专业委员会脊柱脊髓损伤疾病预防与控制学组，中国康复医学会脊柱脊髓专业委员会基础研究学组. 急性脊柱脊髓损伤围（手）术期管理临床指南. 中华创伤杂志，2019, 35（7）: 577-587.

[4] 中国医师协会骨科医师分会，中国医师协会骨科医师分会《成人急性胸腰段脊柱脊髓损伤循证临床诊疗指南》编辑委员会. 中国医师协会骨科医师分会骨科循证临床诊疗指南：成人急性胸腰段脊柱脊髓损伤循证临床诊疗指南. 中华外科杂志，2019, 57（3）: 161-165.

[5] 中国医师协会骨科医师分会，中国医师协会骨科医师分会《成人急性下颈段脊柱脊髓损伤循证临床诊疗指南》编辑委员会. 中国医师协会骨科医师分会骨科循证临床诊疗指南：成人急性下颈段脊柱脊髓损伤循证临床诊疗指南. 中华外科杂志，2018, 56（1）: 5-9.

[6] 中华医学会. 临床诊疗指南 - 创伤学分册. 北京：人民卫生出版社，2007.

[7] 甄健存，廖泉，蒋协远. 临床药物治疗学 - 外科疾病. 北京：人民卫生出版社，2017.

[8] 刘沛昕，李兆峰，孙军辉，等. 脊髓损伤治疗方式的研究进展. 现代医药卫生，2023, 39（10）: 1720-1726.

[9] 中华医学会疼痛学分会. 脊柱退变性神经根疼痛治疗专家共识. 中华医学杂志，2019, 99（15）: 1133-1137.

[10] 中华外科杂志编辑部. 颈椎病的分型、诊断及非手术治疗专家共识（2018）. 中华外科杂志，2018, 56（6）: 401-402.

[11] 中华外科杂志编辑部. 颈椎病的手术治疗及围手术期管理专家共识（2018）. 中华外科杂志，2018, 56（12）: 881-884.

[12] 神经根型颈椎病诊疗规范化研究专家组. 神经根型颈椎病诊疗规范化的专家共识. 中华外科杂志，2015, 53（11）: 812-814.

[13] 中华医学会骨科学分会脊柱外科学组，中华医学会骨科学分会骨科康复学组. 腰椎间盘突出症诊疗指南. 中华骨科杂志，2020, 40（8）: 477-487.

[14] 腰椎间盘突出症诊疗中国疼痛专家共识. 中国疼痛医学杂志，2020, 01: 2-6.

[15] 中国康复医学会脊柱脊髓专业委员会基础研究与转化学组. 腰椎间盘突出症诊治与康复管理指南. 中华外科杂志，2022, 60（5）: 401-408.

[16] 中国康复医学会骨质疏松预防与康复专业委员会，中国老年保健协会骨科微创分会. 退行性腰椎管狭窄症诊疗专家共识. 中华骨与关节外科杂志，2023, 02: 97-103.

[17] 梁龙，朱立国，魏戌，等. 退行性腰椎滑脱症：NASS循证医学指南解读. 天津中医药大学学报，2019, 02: 105-108.

# 第九章

# 慢性关节疾病的药物治疗

## 第一节　骨关节炎

### 一、概述

**1. 定义**　骨关节炎（osteoarthritis，OA）是一种常见的关节退行性疾病。OA 导致关节疼痛、畸形与功能障碍，还会显著升高心血管事件、下肢深静脉血栓栓塞、髋部骨折及全因死亡率的风险。

**2. 病因及发病机制**　OA 病因尚不完全明确，其发生与年龄、肥胖、炎症、创伤及遗传因素等有关，OA 的病理特点为关节软骨变性破坏、软骨下骨硬化或囊性变、关节边缘骨质增生、滑膜病变、关节囊挛缩、韧带松弛或挛缩、肌肉萎缩无力等。

**3. 诊断依据**　OA 的诊断一般依据关节活动时疼痛、短暂的晨僵及关节功能障碍等症状，骨擦感、关节压痛、骨性肥大等体征及 X 线检查，排除其他炎性关节炎即可诊断，甚至在有典型临床表现的高危年龄者中，需 X 线检查和 / 或实验室检查亦可诊断。疑似 OA 患者应首选 X 线检查，必要时可行 CT、MRI 及超声等检查进一步明确退变部位、退变程度以及进行鉴别诊断。

### 二、治疗原则

临床医师应该对 OA 患者进行充分评估，并据此制订个体化治疗方案，OA 治疗的目的是缓解疼痛，延缓疾病进展，矫正畸形，改善或恢复关节功能，提高患者生活质量。治疗需遵循阶梯化、个体化系统治疗原则。

**1. 基础治疗**　是所有 OA 患者的首选治疗方式，包括健康教育、运动治疗、物理治疗和行动辅助支持治疗。

**2. 手术治疗**　对有外科手术适应证和重度 OA 患者（非手术治疗无效）可以采用手术治疗，包括关节镜下清理术、软骨修复术、截骨矫形术、关节融合术、关节重建、关节置换术等。

**3. 药物治疗** 症状明显者除康复指导外,还需药物治疗。

## 三、药物治疗

**1. 局部外用药** 轻度 OA 患者、高龄或合并基础疾病较多的患者或对口服药有胃肠道反应的患者,建议优先选择局部外用药,中、重度 OA 患者可联合口服非甾体抗炎药(NSAID)。推荐局部外用 NSAID 作为膝关节 OA 疼痛的一线治疗药物。

局部外用药分类:外用 NSAID 和非 NSAID 擦剂(如外用辣椒碱等)。

**2. 口服 NSAID(详见第十四章第一节)** 疼痛症状持续存在或中重度疼痛的 OA 患者选择口服 NSAID,包括非选择性 NSAID 和选择性环氧合酶 2(cyclooxygenase-2,COX-2)抑制剂,但需警惕胃肠道和心血管不良事件。对出现上消化道不良反应风险较高的患者,可使用选择性 COX-2 抑制剂或非选择性 NSAID 药物同时加用 $H_2$ 受体拮抗剂、质子泵抑制剂或米索前列醇等胃黏膜保护剂。

常用药物:①非选择性 NSAID,例如双氯芬酸、布洛芬等。②选择性 COX-2抑制,例如塞来昔布、依托考昔、艾瑞昔布等。

**3. 抗焦虑药物** 对于长期、慢性、广泛性疼痛和 / 或伴有抑郁的 OA 患者,可以使用度洛西汀等抗焦虑药物。

**4. 关节腔注射药物**

(1)糖皮质激素:适用于膝关节疼痛的急性加重,尤其是伴有积液的膝关节 OA 患者,但长期多次使用有加速关节软骨量丢失的风险,临床应谨慎使用,且每年最多不超过 3 次,注射间隔时间不应短于 3 个月。

(2)玻璃酸钠:关节腔注射玻璃酸钠治疗 OA,可短期缓解疼痛、改善关节功能,并减少镇痛药物用量,且安全性较高,适用于轻、中度患者或有胃肠道和 / 或心血管危险因素的 OA 患者,但其在软骨保护和延缓疾病进程中的作用尚存争议,建议根据患者个体情况酌情应用。

**5. 软骨保护剂** 该类药物对 OA 的临床疗效尚存争议,对有症状的 OA患者可选择性使用。常用药物有氨基葡萄糖、硫酸软骨素。

<br>

**第二节 异位骨化**

## 一、概述

**1. 定义** 异位骨化(heterotopic ossification,HO)是指在非骨组织(肌肉、

肌腱、韧带）等软组织内形成骨组织的一种病理现象，可发生在全身各处，以髋、肘、膝与肩等大关节周围较为常见。

**2. 病因及发病机制**　HO 根据病因可分为遗传性和获得性两种，遗传性HO 主要见于一些罕见病，如进行性骨化性肌炎又称进行性骨化性纤维发育不良。获得性 HO 多由创伤、烧伤、手术等引起，此类型在临床中更为常见。HO 的发生机制目前仍未阐明，其研究主要集中在成骨前体细胞的发现与局部组织微环境的解析两方面。

**3. 诊断依据**　HO 的诊断主要以影像学检查为主，不同时期 HO 的影像学表现有所不同，且不同的影像学检查方法对于异位骨化检测的敏感性和特异度也有区别，其中 X 线片是诊断 HO 最常用的手段，MRI 和 CT 均可用于HO 的早期诊断。研究发现放射性核素扫描可以发现早期 HO，超声检查常用于诊断脊髓损伤和髋关节术后 HO。

## 二、治疗原则

HO 治疗原则包括预防和治疗。具体如下：

### （一）预防

**1. 药物预防**　非甾体抗炎药（NSAID）是目前 HO 最常用的预防性治疗药物，其机制主要是通过抑制环氧合酶，抑制前列腺素的形成，减少局部炎性反应和阻止间充质细胞向成骨细胞转化，继而抑制炎性细胞分泌成骨诱导因子，从而减轻全身及局部炎性反应，达到预防异位骨化的作用。

临床上较常用的 NSAID 主要为吲哚美辛，但目前对用药的最佳时间、剂量及持续时间尚不明确，仍缺乏统一标准。对临床合并胃肠道溃疡病史且伴多种基础疾病的老年患者，有文献报道可应用选择性 COX-2 抑制剂，但多数是短期应用，因长期服用存在增加心血管事件发生率的风险。因此，对于异位骨化的药物预防，应根据患者的年龄、合并基础疾病情况等因素个体化选择药物和用药时机、剂量、疗程，以获得最佳效果和最大程度规避不良反应事件。

**2. 放疗**　低剂量局部放射治疗是预防创伤后 HO 或防止 HO 复发的重要措施。有研究证实小剂量的放疗可以有效地预防脊髓损伤后出现的 HO，还可以作为全膝关节置换术后 HO 的一级预防。文献报道常用的预防 HO 剂量为 400～700cGy，使用时间为术前 24 小时或术后 72 小时。目前有关放射治疗的最佳治疗剂量和治疗时机尚需获得循证医学证据的支持。因放疗价格昂贵，且在基层医院该技术尚不成熟，对于经济条件一般且无相关禁忌证或医疗条件不允许的患者，建议优先选择 NSAID 药物预防。

## （二）治疗

当预防措施失效、HO 形成以后，需要进行 HO 治疗。

**1. 药物治疗** 目前临床上除了吲哚美辛对轻度异位骨化有确切的疗效外，其他临床常用药物主要用于异位骨化的预防，在治疗方面并无显著的效果。

**2. 物理治疗** 早期理疗、体外冲击波等物理治疗可改善神经源性 HO 患者疼痛症状和关节功能，但关于物理治疗的手段选择、应用时机、适应证、治疗频率和强度的选择，目前尚无确切的标准和依据。

**3. 手术治疗** 对于已形成异位骨且影响关节活动的患者，手术切除是基本治疗方法。手术应尽量将 HO 组织，包括附近的神经和血管彻底切除，完全切除的复发率显著低于部分切除。手术治疗的主要目的是改善关节功能，但术后仍须结合药物、放疗和关节的主被动锻炼以巩固手术效果和预防 HO 的复发。目前关于手术时间和术式的选择尚存在一定争议和分歧。

## 三、药物治疗

非甾体抗炎药（NSAID）是目前治疗 HO 最常用的药物，因 HO 一旦形成，药物治疗效果甚微。文献报道 THA 术后应用吲哚美辛有预防异位骨化的作用，且可作为异位骨化切除后的辅助治疗。

目前多数研究仍使用口服吲哚美辛，关于服药的剂量、疗程尚无统一的标准。口服吲哚美辛常见的不良反应为胃肠道反应，严重的胃肠道症状包括消化道出血等，严重时可导致患者死亡。因此，基于对吲哚美辛用药不良反应的担忧，其他药物亦被用于异位骨化的预防与治疗，如选择性 COX-2 抑制剂等。目前关于 HO 药物治疗方面仅有少量文献报道，今后仍需更多高质量的临床研究及循证医学证据。

## 参 考 文 献

[1] 赵彦萍，林志国，林书典，等. 骨关节炎诊疗规范. 中华内科杂志，2022，61（10）：1136-1143.

[2] 中华医学会骨科学分会关节外科学组，中国医师协会骨科医师分会骨关节炎组，国家老年疾病临床医学研究中心（湘雅医院），等. 中国骨关节炎诊疗指南（2021 年版）. 中华骨科杂志，2021，41（18）：1291-1314.

[3] 陈世益，胡宁，贾岩波，等. 骨关节炎临床药物治疗专家共识. 中国医学前沿杂志（电子版），2021，13（7）：32-43.

[4] 中华医学会骨科学分会关节外科学组，解放军联勤保障部队第九二〇医院. 中国骨关节炎外用药物临床实践指南（2022 年版）. 中华关节外科杂志（电子版），2023，17（03）：301-307.

[5] NELLIGAN K R. Appraisal of Clinical Practice Guideline: National Institute for Health and Care Excellence（NICE）Clinical Practice Guideline for Osteoarthritis in over 16s: diagnosis and management. J Physiotherapy, 2022, 10（19）: 1-42.

[6] 李波, 窦豆. 异位骨化形成机制的研究进展. 生理科学进展, 2022, 53（2）: 95-99.

[7] 曹国瑞, 裴福兴. 创伤性异位骨化的研究进展. 中国修复重建外科杂志, 2022, 36（3）: 386-394.

[8] MIGLIORINI F, PINTORE A, BARONCINI A, et al. Selective versus non-selective NSAIDs as prophylaxis for heterotopic ossifcation following hip arthroplasty: a meta-analysis. J Orthop Traumatol, 2022, 23（1）: 30.

[9] 曾恒, 占新华, 牛云飞. 创伤性异位骨化的发病机制及诊疗进展. 武警医学, 2022, 33（1）: 75-80.

[10] 曾林如, 罗淦, 朱芳兵, 等. 异位骨化预防与治疗的研究进展. 中国骨伤, 2020, 33（3）: 283-287.

[11] 危振元, 仲飙. 创伤性异位骨化发病机制及治疗的研究进展. 国际骨科学杂志, 2020, 41（2）: 82-86.

[12] MIGLIORINI F, TRIVELLAS A, ESCHWEILER J, et al. NSAID for Prophylaxis for Heterotopic Ossification After Total Hip Arthroplasty: A Bayesian Network Meta-analysis. Calcif Tissue Int, 2021, 108（2）: 196-206.

[13] 王京, 李庭, 杨明辉, 等. 非甾体抗炎药预防创伤性异位骨化的作用. 骨科临床与研究杂志, 2018, 3（5）: 316-320.

[14] 张玉辉, 吕银娟. 选择性COX-2抑制剂与非甾体抗炎药在预防肘部骨折术后异位骨化的效果比较. 川北医学院学报, 2019, 34（6）: 776-778.

[15] 王磊, 刘军. 全髋关节置换术后异位骨化预防的研究进展. 中国矫形外科杂志, 2021, 29（12）: 1105-1109.

# 第十章

# 骨科常见风湿免疫性疾病的药物治疗

## 第一节 类风湿关节炎

### 一、概述

**1. 定义** 类风湿关节炎（rheumatoid arthritis，RA）是一种以侵蚀性关节炎症为主要临床表现的自身免疫疾病，主要累及关节滑膜、软骨和骨质。任何年龄均可发病。

**2. 病因及病理表现** RA的发病机制尚不明确，一般认为与遗传、环境和免疫等方面因素相关。基本病理表现为滑膜炎、血管翳形成。后期逐渐出现关节、软骨和骨破坏，最终导致关节畸形和功能丧失。本病常累及呼吸系统、心血管系统、血液和神经系统等，严重影响患者的身体功能和生活质量。

**3. 诊断标准** 目前主要应用1987年美国风湿病学会（American College of Rheumatology，ACR）和2010年ACR/欧洲抗风湿病联盟（European League Against Rheumatism，EULAR）制定的诊断标准。

（1）1987年ACR修订的RA诊断标准，见表10-1。

表10-1　1987年美国风湿病学会修订的类风湿关节炎诊断标准

| 序号 | 项目 | 定义 |
|---|---|---|
| 1 | 晨僵 | 关节及关节周围僵硬感，持续至少1小时 |
| 2 | 多关节炎 | 14个关节区中至少3个关节区（双侧近端指间关节、掌指关节、腕、肘、膝、踝及跖趾关节）存在软组织肿胀或积液 |
| 3 | 手关节炎 | 关节肿胀累及腕、掌指或近端指间关节区中至少一个关节区 |
| 4 | 对称性关节炎 | 同时累及双侧相同的关节区 |
| 5 | 类风湿结节 | 常见于骨突部位、伸肌表面或关节周围的皮下结节 |
| 6 | 类风湿因子阳性 | 血清类风湿因子水平升高 |
| 7 | 放射学改变 | 手腕关节X线显示骨侵蚀改变 |

注：项目1~4持续时间至少6周；符合7项中至少4项，除其他关节炎外，可诊断RA。

（2）2010 年 ACR/EULAR 制定的 RA 诊断标准：至少一个关节明确为临床滑膜炎；滑膜炎不能用其他疾病解释。满足上述 2 项条件，根据临床症状与实验室检查等进行 4 项评分，总分≥6 分时可诊断 RA。

## 二、治疗原则

**1. 非药物治疗**

（1）疾病宣教，规律用药，定期复查。

（2）健康生活方式，避免感染，必要时行心理疏导、物理康复治疗等。

**2. 外科治疗** 外科手术（如滑膜切除、人工关节置换术等）可明显提高患者生活质量。手术不能根治 RA，术后需规律药物治疗。

## 三、药物治疗

**1. 传统合成改善病情抗风湿药（详见第十八章第一节）** 传统合成改善病情抗风湿药（disease-modifying antirheumatic drug，DMARD）目前仍为国内外指南推荐的一线治疗药物，其中甲氨蝶呤作为基石，初始推荐单药治疗。存在甲氨蝶呤禁忌或不耐受时，可单用来氟米特或柳氮磺吡啶。

**2. 生物制剂 DMARD 与靶向合成 DMARD（详见第十八章第二、三节）** 单一传统合成 DMARD 治疗未达标者，可联合另一种或两种传统合成 DMARD 治疗。合并预后不良因素者，建议尽早联合一种生物制剂 DMARD 或靶向合成 DMARD 进行治疗。各种生物或靶向 DMARD 的选择无优先推荐，当其中一种治疗效果不佳时，推荐换用不同作用机制的生物或靶向药物。另需注意，开启生物制剂 DMARD 或靶向合成 DMARD 治疗前必须完善肝炎病毒与结核的筛查。常用药物：肿瘤坏死因子（tumor necrosis factor，TNF）α 抑制剂、Janus 激酶（JAK）抑制剂、白细胞介素（IL）-6 受体拮抗剂、抗 CD20 单抗等。

**3. 糖皮质激素（详见第十七章）** 伴中、高疾病活动的 RA 患者可联合糖皮质激素桥接治疗，以快速控制症状。应尽可能在短期内逐渐减停。常用药物：醋酸泼尼松、甲泼尼龙等。

**4. 其他药物** 主要包括 NSAID、艾拉莫德、雷公藤多苷、白芍总苷等。

## 第二节 强直性脊柱炎

## 一、概述

**1. 定义** 强直性脊柱炎（ankylosing spondylitis，AS）是一种慢性炎症性

疾病，主要累及骶髂关节、脊柱和外周关节，部分患者可伴发葡萄膜炎、炎症性肠病等关节外表现，病情严重者可致脊柱畸形和强直。

**2. 病因及发病机制** AS 的病因未明，目前认为遗传和环境因素在 AS 的发病中起重要作用。已证实 AS 发病与人类白细胞抗原（HLA）-B$_{27}$密切相关，并有明显家族聚集倾向。AS 的特征性标志和早期表现之一为骶髂关节炎，附着点炎为本病特征性病理改变，脊柱受累晚期的典型表现为"竹节样改变"。

**3. 诊断标准** 目前，AS 的诊断仍沿用 1984 年修订的纽约标准：①下腰背痛持续≥3 个月，疼痛随活动改善，但休息不减轻；②腰椎在前后和侧屈方向活动受限；③胸廓扩展范围小于同年龄和性别的正常值；④双侧骶髂关节炎Ⅱ～Ⅳ级，或单侧骶髂关节炎Ⅲ～Ⅳ级。符合第 4 条，并符合第 1～3 条中的任意 1 条可诊断 AS。

## 二、治疗原则

**1. 非药物治疗** 戒烟，健康宣教；保持正确的立姿和坐姿，睡稍硬的床垫、低枕、多取仰卧位；体育锻炼，必要时可行物理治疗。

**2. 外科治疗** 当患者功能受限或关节畸形显著影响生活质量，充分的药物治疗不能有效缓解病情时，可考虑于 AS 病情稳定期接受手术治疗。

## 三、药物治疗

**1. NSAID（详见第十四章第一节）** NSAID 是 AS 患者控制症状的一线药物。可迅速缓解患者腰背痛和晨僵，改善脊柱活动度，长期使用可延缓脊柱结构破坏的进展。各类 NSAID 对 AS 的疗效无优劣之分，应针对患者具体情况遴选一种 NSAID，全程、规律、足量使用。至少 2～4 周后评估疗效，疗效不佳者换用另一种 NSAID。对应用 NSAID 的 AS 患者应定期评估心血管疾病和消化道出血风险。

常用药物：洛索洛芬钠、双氯芬酸钠、美洛昔康、艾瑞昔布、依托考昔等。

**2. 生物制剂 DMARD（详见第十八章第二节）** 使用至少 2 种 NSAID 治疗超过 4 周，症状仍未缓解和 / 或出现不良反应者应考虑使用生物制剂 DMARD，包括 TNF-α 抑制剂和 IL-17 抑制剂。应用生物制剂 DMARD 治疗前，需筛查肺结核、乙型肝炎病毒（hepatitis B virus, HBV）、丙型肝炎病毒（hepatitis C virus, HCV）和人类免疫缺陷病毒（HIV）（在高危人群中），并治疗潜伏性结核及预防性治疗慢性 HBV 感染。常用药物：依那西普、重组人Ⅱ型肿瘤坏死因子受体 - 抗体融合蛋白、阿达木单抗、司库奇尤单抗等。

**3. 传统合成 DMARD（详见第十八章第一节）** 传统合成 DMARD 对 AS

中轴关节病变的疗效尚不确定。如无法获得更有效的治疗,可尝试使用。常用药物:柳氮磺吡啶、沙利度胺、甲氨蝶呤、来氟米特等。

**4. 糖皮质激素(详见第十七章)** 由于不能阻止病程进展,且不良反应较大,因此一般不主张口服或静脉全身应用糖皮质激素。顽固性外周关节炎积液或附着点炎导致的足跟痛等,可行糖皮质激素局部注射治疗。

## 第三节 痛风性关节炎

### 一、概述

**1. 定义** 痛风性关节炎是由于单钠尿酸盐(monosodium urate,MSU)沉积在关节所导致的晶体性关节炎,属代谢性风湿病。

**2. 病因及病理表现** 痛风性关节炎与嘌呤代谢紊乱和/或尿酸排泄减少所致的高尿酸血症直接相关,常伴发肾脏损伤及高血压、糖尿病、高脂血症等代谢综合征表现。

**3. 诊断标准** 目前常用 1977 年美国风湿病学会(ACR)和 2015 年 ACR 联合欧洲抗风湿病联盟(EULAR)共同制定的痛风分类标准。以 2015 年标准为例,将"至少发生 1 次关节肿胀、疼痛"作为纳入标准,以"在关节或滑膜液中发现尿酸钠晶体或出现痛风石"作为确诊的充分条件。如不符合充分条件,则依据症状体征、实验室检查结果等进行赋分,≥8 分可诊断痛风。

### 二、治疗原则

**1. 非药物治疗**

(1)健康宣教:帮助患者正确认识疾病,规律服药,定期复查。

(2)生活方式调整:限制酒精及高果糖、高嘌呤饮食摄入,多饮水,控制体重等。

(3)控制高血压、糖尿病、高脂血症等并发疾病。

**2. 手术治疗** 痛风石合并局部破溃、感染或压迫症状,可酌情手术治疗。

### 三、药物治疗

**1. 急性发作期药物** 快速控制关节炎症,减轻疼痛。一线治疗药物有 NSAID(足量、短疗程)(详见第十四章第一节)和小剂量秋水仙碱(首次 1mg,1 小时后追加 0.5mg,12 小时后改为 0.5mg,每日 1~3 次),强调在痛风急性发作 12 小时内早期用药。一线药物治疗效果不佳或存在用药禁忌时,可短期应用糖皮质激素（全身应用或局部关节腔注射）（详见第十七章）。

**2. 降尿酸药物** 对于伴有痛风石形成、出现放射学损伤或痛风性关节炎频繁发作的患者（≥2 次 /a），应开启降尿酸治疗。一线药物为抑制尿酸合成（别嘌醇和非布司他）和促进尿酸排泄（苯溴马隆）两类。降尿酸药物推荐小剂量起始，逐步加量，定期监测血、尿常规及肝肾功能，及时调整药物剂量。治疗目标为血尿酸 <360μmol/L 并长期维持。已出现痛风石、慢性痛风性关节炎或痛风性关节炎频繁发作者，降尿酸治疗目标应为血尿酸 <300μmol/L。单药足量、足疗程治疗仍不能达标者可考虑联合应用两种不同机制的降尿酸药物。建议亚裔人群应用别嘌醇治疗前行 *HLA-B\*5801* 基因检测，合并心血管疾病者应谨慎使用非布司他并随访监测心血管血栓事件的发生，使用苯溴马隆应多饮水并适当碱化尿液。

**3. 预防痛风急性发作药物** 为避免血尿酸下降过快而诱发关节炎发作，在应用降尿酸药物治疗初期，可以联合应用小剂量 NSAID（不超过常规剂量的 50%）、秋水仙碱（0.5～1mg/d）或糖皮质激素（≤泼尼松 10mg/d），时间为 3～6 个月。

**4. 其他药物** 重组尿酸酶、TNF-α 抑制剂、IL-1 抑制剂等，可用于难治性痛风的治疗。

# 参 考 文 献

[1] 中华医学会风湿病学分会. 2018 中国类风湿关节炎诊疗指南. 中华内科杂志，2018，57（4）：242-251.

[2] 耿研，谢希，王昱，等. 类风湿关节炎诊疗规范. 中华内科杂志，2022，61（1）：51-59.

[3] ARNETT F C，EDWORTHY S M，BLOCH D A，et al. The American Rheumatism Association 1987 revised criteria for the classification of rheumatoid arthritis. Arthritis Rheum，1988，31（3）：315-324.

[4] ALETAHA D，NEOGI T，SILMAN A J，et al. 2010 Rheumatoid arthritis classification criteria：an American College of Rheumatology/European League Against Rheumatism collaborative initiative. Arthritis Rheum，2010，62（9）：2569-2581.

[5] FRAENKEL L，BATHON J M，ENGLAND B R，et al. 2021 American College of Rheumatology Guideline for the treatment of rheumatoid arthritis. Arthritis Rheumatol，2021，73（7）：1108-1123.

[6] 方霖楷，黄彩鸿，谢雅，等. 类风湿关节炎患者实践指南. 中华内科杂志，2020，59（10）：772-780.

[7] SIEPER J，PODDUBNYY D. Axial spondyloarthritis. Lancet，2017，390（10089）：73-84.

[8] 黄烽，朱剑，王玉华，等. 强直性脊柱炎诊疗规范. 中华内科杂志，2022，61（08）：893-900.

[9] LINDEN S V D，VALKENBURG H A，CATS A. Evaluation of diagnostic criteria for ankylosing spondylitis. A proposal for modification of the New York Criteria. Arthritis Rheum，

1984，27（4）：361-368.

[10] WARD M M，DEODHAR A，GENSLER L S，et al. 2019 Update of the American College of Rheumatology/Spondylitis Association of America/Spondyloarthritis Research and Treatment Network Recommendations for the Treatment of Ankylosing Spondylitis and Nonradiographic Axial Spondyloarthritis. Arthritis Rheumatol，2019，71（10）：1599-1613.

[11] 陈达，姚海红. 2019 年美国风湿病学会美国脊柱炎协会脊柱关节炎研究治疗网络对强直性脊柱炎和放射学阴性的中轴型脊柱关节炎的治疗推荐意见更新. 中华风湿病学杂志，2020，24（5）：357-360.

[12] 徐东，朱小霞，邹和建，等. 痛风诊疗规范. 中华内科杂志，2023，62（9）：1068-1076.

[13] NEOGI T，JANSEN T L，DALBETH N，et al. 2015 Gout classification criteria：an American College of Rheumatology/European League Against Rheumatism collaborative initiative. Ann Rheum Dis，2015，74（10）：1789-1798.

[14] 中华医学会内分泌学分会. 中国高尿酸血症与痛风诊疗指南（2019）. 中华内分泌代谢杂志，2020，36（1）：1-13.

[15] 中华医学会风湿病学分会. 2016 中国痛风诊疗指南. 中华内科杂志，2016，55（11）：892-899.

[16] FITZGERALD J D，DALBETH N，MIKULS T，et al. 2020 American College of Rheumatology Guideline for the Management of Gout. Arthritis Rheumatol，2020，72（6）：879-895.

[17] NEILSON J，BONNON A，DICKSON A，et al. Guideline Committee. Gout：diagnosis and management-summary of NICE guidance. BMJ，2022，378：o1754.

# 第十一章

# 营养代谢性骨病的药物治疗

## 第一节 骨质疏松症

### 一、概述

**1. 定义**　骨质疏松症（osteoporosis）是一种以骨量低下、骨组织微结构损坏，导致骨脆性增加，易发生骨折为特征的全身性骨病。骨质疏松症可发生于任何年龄，但多见于绝经后女性和老年男性。

依据病因，骨质疏松症分为原发性和继发性两大类。原发性骨质疏松症包括绝经后骨质疏松症（Ⅰ型）、老年骨质疏松症（Ⅱ型）和特发性骨质疏松症（青少年型）。继发性骨质疏松症指由影响骨代谢的疾病或药物或其他明确病因导致的骨质疏松。

**2. 病因及发病机制**　骨质疏松症是复杂疾病，是遗传和环境因素交互作用的结果。雌激素缺乏、增龄导致破骨细胞活性超过成骨细胞，骨吸收/骨形成比值升高，骨重建失衡，致使骨小梁变细或断裂，皮质骨孔隙度增加，从而导致骨强度下降，发生进行性骨丢失。另外，增龄和雌激素缺乏使免疫系统持续低度活化，处于促炎症状态，炎症介质诱导 M-CSF 和 RANKL 的表达，刺激破骨细胞，造成骨量减少。这些都是原发性骨质疏松症发生的重要原因。

**3. 诊断**　骨质疏松症的诊断标准基于骨密度和/或脆性骨折。双能 X 线吸收检测法（dual energy X-ray absorptiometry，DXA）测量的骨密度是目前通用的骨质疏松症诊断依据，DXA 测量的骨密度通常需要转换为 T 值（T score）以用于诊断，T 值 =（骨密度的实测值 − 同种族同性别正常青年人峰值骨密度）/ 同种族同性别正常青年人峰值骨密度的标准差。基于骨密度的诊断主要依靠 DXA 骨密度，绝经后女性、50 岁及以上男性参考 T 值，T 值 ≤−2.5 诊断为骨质疏松症，合并脆性骨折者诊断为严重骨质疏松症。儿童、绝经前女性和 50 岁以下男性参考 Z 值，Z 值 =（骨密度测定值 − 同种族同性别同龄人骨密度均值）/ 同种族同性别同龄人骨密度标准差。基于脆性骨折的诊断包括以下两种情况：髋部或椎体脆性骨折，无须考虑骨密度，临床上即可诊断骨质疏松症；肱骨近端、骨盆或前臂远端的脆性骨折，且骨密度显示骨量减少（−2.5＜T值＜−1.0），也可诊断骨质疏松症。

## 二、治疗原则

骨质疏松症的主要防治目标包括改善骨骼生长发育，促进成年期达到理想的峰值骨量；维持骨量和骨质量，预防增龄性骨丢失；避免跌倒和骨折。骨质疏松症初级预防：指尚无骨质疏松但具有骨质疏松危险因素者，应防止或延缓其发展为骨质疏松症并避免发生第一次骨折；骨质疏松症二级预防和治疗：指已有骨质疏松或已经发生过脆性骨折，防治目的是避免发生骨折或再次骨折。骨质疏松症的防治措施主要包括基础措施、药物干预和康复治疗。基础措施包括调整生活方式和使用骨健康基本补充剂。

**1. 调整生活方式**　正确的生活方式包括加强营养，均衡膳食；充足日照；规律运动；戒烟、限酒、避免过量饮用咖啡及碳酸饮料；尽量避免或少用影响骨代谢的药物；采取避免跌倒的措施。

**2. 使用骨健康基本补充剂**　包括钙剂和维生素 D 的补充。我国居民每日需补充元素钙 500～600mg/d。血清 25- 羟基维生素 D 水平建议保持在30μg/L（75nmol/L）以上。首先建议接受充足的阳光照射。对于维生素 D 缺乏或不足者，可尝试每日口服维生素 $D_3$ 1 000～2 000U，2～3 个月时检测血清25- 羟基维生素 D 水平。

**3. 药物干预**　有效的抗骨质疏松症药物治疗可以增加骨密度，改善骨质量，显著降低骨折的发生风险。骨质疏松症治疗药物的选择已逐步转为依据骨折风险分层的治疗策略，主要包括骨折高风险者和极高骨折风险者。对于骨折高风险者建议首选口服双膦酸盐（如阿仑膦酸钠、利塞膦酸钠等）；对于口服不耐受者可选择唑来膦酸或地舒单抗；对于极高骨折风险者，初始用药可选择：特立帕肽、唑来膦酸、地舒单抗、罗莫佐单抗或序贯治疗；而对于髋部骨折极高风险者，建议优先选择唑来膦酸或地舒单抗。

**4. 康复治疗**　针对骨质疏松症的康复治疗主要包括运动疗法、物理因子治疗、作业疗法及康复工程等。

## 三、药物治疗

下列患者需起始抗骨质疏松症药物治疗：经 DXA 检查确诊为骨质疏松症患者；已经发生过椎体或髋部等部位脆性骨折者；骨量减少但具有高骨折风险的患者。

抗骨质疏松症的药物包括骨吸收抑制剂、骨形成促进剂、双重作用药物和其他机制类药物。

**1. 骨吸收抑制剂（详见第十六章第二节）** 骨质疏松症患者的破骨细胞活性高。使用骨吸收抑制剂，可以抑制破骨细胞活性，有利于恢复骨重建的平衡，增加骨密度。

常用药物：双膦酸盐类、RANKL 单克隆抗体、降钙素、雌激素、选择性雌激素受体调节剂（selective estrogen receptor modulator，SERM）。

**2. 骨形成促进剂（详见第十六章第三节）** 骨质疏松症患者的成骨细胞活性低。使用骨形成促进剂，可以刺激成骨细胞活性，有利于恢复骨重建的平衡，增加骨密度。

常用药物：甲状旁腺素类似物。

**3. 双重作用药物** 骨质疏松症患者存在骨吸收/骨形成比值升高的情况。硬骨抑素单克隆抗体-罗莫佐单抗，通过抑制硬骨抑素（sclerostin）的活性，拮抗其对骨代谢的负向调节作用，具有促进骨形成、抑制骨吸收的双重作用，通过降低骨吸收/骨形成比值来提高骨密度。该药目前还没有在中国上市。

**4. 其他机制类药物（详见第十六章第四节）** 活性维生素 D 及其类似物适用于无法活化维生素 D 的患者，维生素 $K_2$ 对于改善骨密度也有一定作用。这两类药物可以与前述药物联合使用治疗骨质疏松症。

## 第二节 畸形性骨炎

### 一、概述

**1. 定义** 畸形性骨炎，又称为 Paget 骨病（Paget's disease of bone，PDB），是由于骨重塑速度加快（早期表现为骨局部破骨细胞增多、骨吸收增强，随后成骨细胞活性增高、骨转化速率增快），导致单个（单骨型 PDB）或多个（多骨型 PDB）部位的骨骼的异常生长、完整性受损。多骨型多于单骨型。

PDB 有很强的地域性及种族差异性，多发于西欧、北美等地区的老年人群，发病率为 2.3%～9.0%；在我国此病非常罕见，均为个案报道，男性多发，男女比例为（1.4～4）:1。

**2. 病因及发病机制** 本病原因尚不明确，有研究认为 PDB 与遗传及麻疹病毒感染有关。*SQSTML* 突变基因是可疑致病基因。

PDB 始于破骨细胞功能过度活跃，其体积较正常破骨细胞大，细胞核数量多，酸性磷酸酶活性增强，导致大量的骨溶解。此后逐渐激活成骨细胞，新骨不断形成，又不断受侵袭，导致形成的新骨结构不成形。因伴有不规则、不成熟的编织胶原基质，以至形成不规则板层状骨结构，其质量较差。因病变骨的血管增加，故受累处皮温升高，患者心搏出量增加。

**3. 诊断** PDB 的诊断主要依靠患者的临床表现和影像学检查。

（1）临床表现：PDB 通常受影响的部位包括颅骨、脊柱、骨盆和下肢长骨。临床症状包括骨骼疼痛、骨骼畸形、关节病变、钙磷平衡异常、骨折、骨肿瘤、听力减退和神经学并发症。疼痛为 Paget 病灶骨本身所致疼痛，或者受累区域骨过度生长和畸形的继发性结果所致疼痛，例如骨关节炎或神经卡压。最常见的畸形是下肢弯曲。典型的长骨畸形包括胫骨前弓和前外侧弓弯曲及股骨弯曲，这些变化最终导致患者走路时步态的变化从而引起背部及关节的疼痛。疾病进一步发展可导致椎体压缩性骨折或腰椎管狭窄症引起神经压迫症状。不可逆转的听力损失是最严重的常见的神经系统并发症，发生在约三分之一的颅骨受累患者。此外，由于 Paget 病变骨的血供丰富，骨科手术期间可能失血过多。

（2）影像学检查

X 线平片：在病程早期，平片可能以溶骨性病变为主。然而，随着时间推移，将出现成骨细胞反应迹象，骨随之增厚变大。晚期 PDB 的平片可示高密度骨。特征性放射影像学表现包括：早期局限性骨质疏松症导致的颅骨溶解区呈"棉絮状"外观，后期混合性骨溶解区的骨皮质增厚、骨小梁纹理增粗，以及受累骨变形和过度生长，假性骨折线等。

核医学骨扫描：活动性 PDB 病灶骨出现局灶性摄取增加，这比 X 线平片检查更敏感，特别是对于早期疾病。骨扫描有助于确定骨病变的程度和分布。

（3）实验室检查：碱性磷酸酶（alkaline phosphatase，ALP）反映新骨形成，PDB 患者的 ALP 可以升高。但有约 10% 的 PDB 患者 ALP 可以不升高，主要因为这类患者是单纯骨溶解。总 I 型前胶原氨基端延长肽（tP1NP）也反映新骨形成，PDB 患者的 tP1NP 可以升高，其较 ALP 敏感，治疗后能迅速变化，在 ALP 正常时可以作为评价病情的指标。

## 二、治疗原则

**1. 药物治疗** 双膦酸盐是目前治疗 PDB 的首选，因其特有的药理特性，即在活跃的骨骼病变中选择性摄取，特异性抑制骨吸收，停药后效果仍持续。药物治疗主要适应证为骨骼疼痛。现在最常用的药物是第二代和第三代双膦酸盐药物，如阿仑膦酸、唑来膦酸等。服用双膦酸盐同时应纠正维生素 D 缺乏症及补充适量的钙剂以防止双膦酸盐引起的低钙血症。

**2. 外科治疗**　对患有严重并发症,如继发骨折、严重畸形、椎管狭窄伴神经功能障碍、严重关节并发症需要关节置换的稳定期患者,还可进行相应的外科治疗,如骨骼矫形或神经减压术等。由于 PDB 病变骨的血供丰富,骨科手术期间可能失血过多。

## 三、药物治疗

**1. 双膦酸盐**　双膦酸盐能改善 PDB 患者的骨痛,降低破骨细胞活性,使大多数患者症状显著缓解,骨转换标志物如 tP1NP 明显降低。双膦酸盐的比较研究表明,唑来膦酸可能比帕米膦酸钠和利塞膦酸钠更好地改善症状,是目前的首选药物。由于双膦酸盐在提高生活质量,预防 PDB 相关骨折、骨关节炎、听力损失,减少择期骨科手术中的失血量,预防或治疗 PDB 骨畸形等方面没有足够证据,因此建议双膦酸盐的使用执行以改善骨痛症状为目标的策略。由 PDB 引起的骨痛与 ALP 值升高之间的相关性较差,因此不应将抑制骨转化作为治疗目标。一般唑来膦酸 5mg 静脉滴注一次,疗效可以维持数年,故无须连续用药。PDB 治疗后需定期复查,如有复发再次使用唑来膦酸仍有效。

**2. 降钙素**　降钙素是第一个用于治疗 PDB 的药物,已有 30 余年历史,可改善 PDB 患者的骨痛,并降低总 ALP 浓度。因长期使用降钙素与增加患癌症的风险有关,降钙素可被考虑用于因禁忌证无法使用双膦酸盐的 PDB 患者的短期骨痛治疗。目前包括以下两种常用降钙素。

（1）鲑降钙素注射液:肌内注射,每次 50～100IU,每日 1 次。

（2）鲑降钙素鼻喷剂:每日 200IU,1 次或分次给药;初期可用到每日 400IU。

## 参 考 文 献

[1] 中华医学会骨质疏松和骨矿盐疾病分会. 原发性骨质疏松症诊疗指南（2022）. 中国全科医学, 2023, 26（14）: 1671-1691.

[2] 中华医学会骨科学分会. 骨质疏松性骨折诊疗指南（2022 年版）. 中华骨科杂志, 2022, 42（22）: 1473-1491.

[3] 符善姜, 欧阳娜, 盛志峰. 2020 年美国内分泌学会绝经后妇女骨质疏松症新药 Romosozumab 指南. 中华骨质疏松和骨矿盐疾病杂志, 2020, 13（6）: 570-576.

[4] 中国营养学会健康管理分会. 维生素 D 营养状况评价及改善专家共识. 中华健康管理学杂志, 2023, 17（4）: 245-252.

[5] 李伟, 王茹, 陈佳, 等. Paget 骨病的临床特征及唑来膦酸盐的疗效分析. 骨科临床与研究杂志, 2019, 4（1）: 38-43.

[6] 沈霖. Paget 骨病研究进展. 临床内科杂志, 2016, 33（9）: 592-595.

[7] 王梓, 曹志强. Paget 骨病临床诊断及治疗的研究相关进展. 临床医药文献电子杂志,

2019, 6(55): 73.

[8] RALSTON S H, CORRAL-GUDINO L, COOPER C, et al. Diagnosis and Management of Paget's Disease of Bone in Adults: A Clinical Guideline. J Bone Miner Res, 2019, 34(4): 579-604.

[9] MUSCHITZ C, FEICHTINGER X, HASCHKA J, et al. Diagnosis and treatment of Paget's disease of bone: A clinical practice guideline. Wien Med Wochenschr, 2017, 167(1-2): 18-24.

## 第十二章

# 周围血管神经损伤的药物治疗

## 第一节 周围血管损伤

### 一、概述

**1. 定义** 周围血管损伤是外科急诊常见的一种损伤，严重的血管损伤常伴有大出血、休克及肢体缺血坏死。早期处理不当常可危及生命。

**2. 病因及发病机制** 周围血管损伤多为锐器切割伤引起的开放性损伤。偶尔也见于穿透伤、火器伤。闭合性周围血管损伤可见于撕脱性损伤，骨折、脱位等原因引起的血管断裂和血栓形成。多发生于青壮年男性。

**3. 诊断方法** 了解病史和临床检查是损伤的主要诊断依据，通过受伤原因和过程，并结合患者的临床表现（如出血、瘀斑和肿胀、远端动脉波动减弱或消失、肢体血供障碍、疼痛、麻木和麻痹等，出血过多时可出现贫血及失血性休克）推测血管损伤的可能性。对于疑似闭合性血管损伤的患者，可选择超声检查或血管造影，必要时行手术探查。

### 二、治疗原则

**1. 手术治疗** 大部分的主要血管损伤都要通过手术探查证实并且修复，即使远端肢体不存在截肢的危险。血管修复的方法有直接吻合、自体静脉移植、人工血管移植、腔内治疗等。

**2. 手术治疗相关的药物治疗** 组织移植成功的关键在于吻合血管的畅通，血管修复早期通畅率与缝合针线、手术器械、缝合技术等有关，但即使血管吻合的当时情况良好，血管腔内血流通畅，术后仍有可能因感染、血管痉挛、血栓形成而导致手术失败。因此，术后常规进行抗感染、抗痉挛、抗血栓的"三抗"治疗，是预防血管修复术后并发症的发生、保证组织移植成功的重要一环。

### 三、药物治疗

**1. 预防和治疗术后感染的药物** 对于血管损伤的患者要彻底清创、消灭死腔，修复缺损，术前术后全身应用有效抗菌药物，应对革兰氏阳性菌和革兰氏阴性菌都有作用。一般选择第二代头孢菌素作为手术预防用药。开放性血管损伤的患者应及时采取创面的分泌物标本进行细菌学检验，如发生感染或创面细菌培养阳性，则应根据药敏试验结果和患者当前的状况决定如何调整抗菌药物。

**2. 抗血管痉挛的药物** 血管痉挛是血管修复术后发生血循环危象的重要原因之一，因此，术后必须消除各种可能引发血管痉挛的因素。血管痉挛的原因有：神经性痉挛和肌肉性痉挛。

常用药物：罂粟碱。

**3. 镇痛药物** 疼痛刺激可使交感神经兴奋性增加，周围血管广泛收缩，引起吻合后的血管痉挛，导致血运障碍，诱发血管危象，如不及时处理，最终可导致组织坏死。此外，术后给予镇痛药物可以减少患者躁动。

常用药物：阿片类镇痛药、非甾体抗炎药。

**4. 预防血栓形成的药物** 动脉的血栓形成常是吻合血管的游离组织移植早期失败的主要原因，因此血管重建术后适当的药物治疗能够溶解残存血栓，防止吻合口血栓形成，提高重建血管远期通畅率，降低肢体血管损伤的致残率。在抗凝治疗过程中，需要监测凝血指标。对有出血倾向或有其他脏器出血的患者，如消化性溃疡、食管静脉曲张等慎用。主要涉及药物如下。

（1）抗凝药物：肝素、低分子肝素、华法林。

（2）抗血小板药：阿司匹林。

（3）其他：前列地尔、巴曲酶。

### 第二节 周围神经损伤

### 一、概述

**1. 定义** 周围神经损伤是指周围神经干或其分支意外受到外界直接或间接创伤而发生的损伤，导致躯干和肢体的运动、感觉及自主神经功能障碍的一种临床病症。按损伤原因可分为开放性损伤和闭合性损伤。

**2. 病因及发病机制** 常见病因为：①牵拉损伤，如产伤或车祸伤等引起的臂丛神经损伤；②锐器切割伤；③压迫性损伤，如骨折脱位等造成的神经受压；④火器伤；⑤缺血性损伤，如肢体缺血挛缩引起的神经损伤；⑥电烧伤及放射性烧伤；⑦药物注射性损伤及其他医源性损伤。

周围神经损伤后，神经细胞体，远、近侧神经段，远端肌肉运动终板和感觉性受体均发生一系列的复杂变化。若神经元受伤严重，则整个神经元坏死，后期被吸收而消失；若受伤较轻，变性的细胞体可逐渐恢复，离断的细胞突起则经变性、吸收而消失。但与细胞体相连的轴突可以发芽再生，这就是神经纤维的再生。

**3. 诊断方法**　周围神经损伤的诊断主要依据临床表现及特殊的检查方法。临床表现包括感觉功能障碍、主动运动功能障碍和自主神经功能障碍。临床检查包括叩击试验、两点区分试验、出汗试验、触痛觉检查及神经电生理检查。通过临床检查可以判断神经属于完全性损伤或不完全性损伤，对神经损伤已修复的病例，也可以通过临床检查对神经恢复进行预后及功能评定。

## 二、治疗原则

**1. 手术治疗**　神经损伤后，原则上越早修复越好。主要的手术治疗有神经松解术、神经缝合术、神经移植术。

**2. 手术治疗相关的药物治疗**　周围神经损伤后病理过程复杂，神经再生速度缓慢，再生神经与周围组织粘连，神经肌肉萎缩及运动终板退化变性等多种因素，均制约着损伤神经的功能恢复。药物治疗关键是抑制神经细胞的继发损伤。

## 三、药物治疗

### （一）预防和治疗术后感染的药物

多数神经修复手术范围大、时间长，污染机会增加，应预防用抗菌药物。对于开放性损伤，无论是否一期修复，均应预防用抗菌药物，且应及时采取创面的分泌物标本进行细菌学检验，如发生感染或创面细菌培养阳性，则应根据药敏试验结果和患者当前的状况决定如何调整抗菌药物。

### （二）促进功能神经修复的药物

神经生长因子是在损伤过程中自然释放的分子，直接促进神经再生。因此，可以改善导管的微环境，使其更有利于轴突再生。维生素 B 族是最常见的神经营养药物，通过改善髓鞘再生来增加施万细胞的数量并促进轴突再生。

常用药物：甲钴胺。

### （三）类固醇激素药物

类固醇激素可以促进髓鞘形成并具有神经保护作用。常用于减轻神经水肿和神经炎症作用,可促进损伤后神经的恢复。但由于其副作用较多限制了临床应用。

常用药物:地塞米松。

（四）神经病理性疼痛的治疗药物

神经损伤后,出现疼痛的概率较高,机制可能与节后神经瘤有关,撕脱伤的疼痛可能与传入神经阻滞、脊髓后角细胞过度活化的中枢机制有关。创伤后神经病理性疼痛常用的一线推荐药物为普瑞巴林、加巴喷丁、5% 利多卡因贴剂及凝胶剂。

# 参 考 文 献

[1] 甄健存,廖泉,蒋协远. 临床药物治疗学 - 外科疾病. 北京:人民卫生出版社,2017.

[2] 朱庆棠,李文军,朱磊,等. 严重开放性肢体创伤早期救治专家共识. 中华显微外科杂志,2023,46（1）:7-14.

[3] LESLIE K, RAUL C, ADENAUER M O G J R, et al. American Association for the Surgery of Trauma–World Society of Emergency Surgery guidelines on diagnosis and management of peripheral vascular injuries. J Trauma Acute Care Surg,2020,89:1183-1196.

[4] 王澍寰. 手外科学. 3 版. 北京:人民卫生出版社,2011.

[5] BRUNA L, PATRICIA S, RUI A, et al. Peripheral nerve injury treatments and advances: one health perspective. Int J Moi Sci,2022,23,918.

## 第十三章

# 骨与软组织肿瘤的药物治疗

## 第一节 骨 肉 瘤

### 一、概述

**1. 定义及流行病学** 骨肉瘤（Osteosarcoma，OS）是儿童及青少年患者最常见的原发恶性骨肿瘤。中位发病年龄为10～20岁。65岁以上患者的OS常继发于PDB。OS主要有髓内、骨表面、骨外软组织三种亚型。髓内高级别OS是经典病理类型，占全部骨肉瘤的80%～90%。最常见的病变部位为生长活跃的股骨远端、胫骨近端的干骺端。低级别髓内OS占全部OS的2%，发病部位与经典骨肉瘤类似。皮质旁和骨膜OS发生于皮质旁或皮质表面。皮质旁OS为低度恶性，约占全部骨肉瘤的5%。最常见的部位为股骨远端后方，肿瘤很少发生转移。24%～43%的低级别骨旁OS可能转变为高级OS。骨膜OS为中度恶性肿瘤，好发于股骨及胫骨。骨表面高级别OS十分罕见，占骨表面OS的10%。

**2. 临床表现** 疼痛和肿胀是骨肉瘤早期最常见的症状。疼痛最初多为间断性，常与生长痛混淆，而导致确诊较晚。骨肉瘤可通过血行播散，最常见的转移部位为肺。

**3. 诊断** OS患者除病史和体格检查外，应完善病变部位的MRI、增强CT，胸部CT检查，同时还应进行PET/CT和/或全身骨扫描检查；发现转移灶，则对转移灶行增强MRI和增强CT检查；乳酸脱氢酶（lactate dehydrogenase，LDH）和ALP水平是常规检查。切开活检和穿刺活检（粗针）是骨与软组肿瘤病理诊断中的两种活检方法。

### 二、治疗原则

**1. 无转移的OS** 对于低级别OS（包括髓内型和表面型）及骨膜OS首选广泛切除。广泛切除术后病理检测发现高级别OS成分，推荐术后辅助化疗。

对于高级别 OS（包括髓内型和表面型）推荐在广泛切除前进行术前化疗，化疗后通过胸部 CT、局部 X 线平片、局部增强 MRI 和增强 CT、PET/CT 或骨扫描等进行重新评估及再分期。术后继续辅助化疗。

对可切除肿瘤，应予以广泛切除。当切缘阴性、化疗反应良好时，则继续化疗；化疗反应差时，可考虑调整化疗方案。当切缘阳性、化疗反应良好，则继续化疗，同时考虑再次局部治疗（手术、放疗等）；而化疗反应差时，可考虑调整化疗方案，同时考虑再次局部治疗（手术、放疗等）。

对不可切除或不完全切除 OS，可考虑放疗，包括行质子重离子治疗来控制局部病灶。

**2. 初诊时即存在转移病灶的 OS**　对就诊时即有转移灶（包括肺、腹腔脏器或骨）的 OS，若所有转移灶均可切除，推荐术前化疗继以广泛切除原发肿瘤，并积极切除所有转移灶，术后继续化疗。不可切除的转移灶应当行化疗和 / 或放疗，继以对原发肿瘤进行再评估。有转移的骨肉瘤患者，不是原发灶手术切除的禁忌证。

**3. 复发和难治性 OS**　推荐药物治疗为主、手术治疗为辅。在药物控制有效基础上，建议完整切除所有转移灶，不适合手术者可使用放疗手段加强局部控制。

## 三、药物治疗

**1. 一线治疗方案（初始 / 新辅助 / 辅助治疗或转移）**　具体如下。
优先选择：①大剂量甲氨蝶呤、顺铂、多柔比星；②顺铂联合多柔比星。
其次选择：多柔比星、顺铂、异环磷酰胺，联合大剂量甲氨蝶呤。

**2. 二线治疗方案（复发 / 难治或转移）**　骨肉瘤无标准的二线治疗方案，无任何获批适应证的药物，因此无优选次选区别，但循证医学证据较多的还是 IE 方案。

优先选择：异环磷酰胺 + 依托泊苷（IE 方案）。

其次选择：①瑞戈非尼；②索拉非尼；③阿帕替尼；④安罗替尼；⑤卡博替尼；⑥环磷酰胺、拓扑替康；⑦多西他赛和吉西他滨；⑧吉西他滨；⑨索拉非尼和依维莫司。

某些情况下使用：①环磷酰胺和依托泊苷（异环磷酰胺和依托泊苷敏感，但异环磷酰胺导致严重脑白质病）；②异环磷酰胺、卡铂、依托泊苷；③大剂量甲氨蝶呤；④大剂量甲氨蝶呤、依托泊苷、异环磷酰胺；⑤ $^{153}$Sm-EDTMP 用于难治或复发的超二线治疗。

具体用法用量根据最新指南要求结合患者实际情况调整。

## 一、概述

**1. 定义及流行病学** 尤因肉瘤（Ewing's Sarcoma，ES）是一种小圆细胞恶性肿瘤，占原发恶性骨肿瘤的 10%，发生率仅次于骨肉瘤。好发于儿童和青少年。尤因肉瘤以 22q12 染色体上 *EWS* 基因（*EWSR1*）与 *ETS* 基因家族的几种基因（*FLI1*、*ERG*、*ETV1*、*ETV4*、*FEV*）融合为特征。

**2. 临床表现** ES 可以发生于软组织，常因局部疼痛或肿胀就诊，局部包块是主要体征，不同的是，全身症状如发热、体重下降及疲劳在发病时也常见。ES 也可发生于全身任何骨骼，最常见原发病部位为骨盆、股骨以及胸壁，长骨病变骨干最易受累，影像学多表现为溶骨性破坏，骨膜反应呈典型"洋葱皮"样改变。实验室检查异常可包括血清乳酸脱氢酶升高及白细胞增多，但特异性不高。

**3. 诊断** 怀疑 ES 的患者都应进行详细的病史采集及体格检查，在活检前应行全面肿瘤分期检查，应包括胸部 CT，原发病变部位 MRI、CT 检查，PET 扫描和 / 或骨扫描及骨髓活检。必要时行脊柱及盆腔的 MRI。由于 ES 有显著的遗传易感性（90% ES 拥有 4 种特定染色体易位），因此强烈建议患者行细胞遗传学和 / 或分子生物学检测（可能因此需要再次活检）。

## 二、治疗原则

所有 ES 均采取以下方案治疗：初始诱导化疗，之后接受局部控制治疗（手术和 / 或放疗），之后继续辅助化疗。

**1. 初始诱导化疗** 包括多药化疗及粒细胞集落刺激因子支持，至少 9 周。已有转移者根据化疗反应适当延长初始诱导化疗周期。VAC/IE 交替（长春新碱 + 多柔比星 + 环磷酰胺 / 异环磷酰胺 + 依托泊苷）方案是局限期 ES 的首选方案之一，VAC（长春新碱 + 多柔比星 + 环磷酰胺）方案是有转移灶患者的首选方案。

**2. 局部控制治疗** 初始治疗后应根据病变部位 MRI/CT 和胸部 CT 检查再分期。初始治疗后患者维持稳定状态或肿瘤缩小应行局部控制治疗。局部控制治疗包括局部切除、放疗，甚至截肢。局部控制治疗方法的选择应个体化，根据肿瘤位置、大小、化疗反应、患者年龄、功能预期来制订。

**3. 辅助化疗** 无论手术切缘如何，建议对所有患者行术后辅助化疗。强烈建议广泛切除后，化疗持续时间为 28～49 周，根据方案和剂量制订具体时间。对切缘阳性或外科边缘不充分者，建议在手术基础上增加术后放疗。

**4. 初始治疗后进展**　对初始化疗后再评估肿瘤进展者，可考虑先对原发病灶行放疗和 / 或手术治疗，此后继续化疗或接受姑息支持治疗；如果为全身肿瘤进展者，可考虑换二线治疗或接受姑息支持治疗。

### 三、药物治疗

**1. 一线治疗方案( 初始 / 新辅助 / 辅助治疗 )**　①VAC/IE 交替（长春新碱 + 多柔比星 + 环磷酰胺 / 异环磷酰胺 + 依托泊苷）；②VAI（长春新碱 + 多柔比星 + 异环磷酰胺）；③VIDE（长春新碱 + 异环磷酰胺 + 多柔比星 + 依托泊苷）。

**2. 就诊即存在转移病灶初始治疗**　①VAdriaC（长春新碱 + 多柔比星 + 异环磷酰胺）；②VAC/IE；③VAI；④VIDE。

**3. 二线治疗方案( 复发难治或转移 )**　①环磷酰胺 + 拓扑替康；②伊立替康 ± 替莫唑胺；③异环磷酰胺 + 依托泊苷；④异环磷酰胺 + 卡铂 + 依托泊苷；⑤多西紫杉醇 + 吉西他滨。

具体用法用量根据最新指南要求结合患者实际情况调整。

## 第三节　骨转移瘤

### 一、概述

**1. 定义及流行病学**　骨转移瘤通常是指人体原发的恶性肿瘤，通过血行转移到骨骼所产生的继发肿瘤。骨转移瘤常来源于乳腺癌、肺癌、前列腺癌、肾癌、甲状腺癌、胃癌、黑色素瘤、宫颈癌、骨及软组织肉瘤等。血液系统恶性肿瘤中，多发性骨髓瘤也可能出现骨骼的广泛受累，淋巴瘤也可能出现原发或继发骨病灶。

**2. 临床表现**　骨转移瘤的临床表现包括疼痛、病理性骨折、高钙血症、碱性磷酸酶升高、脊柱不稳定和脊髓、神经根压迫症状。骨转移晚期还可出现乏力、消瘦、贫血、低热等症状。

**3. 诊断**　骨转移瘤主要依据病史、症状、体征和影像学检查进行临床诊断，仅在临床诊断有疑问或无恶性肿瘤病史时才进行活检。骨转移影像学检查方法包括发射计算机断层显像（emission computed tomography，ECT）、X 线平片、CT、MRI、PET-CT，应根据临床表现及组织学分型来进行选择。骨代谢生化指标是近年探索用于骨转移诊断及病情监测的新方法。

## 二、治疗原则

**1. 治疗目标** 缓解疼痛,提高生活质量,预防或延缓骨相关事件(skeletal-related events,SREs)的发生,需要全身药物治疗来控制肿瘤进展、延长生存期。

**2. 多学科综合治疗** 以全身药物治疗为主,化疗、分子靶向治疗、免疫治疗、内分泌治疗为抗肿瘤的治疗方式,具体原则可参照各肿瘤最新发布的国内外诊疗指南。骨靶向药物,比如地舒单抗、双膦酸盐等,可以预防和延缓 SREs 的发生、发展。手术或放疗等合理的局部治疗可更好地控制骨转移相关症状。此外对症镇痛治疗和关怀支持治疗可提高患者的生活质量。应根据患者的机体状况、肿瘤病理学类型、临床分期、预计生存期等,采取多学科综合治疗模式,有计划、合理地制订个体化综合治疗方案。

## 三、药物治疗

**1. 镇痛药物** 骨转移疼痛的镇痛药物治疗应结合 WHO 癌症三阶梯疼痛治疗指导原则和《癌症疼痛诊疗规范(2018 年版)》指导原则:首选口服及无创给药途径;按阶梯给药;按时给药;个体化给药;注意具体细节。

常用镇痛药物包括非甾体抗炎药、阿片类镇痛药物及辅助镇痛药物三大类。应根据疼痛的性质、程度、正在接受的治疗和伴随疾病等情况,合理地选择镇痛药物和辅助镇痛药物,个体化调整用药剂量和给药频率,积极防治不良反应。轻度疼痛可选用非甾体抗炎药和对乙酰氨基酚,可联合辅助镇痛药物(抗惊厥类、抗抑郁类、糖皮质激素、局部麻醉和双膦酸盐);中度疼痛可选择弱阿片类或低剂量强阿片类镇痛药物,可联合非甾体抗炎药或对乙酰氨基酚以及辅助镇痛药物;重度疼痛首选强阿片类镇痛药物,并可联合应用非甾体抗炎药或对乙酰氨基酚以及辅助镇痛药物。各类镇痛药物用法用量及不良反应等具体见第十四章第一节。

**2. 骨靶向药物** 骨靶向药物目前包括双膦酸盐和地舒单抗两类药物。一旦确诊恶性肿瘤骨转移,预期生命≥3 个月,即建议开始骨靶向药物的治疗,并可以与常规抗肿瘤治疗联合使用。对于大多数实体瘤骨转移患者,指南推荐使用双膦酸盐或地舒单抗。转移性前列腺癌的绝大多数资料来自去势抵抗性前列腺癌(castrate-resistant prostate cancer,CRPC)患者,因此建议将双膦酸盐或地舒单抗用于 CRPC 骨转移患者,而非去势敏感性前列腺癌骨转移患者。骨靶向药物的应用强调早期、长期、规律用药,即使在应用骨靶向药物治疗过程中发生 SREs,仍建议继续用药,骨靶向药物用药时间至少 6 个月以上,目前研究结果表明超过 2 年仍可显著降低 SREs 风险,具体用药疗程参见各肿瘤诊治最新指南，常用于骨转移的骨靶向药物用法用量参见表 13-1。

表 13-1　常用于骨转移的骨靶向药物

| 药品名称 | 用法用量 | 给药频次 |
| --- | --- | --- |
| 帕米膦酸 | 90mg，静脉滴注大于 4 小时 | 常规每 3～4 周 1 次 |
| 唑来膦酸 | 4mg，静脉滴注大于 15 分钟，需根据肌酐清除率调整剂量 | 常规每 3～4 周 1 次，部分肿瘤骨转移推荐每 12 周 1 次，具体见各肿瘤最新指南 |
| 地舒单抗 | 120mg，皮下注射 | 每 4 周 1 次 |

## 第四节　骨巨细胞瘤

### 一、概述

**1. 定义及流行病学**　骨巨细胞瘤（giant cell tumor of bone，GCTB）是一种交界性的原发骨肿瘤，在临床上，具有局部侵袭性，可局部复发和远处转移。GCTB 可发生于任何年龄，但常见于 20～40 岁。GCTB 最常见的发病部位是肢体，主要累及长骨骨端，其中以股骨远端、胫骨近端、股骨近端、肱骨近端最为常见，骨盆和脊柱也常受累，在脊柱，最常见的是骶骨，然后是腰椎、胸椎和颈椎，极少数可转化为高度恶性骨肉瘤。

**2. 发病机制及临床表现**　GCTB 的确切发病机制并不清楚，其影像学表现为溶骨，研究认为 GCTB 的溶骨过程是通过核因子 κB 受体活化因子（receptor activator of NFκB，RANK）- 核因子 κB 受体活化因子配体（receptor activator of NFκB ligand，RANKL）通路的激活诱发。GCTB 的症状主要表现为疼痛、局部肿胀或肿块（肿块较大时可有皮温升高）、关节功能障碍等，部分患者出现病理性骨折，发生于中轴骨的肿瘤可引起神经系统症状和体征。

**3. 分期**　GCTB 经典的文献有两种分期 / 分级系统可以应用，Enneking 分期系统和 Campanacci GCTB 影像分级系统。目前临床上更倾向于采用可切除 / 不可切除来对不同的 GCTB 进行分类，进而采取合适的治疗策略并进行评估。

**4. 诊断**　所有疑似 GCTB 的患者，标准诊断步骤应包括：体检、原发病灶的影像学检查［X 线，CT（平扫 + 增强）/MRI（平扫 + 增强）］、全身骨扫描 ECT Tc-99m、胸部 CT 平扫；然后进行活检（首选穿刺活检）获得组织学诊断，完成诊断和分期。如果诊断多中心病灶，对每处局部病灶都应完善 X 线片，CT（平扫＋增强）/MRI（平扫＋增强）检查。如条件允许，可应用PET-CT对肿瘤进行分期，为药物治疗的疗效评估提供基线值。

## 二、治疗原则

**1. 局部病变** 对于可切除的GCTB，根据病变位置、范围和残留骨质情况决定采取囊内刮除或广泛切除清除病灶。对于切除可导致严重并发症和功能缺失或不可切除的中轴骨病变，连续选择性动脉栓塞、使用地舒单抗作为首选治疗方式，也可采取放疗。如病情控制稳定或肿瘤缩小明显，病灶可以切除时应选择手术治疗，切除后进行定期随访监测，如仍无法切除可继续接受上述治疗后再进行评估；如病情进展建议在接受上述治疗前提下，参加临床试验或适时采取根治性手术。

**2. 转移病变** 如转移灶能切除可考虑手术，并辅以有效的辅助治疗手段，定期随访监测。当转移灶无法切除时，使用地舒单抗及放疗等均可采用，必要时需要重新活检确认病理上是否发生恶变，如恶变则需要全身抗肿瘤治疗。

## 三、药物治疗

### 1. 地舒单抗

（1）作用机制：地舒单抗（denosumab）是一种全人源化的抗RANKL单克隆抗体，能竞争性结合基质细胞分泌的RANKL，从而显著减少或消除破骨细胞样巨细胞，减少骨质溶解，增加新骨形成，从而延缓肿瘤进展。

（2）用法用量及疗程：在GCTB中，使用方法为单次皮下注射剂量120mg，第1个月的第1日、第8日、第15日各120mg作为负荷剂量，如需继续使用，之后每个月1次。对于复发的GCTB，不管之前是否应用过地舒单抗，都可以再次给予地舒单抗，但仍需要先给予负荷剂量。

对于不可切除的GCTB，可长期使用地舒单抗治疗。但疗程尚无标准，据2019年的一项多中心、开放、Ⅱ期临床研究报道，267例不可切除的GCTB，中位应用地舒单抗治疗的时间为44.4（23.8～69.3）个月，疾病可获得良好控制。但长期应用地舒单抗可能会出现药物相关不良事件，特别是下颌骨坏死，故对于不可切除、确需长期使用地舒单抗治疗的GCTB，新的前瞻性研究显示从第3年开始，可尝试每3个月给药1次。但目前国内外对于地舒单抗的停药时机和减量应用方式仍在积极探索中，尚无标准方案。而对于可切除的GCTB，尽量追求手术彻底切除的机会，以尽早停用地舒单抗。

对于可切除或者用药后可转变为可切除的GCTB，应在术前应用地舒单抗，地舒单抗可起到降期的作用，但地舒单抗在降期应用中的疗程有待进一步研究明确。迄今术前应用地舒单抗最大宗的临床研究报道共 253 例患者，中位应用时间为 20.1（13.4～45.6）个月。在实际临床工作中，术前应用地舒单抗的时间有 1 个月、3 个月和 6 个月不等，都可以获得理想的降期效果，需要根据患者肿瘤位置、用药后的影像学反应等综合评估新辅助应用地舒单抗的时间。

到目前为止，地舒单抗没有术后辅助应用的理论依据和有效临床研究证据。

（3）不良反应及监护：长期应用略增加颌骨坏死和股骨非典型骨折的发生风险。口腔内有未愈合的开放性软组织病变的患者应推迟开始治疗 / 新疗程的时间。治疗期间，仅应在慎重考虑后行侵入性牙科手术，并应避免邻近本品给药时间。在地舒单抗治疗期间，建议患者报告新发或不寻常的股部、髋部或腹股沟疼痛。应评估出现此类症状的患者有无不完全股骨骨折。

**2. 其他药物治疗**  对于不可切除的骨巨细胞瘤，可以选择双膦酸盐用于控制肿瘤。对于可切除的骨巨细胞瘤，有少量研究提示术前应用双膦酸盐可以降低术后复发率，但证据级别较低。除此之外，国外有少量报道干扰素 -2b 和聚乙二醇干扰素用于骨巨细胞瘤的治疗，但文献极少，且在国内报道罕见，目前不推荐应用。

# 参 考 文 献

[1]  中国抗癌协会. 中国肿瘤整合诊疗指南. 天津：天津科学技术出版社，2022.

[2]  中国医师协会骨科医师分会骨肿瘤专业委员会. 骨肉瘤临床循证诊疗指南. 中华骨与关节外科杂志，2018，11（4）：288-301.

[3]  National Comprehensive Cancer Network. Clinical Practice Guidelines in Oncology-Bone Cancer（2025 Version 1）.

[4]  中国医师协会骨科医师分会骨肿瘤专业委员会. 尤因肉瘤肿瘤家族（ESFT）临床循证诊疗指南. 中华骨与关节外科杂志，2018，11（4）：260-275.

[5]  中国临床肿瘤学会指南工作委员会. 中国临床肿瘤学会（CSCO）骨与软组织肿瘤诊疗指南 2023. 北京：人民卫生出版社，2023.

[6]  中华医学会骨科学分会骨肿瘤学组. 骨转移瘤外科治疗专家共识. 中国医学前沿杂志，2010，2（2）：65-73.

[7]  中国抗癌协会癌症康复与姑息治疗专业委员会，中国抗癌协会临床肿瘤学协作专业委员会. 恶性肿瘤骨转移及骨相关疾病临床诊疗专家共识（2014 年版）. 北京：北京大学医学出版社，2014.

[8]  Bone Health In Cancer: 2020 ESMO Clinical Practice Guidelines. Ann Oncol. 2020，31（12）：1650-1663.

[9]  郝林，王涛，牛晓辉. 骨转移瘤的诊断与治疗. 中国医刊，2011，46（1）：26-29.

[10] 中国抗癌协会骨肿瘤和骨转移瘤专业委员会. 乳腺癌骨转移临床诊疗专家共识. 中国

肿瘤临床, 2022, 49（13）: 660-669.

[11] 南方护骨联盟前列腺癌骨转移专家组. 前列腺癌骨转移诊疗专家共识（2023 版）. 中华腔镜泌尿外科杂志, 2023, 17（3）: 201-208.

[12] 中国医师协会结直肠肿瘤专业委员会. 中国结直肠癌骨转移多学科综合治疗专家共识（2020 版）. 中华肿瘤杂志, 2020, 42（6）: 433-437.

[13] 肾癌骨转移专家共识编写组. 肾癌骨转移专家共识（2020 版）. 中华肿瘤杂志, 2020, 42（7）: 537-542.

[14] 北京医学奖励基金会肺癌青年专家委员会, 中国胸外科肺癌联盟. 肺癌骨转移诊疗专家共识（2019 版）. 中国肺癌杂志, 2019, 22（4）: 187-207.

[15] 中华医学会骨科学分会骨肿瘤学组. 中国骨巨细胞瘤临床诊疗指南. 中华骨科杂志, 2018, 38（14）: 833-840.

[16] 中国医师协会骨科医师分会骨肿瘤专业委员会. 骨巨细胞瘤临床循证诊疗指南. 中华骨与关节外科杂志, 2018, 11（4）: 276-287.

[17] 中国临床肿瘤学会指南工作委员会. 中国临床肿瘤学会（CSCO）骨巨细胞瘤诊疗指南 2020. 北京: 人民卫生出版社, 2020.

[18] 牛晓辉. 骨巨细胞瘤的地舒单抗药物治疗. 中国骨与关节杂志, 2021, 10（2）: 81-84.

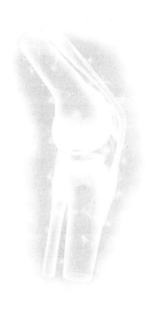

第三篇

# 骨科常用药物的应用

# 第十四章

# 镇痛药物

## 第一节 对乙酰氨基酚与NSAID

### 一、选择性COX-2抑制剂

#### （一）适应证

口服制剂主要用于缓解骨关节炎的症状和体征，针剂用于骨科术后疼痛的短期治疗。

#### （二）用法用量

**1. 常见用法用量** 由于选择性 COX-2 抑制剂的心血管事件发生风险随着剂量及暴露时间的增加而增加，因此，尽量选择低剂量、短疗程、单种药物进行治疗。常用选择性 COX-2 抑制剂的用法用量见表 14-1。

表 14-1　常用选择性COX-2抑制剂的用法用量

| 剂型 | 种类* | 骨科相关适应证的用法用量 |
|---|---|---|
| 口服制剂 | 塞来昔布胶囊 | p.o.，200mg q.d. 或 100mg b.i.d. |
| | 艾瑞昔布片 | p.o.，100mg b.i.d. |
| | 依托考昔片 | p.o.，30mg q.d.，对于症状不能充分缓解的患者，可以增加至 60mg q.d. |
| 针剂 | 注射用帕瑞昔布钠 | 40mg i.v./i.m.，随后视需要间隔 6～12 小时给予 20mg 或 40mg，每日总剂量不超过 80mg |

注：*为已上市且北京积水潭医院常用的选择性COX-2抑制剂。

**2. 指南推荐**

（1）《中国骨关节炎诊疗指南（2021 年版）》：推荐疼痛症状持续存在或中重度疼痛的骨关节炎患者选择口服 NSAID，包括非选择性和选择性 COX-2 抑制剂，但需警惕胃肠道和心血管不良事件（推荐强度：强推荐，证据等级 B）。如果考虑患者出现上消化道不良反应的风险较高，可使用选择性 COX-2 抑制剂；如果患者心血管疾病风险较高，应慎用 NSAID（包括非选择性和选择性 COX-2 抑制剂）。

（2）《骨关节炎临床药物治疗专家共识》：中重度疼痛的患者优先考虑选择性 COX-2 抑制剂，具体用法用量见表 14-1，根据患者症状适当调整剂量，如果用药 14 日后疼痛没有改善，改换其他药物。

（3）《骨科常见疼痛管理临床实践指南（2018 版）》：明确诊断并当接受相应骨科治疗后仍存在疼痛，在患者无明确禁忌证的情况下推荐使用塞来昔布、帕瑞昔布等。依据患者疼痛程度，尽可能短时间用药。

（4）《中国骨科手术加速康复围手术期疼痛管理指南》：对术前疼痛的患者，可在术前首选 COX-2 抑制剂。术后镇痛药物首选口服 NSAID 或选择性 COX-2 抑制剂，必要时静脉给药，如帕瑞昔布。

### （三）药理作用机制

环氧合酶（COX）是花生四烯酸（arachidonic acid，ARA）合成前列腺素（prostaglandin，PG）的限速酶，COX 有两种异构体：COX-1 和 COX-2。研究认为 COX-1 主要保护和调节胃肠道及血小板的正常功能，但也参与炎症反应；COX-2 介导炎症和疼痛，但主要参与早期炎症，而在慢性炎症阶段反而有抗炎作用。选择性 COX-2 抑制剂因其对 COX-2 的高选择性抑制，故抗炎镇痛作用强，又因其对 COX-1 抑制很小，也不影响血小板功能。

### （四）PK/PD

口服制剂吸收良好，药代动力学参数在临床剂量范围内呈线性。塞来昔布与艾瑞昔布受进食影响，餐后吸收增强；依托考昔不受进食影响。在组织中广泛分布，并具有较高蛋白结合率。经 CYP450 酶代谢，半衰期为 11～22 小时，7 日内可达稳态。

帕瑞昔布针剂静脉注射剂量不超过 50mg 及肌内注射剂量不超过 20mg 的情况下，其 AUC 与 $C_{max}$ 之间呈现线性关系。静脉注射和肌内注射的药代动力学参数基本一致。血浆蛋白结合率高，在体内快速并几乎完全地转化为伐地昔布和丙酸。伐地昔布通过 CYP3A4 与 CYP2C9 同工酶代谢以及磺胺葡糖醛酸化（约 20%）。半衰期为 8 小时，一日给药两次，在 4 日内可达到伐地昔布稳态。

### （五）特殊人群

**1. 肝肾功能不全患者**　用法用量详见表 14-2。

**2. 老年患者**　一般不需要调整剂量，但体重低于 50kg 建议调整。

**3. 儿童**　尚未确定 18 岁以下儿童的安全性和疗效，不推荐用于儿童。

**4. 孕妇及哺乳期妇女**　用法用量详见表 14-3。

表 14-2 肝肾功能不全患者用法用量

| 药品 | 肝功能不全患者的用法用量 | 肾功能不全患者的用法用量 |
|---|---|---|
| 塞来昔布、依托考昔、帕瑞昔布 | 轻度：不需要调整剂量；中度：减量或限量；重度：禁用 | 肌酐清除率≥30ml/min：不需要调整剂量；肌酐清除率＜30ml/min：不推荐使用塞来昔布和依托考昔；帕瑞昔布应选择最低推荐剂量20mg i.v./i.m. 开始治疗并密切监测肾功能，随后视需要间隔6～12小时给药一次 |
| 艾瑞昔布 | 不建议使用 | 不建议使用 |

表 14-3 孕妇及哺乳期妇女用法用量

| 药品 | 孕妇的用法用量 | 哺乳期妇女的用法用量 |
|---|---|---|
| 塞来昔布、依托考昔和帕瑞昔布 | 禁用于妊娠晚期，除非必要，否则在妊娠早期和中期不应使用。塞来昔布妊娠分级 C 级，D 级—如在妊娠晚期或临近分娩时用药 | 哺乳期应根据药物对母亲的重要性而决定停止哺乳还是停止药物。塞来昔布哺乳期分级 L2 级 |
| 艾瑞昔布 | 不推荐妊娠期使用 | 不推荐哺乳期使用，哺乳期分级 L3 级 |

注：美国 FDA 根据药物对动物和人类胚胎的致畸危险，将其分为 A、B、C、D、X 五级，用药风险依次增加，简洁易懂。但最新版本已废除了药物 A、B、C、D、X 分级标准，其更新后的标签更多地站在患者的角度，提供更多帮助患者综合获益的信息。虽然早先的 A、B、C、D、X 分级过于简单，容易直接被用成临床决策的依据而不是理解背后的数据信息，但在实际门诊咨询过程中也有其借鉴的价值，所以很多时候也会对患者提到：A 安全；B 相对安全；C 很可能不安全；D 不安全但利大于弊；X 不安全且利小于弊。

## （六）不良反应

常见：胃肠道反应、疼痛、水肿、头晕、血压变化、高钾血症、失眠等。少见：血小板减少、胃十二指肠溃疡、心脑血管疾病、肝毒性、皮疹等。罕见：过敏样反应、肾毒性等。

## （七）禁忌证

1. 有严重药物过敏反应史（尤其是皮肤反应），或已知 NSAID、磺胺和辅料中任何成分过敏者（如诱发哮喘、荨麻疹等）。

2. 冠状动脉搭桥术（CABG）围手术期。

3. 有活动性消化性溃疡 / 出血，或者既往曾复发溃疡 / 出血。

4. 有应用 NSAID 后发生胃肠道出血或穿孔病史。

5. 炎症性肠病。

6. 重度心力衰竭患者。

7. 确诊的缺血性心脏病，外周动脉疾病和 / 或脑血管病。

### （八）药师提醒

**1. 有效性监护**

（1）不良反应发生率与剂量及暴露时间成正比，在增加剂量而疗效未随之改善时，应考虑其他治疗选择。

（2）避免一次给予一种以上 NSAID，在一种 NSAID 足量使用 1～2 周无效后再更改为另外一种 NSAID。

**2. 安全性监护**

（1）高血压患者酌情使用艾瑞昔布、塞来昔布和依托考昔，并规律服用抗高血压药，同时监测血压；每 7～10 日复查肾功能。

（2）即使既往没有心血管疾病，也应警惕诸如胸痛、气短、无力、言语含糊等症状。

（3）严重胃肠道反应发生在用药期间的任何时间，可能没有警示症状，老年人应格外注意。

（4）帕瑞昔布严禁与其他药物混合，注射前后须采用相容溶液充分冲洗静脉通路。

## 二、对乙酰氨基酚与非选择性 NSAID

### （一）适应证

用于缓解骨关节炎的疼痛，以及手术或创伤后的镇痛和消炎。

### （二）用法用量

**1. 常见用法用量**　建议使用最小的有效剂量、最短的疗程，以减少药品不良反应的发生。详见表 14-4。

**2. 指南推荐**

（1）骨关节炎

1）《2022 中国多学科指南：肌肉骨骼疼痛局部非甾体抗炎药的合理应用》：局部非甾体抗炎药作为轻度肌肉骨骼疼痛患者的一线选择。如果症状持续或中度至重度疼痛，在综合评估后可以使用口服非甾体抗炎药。与不治疗相比，考虑到局部非甾体抗炎药的安全性和有效性，建议患者使用局部非甾体抗炎药治疗肌肉骨骼疼痛。局部非甾体抗炎药与口服非甾体抗炎药一样有效，安全性更高，建议选择局部或口服非甾体抗炎药治疗肌肉骨骼疼痛。

2）《中国骨关节炎诊疗指南（2021 年版）》：推荐使用局部外用 NSAID 作为膝关节 OA 疼痛的一线治疗药物，尤其适用于合并胃肠疾病、心血管疾病或身体虚弱的患者（推荐强度：强推荐，证据等级：A）。

表 14-4　对乙酰氨基酚 & 常用非选择性 NSAID 的用法用量

| 剂型 | 种类* | 骨科相关适应证的用法用量 |
|---|---|---|
| 口服制剂 | 对乙酰氨基酚缓释制剂 | 整片服用，成人和 12 岁以上儿童一次 0.65g，若持续疼痛，每 8 小时一次，24 小时不超过三次 |
| | 布洛芬缓释制剂 | 餐中或餐后整粒口服，300mg b.i.d.（早晚各一次） |
| | 洛索洛芬 | p.o. 60mg t.i.d.，出现症状时可一次口服 60~120mg |
| | 双氯芬酸肠溶制剂 | 餐前 30 分钟整片口服，不可分割或咀嚼。1 岁或 1 岁以上儿童和青少年 0.5~2mg/kg，分 2~3 次服用。成人常规每日剂量为 100~150mg；对轻度或需长期治疗，每日剂量为 75~100mg，分 2~3 次服用 |
| | 尼美舒利 | 50~100mg b.i.d.，餐后服用。最大单次剂量不超过 100mg，疗程不能超过 15 日 |
| | 美洛昔康 | p.o. 7.5~15mg q.d.，每日剂量不得超 15mg |
| 针剂 | 氟比洛芬酯 | 静脉注射，成人每次给予 50mg，尽可能缓慢给药（1 分钟以上），根据需要使用镇痛泵，必要时可重复应用 |
| | 氯诺昔康 | 推荐剂量为 8mg 静脉注射或肌内注射；日剂量不应超过 16mg；某些患者可能需要在最初 24 小时内追加给药 8mg。静脉注射时间至少 15 秒；肌内注射时间至少 5 秒 |
| 外用制剂 | 双氯芬酸二乙胺乳胶剂 | 按照痛处面积大小，适量使用，轻轻揉搓，每日 3~4 次 |
| | 洛索洛芬钠贴剂 | 每日 1 次，贴于患处 |
| | 氟比洛芬凝胶贴膏 | 每日 2 次，贴于患处 |

注：* 为已上市且北京积水潭医院常用的对乙酰氨基酚 & 非选择性 NSAID。

3）《中国膝骨关节炎基层诊疗与康复指南（2022 版）》：对于持续疼痛或疼痛不缓解的 OA 患者，推荐评估风险后选择口服 NSAID 治疗，并采用最低有效剂量短期（1~3 个月）单独使用。

4）《骨关节炎诊疗规范》：对乙酰氨基酚因疗效甚微，不良反应多，尤其是潜在肝脏损害的风险，已不推荐作为 OA 止痛的首选药物。NSAID 既有止痛作用又有抗炎作用，是最常用的一类控制 OA 症状的药物。

（2）骨科围手术期疼痛

《骨科加速康复围手术期疼痛管理专家共识》：非急诊手术患者术前选用以对乙酰氨基酚或选择性 COX-2 抑制剂为主的药物（不影响血小板功能）进行预防性镇痛；等待急诊手术患者可选择肌内注射、静脉注射镇痛药。术后麻醉清醒后，饮水无恶心、呕吐等不适时即可开始定时口服 NSAID 或者定时静脉注射。

### （三）药理作用机制

对乙酰氨基酚主要抑制中枢前列腺素，具有解热镇痛作用，但几乎没有抗炎作用；非选择性 NSAID 药理机制见选择性 COX-2 抑制剂章节。

### （四）PK/PD

口服制剂除肠溶片（减少胃刺激）和缓控片（以产生持续释放）外，口服后均迅速完全吸收，药代动力学参数在临床剂量范围内呈线性，并具有较高蛋白结合率。双氯芬酸肠溶制剂在餐中或餐后口服，可降低药物吸收速度，但并不减少药物活性物质的吸收量。经肝代谢，大部分经肾由尿排出，一部分随粪便排出。美洛昔康半衰期为 13～25 小时，其余口服制剂半衰期为 1～3 小时。

氟比洛芬酯静脉给药 6～7 分钟后达 $C_{max}$，氯诺昔康肌内注射约 0.4 小时后达 $C_{max}$，经过肝脏代谢，约 50% 经肾脏排泄，50% 经粪便排泄，半衰期为 6～9 小时。

外用制剂连续给药后 4～5 日达稳定血药浓度，一旦停止使用，血浆浓度快速降低到能被定量测定的最低量以下，没有蓄积性。与等量口服给药相比，滑膜中浓度稍低，皮下脂肪、肌肉内浓度相近。

### （五）特殊人群

**1. 肝肾功能不全患者**　用法用量具体详见表 14-5。

表 14-5　肝肾功能不全患者用法用量

| 剂型 | 药品 | 肝功能不全 | 肾功能不全 |
|---|---|---|---|
| 口服制剂 | 对乙酰氨基酚缓释制剂、布洛芬缓释制剂、洛索洛芬、双氯芬酸肠溶制剂 | 严重肝功能不全的患者禁用 | 严重肾功能不全的患者禁用 |
| | 尼美舒利 | 禁用 | 严重肾功能不全的患者禁用 |
| | 美洛昔康 | 轻度和中度肝功能不全的患者无须降低剂量；严重肝功能不全的患者禁用 | 轻度至中度肾功能不全患者（即肌酐清除率大于 25ml/min）无须降低剂量；严重肾衰竭并透析的患者，剂量不应超过 7.5mg q.d. p.o.；未透析的重度肾功能不全的患者禁用 |
| 针剂 | 氟比洛芬酯 | 严重肝功能不全的患者禁用 | 严重肾功能不全的患者禁用 |
| | 氯诺昔康 | 中度肝功能不全的患者应考虑减少用药剂量；严重肝功能不全的患者禁用 | 轻中度肾功能损害患者，应考虑减少用药剂量；重度肾功能损害患者（血清肌酐 > 700μmol/L）禁用 |

**2. 老年患者** 60岁以上慎用布洛芬缓释制剂；对乙酰氨基酚和其他非选择性 NSAID 一般从低剂量开始给药，尤其是身体虚弱和低体重老年患者。由于外用制剂主要的不良反应为贴敷部位的皮肤症状，65岁以上的老年患者外用非选择性 NSAID 应密切注意贴敷部位的皮肤情况。

**3. 儿童** 详见表14-6。

表14-6 儿童用法用量

| 药品 | 使用建议 |
| --- | --- |
| 双氯芬酸肠溶制剂 | 不得用于1岁以下婴儿；由于50mg的肠溶片剂量较大，因此不建议14岁以下的儿童和青少年使用，但可以使用25mg的药物。1岁或1岁以上儿童和青少年0.5~2mg/kg，分2~3次服用 |
| 对乙酰氨基酚缓释制剂、布洛芬缓释制剂、双氯芬酸二乙胺乳胶剂 | 不推荐12岁以下儿童使用 |
| 尼美舒利口服制剂 | 禁止12岁以下儿童使用 |
| 美洛昔康口服制剂 | 禁止16岁以下儿童使用 |
| 氟比洛芬酯针剂 | 儿童不宜使用 |
| 氯诺昔康针剂 | 不推荐用于儿童和18岁以下青少年 |
| 洛索洛芬口服制剂 | 儿童禁用 |

**4. 孕妇及哺乳期妇女** 详见表14-7。

表14-7 孕妇及哺乳期妇女用法用量

| 剂型 | 药品 | 孕妇 | 哺乳期妇女 |
| --- | --- | --- | --- |
| 口服制剂 | 对乙酰氨基酚缓释制剂 | 慎用。妊娠分级B级 | 慎用。哺乳分级L1级 |
| | 布洛芬缓释制剂 | 禁用。妊娠分级B级，D级——如在妊娠晚期或临近分娩时用药 | 禁用。哺乳分级L1级 |
| | 美洛昔康 | 禁用。妊娠分级C级，D级——在妊娠晚期或临近分娩时用药 | 禁用。哺乳分级L3级 |
| | 洛索洛芬、尼美舒利 | 禁用 | 禁用 |
| | 双氯芬酸肠溶制剂 | 妊娠前六个月和最后三个月禁用。妊娠分级B级，D级——如在妊娠晚期或临近分娩时用药 | 禁用。哺乳分级L2级 |

续表

| 剂型 | 药品 | 孕妇 | 哺乳期妇女 |
|---|---|---|---|
| 针剂 | 氟比洛芬酯 | 妊娠晚期禁用。妊娠分级 B 级，D 级—如在妊娠晚期或临近分娩时用药 | 禁用。哺乳分级 L2 级 |
| | 氯诺昔康 | 妊娠早期、中期和分娩时不建议使用；妊娠晚期禁用 | 禁用 |
| 外用制剂 | 双氯芬酸二乙胺乳胶剂 | 禁用。妊娠分级 C 级 | 尚不确定。哺乳分级 L2 级 |
| | 洛索洛芬钠贴剂 | 当治疗的预期受益大于潜在风险时可使用 | 当治疗的预期受益大于潜在风险时可使用 |
| | 氟比洛芬凝胶贴膏 | 尚不确定 | 尚不确定 |

注：来源为说明书。

### （六）不良反应

口服制剂和针剂常见：头痛、腹痛、消化不良、腹泻、恶心、呕吐。少见：贫血、头晕、嗜睡、眩晕、血压升高、面色潮红、胃炎、口腔炎、便秘、胃肠胀气、嗳气、肝肾功能异常、血管性水肿、皮疹、瘙痒、水钠潴留、高钾血症。罕见：血细胞计数异常（包括白细胞计数变动）、白细胞减少、血小板减少、情绪变化、梦魇、结膜炎、视觉障碍、耳鸣、心悸、胃十二指肠溃疡、结肠炎、食管炎、中毒性表皮坏死松解症、Stevens-Johnson 综合征、荨麻疹。

外用制剂出现局部不良反应，通常为轻度、一过性的，常见不良反应包括过敏性或非过敏性皮炎如丘疹、皮肤发红、刺痛、水肿、瘙痒、小水疱、大水疱或鳞屑等。局部使用而导致全身不良反应的情况较少见，若将其用于较大范围皮肤长期使用，则可能出现全身不良反应。

### （七）禁忌证

1. 对辅料、对乙酰氨基酚、阿司匹林或其他非甾体抗炎药过敏者禁用。

2. 服用阿司匹林或其他非甾体抗炎药后诱发哮喘、荨麻疹或过敏反应的患者禁用。

3. 禁用于冠状动脉搭桥术（CABG）围手术期疼痛的治疗。

4. 严重心力衰竭者禁用。

5. 正在服用其他含有非甾体抗炎药或对乙酰氨基酚，包括特异性 COX-2 抑制剂的患者禁用，除非医师建议使用。

6. 既往有与使用非甾体抗炎药治疗相关的上消化道出血或穿孔史患者禁用。

7. 活动性或既往有消化性溃疡史，胃肠道出血或穿孔、脑血管出血或其他出血性疾病的患者禁用。

8. 严重血液学异常的患者（有可能引起血小板功能障碍，并使其恶化）。

以上，1～8 为口服制剂和针剂禁忌证，外用制剂禁忌仅 1～2。

### （八）药师提醒

**1. 有效性监护**

（1）非甾体抗炎药具有天花板效应，在增加剂量而疗效未随之改善时，应考虑其他治疗选择。

（2）外用制剂治疗肌肉、关节损伤，不得超过 2 周；治疗关节炎疼痛，一般不超过 3 周。

（3）不能经口服药的患者如能口服药物时，应停止静脉给药，改为口服给药。

**2. 安全性监护**

（1）长期用药时，应定期监测尿液、血液及肝肾功能、心功能等。

（2）非甾体抗炎药可能导致新发高血压或使已有的高血压症状加重，其中的任何一种都可导致心血管事件的发生率增加。高血压病患者应慎用 NSAID，在开始治疗和整个治疗过程中应密切监测血压。

（3）用药过程中可能出现头晕和 / 或嗜睡，应避免驾驶或操纵机器。

（4）氟比洛芬酯不可以肌内注射，且禁止与洛美沙星、诺氟沙星、依诺沙星合用，合用有导致抽搐发生的可能。

（5）外用制剂不得用于损伤或不完整的皮肤及黏膜表面，不得用于有湿疹或皮疹的部位。

## 第二节 阿片类镇痛药

### 一、弱阿片类镇痛药（磷酸可待因片）

#### （一）适应证
镇痛，用于中度以上的疼痛。

#### （二）用法用量及指南推荐

**1. 常见用法用量**　口服，成人常用量：一次 15～30mg，一日 30～90mg；极量：一次 100mg，一日 250mg。儿童常用量：一次 0.5～1mg/kg，一日 3 次。

**2. 指南推荐**

（1）《骨关节炎诊疗规范》：NSAID 不能充分缓解疼痛或有用药禁忌时，可考虑用弱阿片类镇痛药,这类药物耐受性较好而成瘾性小。

（2）《中国骨关节炎诊疗指南（2021 年版）》：在治疗 OA 进行药物选择时应谨慎使用弱阿片类镇痛药镇痛。

（三）药理作用机制

可待因是一种弱 μ 和 δ 阿片受体激动剂,没有直接镇痛作用,它是一种前体药物,经肝脏代谢为吗啡发挥镇痛作用,其镇痛作用为吗啡的 1/12～1/7,但强于一般解热镇痛药。

（四）PK/PD

口服后较易被胃肠吸收,主要分布于肺、肝、肾和胰。易于透过血脑屏障,又能透过胎盘。血浆蛋白结合率一般在 25% 左右。通过 CYP450 酶 CYP2D6 代谢,经肾排泄。CYP2D6 在不同种族之间和个体之间表现出多态性,慢代谢型个体将通过可待因给药获得降低或无镇痛作用;相反,快速代谢者在可待因给药后可能因更快速地产生吗啡而发生毒性。半衰期为 2.5～4 小时。镇痛起效时间为 30～45 分钟,在 60～120 分钟作用最强,持续时间为 4 小时。

（五）特殊人群

**1. 肝肾功能不全患者** 可待因需在肝脏中代谢为吗啡才能发挥其镇痛作用,肝功能不全,特别是重度肝功能不全患者,可待因无法转化为吗啡,其镇痛效果可下降至零,故在肝功能不全患者中禁用。

可待因和其主要代谢产物可待因 -6- 葡萄糖苷酸（C6G）（81%）是通过肾脏排泄的,在中重度肾功能不全患者中其血药浓度明显上升;除此之外,吗啡的代谢产物吗啡 -6- 葡萄糖苷酸（M6G）的蓄积会进一步增加在肾功能不全患者中应用可待因的危险性。鉴于目前可替代可待因的阿片类镇痛药种类较多,故临床上对肾功能不全的患者应当禁用。

**2. 儿童** 18 岁以下患者禁用。

**3. 孕妇及哺乳期妇女** 妊娠等级 C/D 级,可透过胎盘,使胎儿成瘾,引起新生儿的戒断症状如过度啼哭、打喷嚏、打呵欠、腹泻、呕吐等;分娩期可引起新生儿呼吸抑制。哺乳等级 L3,可自乳汁排出,哺乳期妇女禁用。

（六）不良反应

常见：心理变态或幻想;呼吸微弱、缓慢或不规则;心率或快或慢、异常。少见：惊厥、耳鸣、震颤或不能自控的肌肉运动;荨麻疹、瘙痒、皮疹或脸肿等过敏反应;精神抑郁和肌肉强直等。长期应用可引起依赖性,常用量引起依赖性的倾向较其他吗啡类药为弱,典型的症状为：鸡皮疙瘩、食欲减退、腹泻、牙痛、恶心呕吐、流涕、寒战、打喷嚏、打呵欠、睡眠障碍、胃痉挛、多汗、衰弱无力、心率增速、情绪激动或原因不明的发热。

### （七）禁忌证

1. 对可待因过敏的患者禁用。

2. 已知为 CYP2D6 超快代谢者禁用。

### （八）药师提醒

1. 仅用于急性（短暂的）中度疼痛的治疗，且只有当疼痛不能经非甾体抗炎药或对乙酰氨基酚缓解时使用，长期使用可引起依赖性。

2. 当出现头晕、嗜睡、不平静、精神错乱、瞳孔缩小如针尖、癫痫、低血压、心率过缓、呼吸微弱、神志不清等症状时，应警惕是否超量用药。

3. 用药期间需监测造血功能和肝、肾功能等。

4. 联合用药需谨慎，与抗胆碱药合用时，可加重便秘或尿潴留的不良反应；与美沙酮或其他吗啡类药合用时，可加重中枢性呼吸抑制作用；与肌肉松弛药合用时，呼吸抑制更为显著。

5. 服药期间不得驾驶机、车、船，从事高空作业、机械作业及操作精密仪器。

## 二、强阿片类镇痛药

### （一）适应证

强效镇痛药，用于缓解中到重度疼痛，手术前、后及术中等各种剧烈疼痛，复合麻醉的镇静用药，全身麻醉大手术的麻醉诱导和维持用药，镇痛泵用药等。

### （二）用法用量及指南推荐

**1. 常见用法用量** 用量应根据疼痛的严重程度、年龄及服用镇痛药史决定用药剂量，个体间可存在较大差异。具体详见表 14-8。

表 14-8 常用强阿片类镇痛药的用法用量

| 种类* | 用法用量 |
| --- | --- |
| 吗啡 | 普通片剂：口服，成人常用量一次 5～15mg，一日 15～60mg。极量：一次 30mg，一日 100mg<br>缓释制剂：整片吞服、不可掰开、碾碎或咀嚼。成人最初宜从 10mg 或 20mg q.12h. 开始，根据镇痛效果调整剂量，以及随时增加剂量，以达到缓解疼痛目的<br>针剂：①皮下注射，成人一次 5～15mg，一日 10～40mg；极量为一次 20mg，一日 60mg；②静脉注射，成人镇痛时常用量 5～10mg |
| 羟考酮 | 缓释制剂：整片吞服，不得掰开、咀嚼或研磨。初始用药剂量一般为 5mg q.12h.，后根据病情滴定剂量，直至理想镇痛 |

续表

| 种类* | 用法用量 |
|---|---|
| 芬太尼 | 针剂：主要用于手术麻醉镇痛、镇痛泵。成人麻醉前用药或手术后镇痛：肌内或静脉注射 0.000 7～0.001 5mg/kg；儿童镇痛：2～12 岁患儿 0.002～0.003mg/kg<br>外用：未使用过阿片类镇痛药的患者应以芬太尼透皮贴剂的最低剂量 25µg/h 为起始剂量。对于使用过阿片类镇痛药的患者，应将 24 小时口服或肠外给药剂量转换成相应芬太尼透皮贴剂剂量（等效换算见附表1） |
| 哌替啶 | 成人：肌内注射常用量一次 25～100mg，一日 100～400mg；极量一次 150mg，一日 600mg。静脉注射一次 0.3mg/kg 为限<br>手术后镇痛：硬膜外间隙注药，24 小时总用量 2.1～2.5mg/kg |
| 舒芬太尼、瑞芬太尼 | 主要用于手术麻醉镇痛、镇痛泵 |

注：*为已上市且北京积水潭医院常用的强阿片类镇痛药。

## 2. 指南推荐

（1）《普通外科围手术期疼痛管理上海专家共识（2020 版）》：临床医师应针对不同类型疼痛选择相应镇痛药物，如炎性疼痛可选用 NSAID，对于切口痛可选用阿片类镇痛药，内脏痛临床医师应可选用羟考酮。

PCA 中以患者自控硬膜外镇痛（patient controlled epidural analgesia，PCEA）和患者自控静脉镇痛（patient controlled intravenous analgesia，PCIA）的应用最广泛。PCEA 以 0.1% 布比卡因＋2µg/ml 芬太尼或 0.3µg/ml 舒芬太尼为例，采用 0.9% 生理盐水稀释至 250ml，镇痛泵参数设置为输注速率 2～5ml/h，单次给药剂量 2～5ml，锁定时间 10～20 分钟。PCIA 是全身性用药，不良反应较多，镇痛效果略差于 PCEA。具体见表 14-9，表 14-10。

（2）《患者自控镇痛治疗癌痛专家共识》：PCA 治疗癌痛推荐强阿片类镇痛药吗啡、氢吗啡酮（证据等级：B；推荐级别：强；共识度：97.06%）或芬太尼、舒芬太尼和羟考酮（证据等级：C；推荐级别：弱；共识度：82.35%）。PCA 治疗癌痛不推荐哌替啶、µ 受体部分激动剂或激动 - 拮抗剂（证据等级：B；推荐级别：强；共识度：100%）。详见表 14-11。

### 表 14-9 PCEA 中常用阿片类镇痛药及用法

| 阿片类镇痛药 | 负荷剂量 | 药物浓度/(µg·ml$^{-1}$) |
|---|---|---|
| 吗啡 | 1～2mg | 20～40 |
| 芬太尼 | 50～100µg | 2 |
| 舒芬太尼 | 10～20µg | 0.3～0.5 |

表 14-10　PCIA 中常用阿片类镇痛药的镇痛方案

| 阿片类镇痛药 | 单次给药剂量 | 锁定时间 /min |
| --- | --- | --- |
| 吗啡 | 0.5～2.5mg | 5～10 |
| 芬太尼 | 10～20μg | 4～10 |
| 羟考酮 | 0.2～0.4mg | 8～10 |
| 舒芬太尼 | 2～5μg | 6～10 |

表 14-11　PCA 初始滴定参数

| 药品名称 | Bolus 剂量 | 锁定剂量 | 1 小时最大剂量 |
| --- | --- | --- | --- |
| 吗啡 | 2～5mg | PCIA 10～15min<br>PCSA 20～30min | 可设定为 PCA 剂量的<br>2～4 倍 |
| 芬太尼 | 20～50μg | PCIA 5～10min<br>PCSA 10～15min | — |
| 舒芬太尼 | 2～5μg | PCIA 5～10min<br>PCSA 10～15min | — |
| 羟考酮 | 1～3mg | PCIA 5～10min<br>PCSA 10～20min | — |

注：Bolus 剂量，患者感觉疼痛时通过"自控按钮"单次给予的药物剂量。PCSA，患者自控皮下镇痛。

（3）《中国成人重症患者镇痛管理专家共识》：对创伤重症患者推荐使用阿片类镇痛药进行镇痛（中等质量证据，强推荐）。对多发性肋骨骨折的重症患者，硬膜外镇痛优于肋间神经阻滞镇痛（低质量证据，弱推荐）。

（4）《骨关节炎临床药物治疗专家共识》：阿片类镇痛药存在成瘾性、安全性等问题，不建议中度 OA 患者口服阿片类镇痛药；重度 OA 患者不建议长期使用，择期手术短期或围手术期酌情使用。

（5）《骨科常见疼痛管理临床实践指南（2018 版）》：对于创伤患者，明确诊断并当接受相应骨科治疗后仍存在疼痛，中重度疼痛镇痛效果不佳时，建议联合使用曲马多或低剂量阿片类镇痛药。依据患者疼痛程度，尽可能短时间用药。（A 级）。

对骨科围手术期疼痛，术前使用缓释长效剂型阿片类镇痛药者，可继续使用（D 级）。

慢性继发性骨骼肌肉痛中，疼痛控制不佳或有 NSAID 类药物慎用的患者可换用曲马多或低剂量阿片类镇痛药缓释制剂。阿片类镇痛药应从低剂量起始，逐渐加量，调整至最小有效剂量后持续治疗。阿片类镇痛药的选择应考虑其长期应用的剂量安全和药物滥用风险（B 级）。

### （三）药理作用机制

阿片类镇痛药的镇痛作用机制是多平面的，外周神经有阿片受体；可与位于脊髓背角胶状质（第二层）感觉神经元上的阿片受体结合，抑制 P 物质的释放，从而阻止疼痛传入脑内；也可作用于大脑和脑干的疼痛中枢，发挥下行疼痛抑制作用。阿片受体是经典的镇痛药物靶点，主要分为 μ 受体、κ 受体、δ 受体等。μ 受体最主要的镇痛效果是由 $μ_1$ 受体介导，阿片类镇痛药的恶心呕吐、呼吸抑制、瘙痒、便秘等不良反应可能与 $μ_2$ 受体有关。吗啡、羟考酮、芬太尼、舒芬太尼等均为 μ 阿片受体完全性激动剂，无天花板效应。

### （四）PK/PD

具体详见表 14-12。

表 14-12　强阿片类镇痛药的 PK/PD

| 药品 | 吸收 | 分布 | 代谢 | 排泄 |
|---|---|---|---|---|
| 吗啡 | 口服后胃肠道吸收快，首关消除明显，生物利用度为 25% | 吸收后有 1/3 与血浆蛋白结合 | 主要在肝内与葡糖醛酸结合 | 以代谢产物的形式经肾排泄，少量经乳腺排泄 |
| 羟考酮 | 经口服后，生物利用度为 60%～87%。口服控释片后出现双吸收时相：快吸收相释放总剂量的 38%，$t_{1/2}$ 为 37 分钟；慢吸收相释放余下的 62%，$t_{1/2}$ 为 6.7 小时 | 约有 45% 与血浆蛋白结合 | 肝代谢 | 肾排泄，代谢产物不具备药理活性。控释片的清除半衰期较短，口服后清除半衰期约为 4.5 小时 |
| 哌替啶 | 肌内注射发挥作用较快，10 分钟出现镇痛作用、持续 2～4 小时 | 血药浓度达峰时间 1～2 小时，可出现两个峰值。蛋白结合率 40%～60% | 主要经肝脏代谢，然后与葡糖醛酸形成结合型或游离型 | 经肾脏排出，尿液 pH 酸度大时，随尿排出的原型药和去甲基衍生物有明显增加 |
| 芬太尼 | 针剂静脉注射 1 分钟即起效，4 分钟达高峰，维持 30～60 分钟。肌内注射时 7～8 分钟发生镇痛作用，可维持 1～2 小时，生物利用度 67%。透皮贴经皮肤吸收后，72 小时绝对生物利用度可以达到 92% | 肌内注射蛋白结合率 80%。透皮贴 84% 的原型药可以与血浆蛋白结合 | 大部分在肝内代谢，代谢产物无生物活性 | 约 75% 药物以代谢产物形式、10% 以原型由尿排泄，约 9% 代谢产物由粪便排出。肌内注射消除 $t_{1/2}$ 约 3.7 小时 |

续表

| 药品 | 吸收 | 分布 | 代谢 | 排泄 |
|------|------|------|------|------|
| 舒芬太尼 | 产生临床效应较芬太尼快 | 与血浆蛋白结合率高,为92.5%,其亲脂性是芬太尼的2倍 | 在肝内经生物转化 | 随尿液和胆汁排出,以原型从尿中排出的舒芬太尼小于1%。舒芬太尼消除半衰期短,清除率高,故在组织中无明显蓄积现象 |
| 瑞芬太尼 | | 药代动力学符合三室模型:快速分布期半衰期1分钟,慢分布期半衰期6分钟,终末消除半衰期10～20分钟 | 主要在肝脏外经血液和组织中的非特异性酯酶水解代谢,其主要代谢产物为无生物活性的瑞芬太尼酸 | 经肾脏随尿排泄 |

## (五)特殊人群

**1. 肝肾功能不全患者** 用法用量见表14-13。

表14-13 肝肾功能不全患者的用法用量

| | 肝功能不全 | 肾功能不全 |
|------|------|------|
| 吗啡 | 谨慎应用,监测患者神志;在严重肝功能不全患者中给药间隔时间延长为原来的2倍 | GFR>50ml/min,正常给药剂量;GFR 10～50ml/min,正常给药剂量的50%～75%;GFR<10ml/min,正常给药剂量的25%～50% |
| 羟考酮 | 谨慎应用,监测毒副反应;在严重肝功能不全患者中起始剂量可调整为原来的1/2～2/3,随后滴定剂量可低至原来的1/3 | GFR>50ml/min,正常给药剂量;GFR 10～50ml/min,正常给药剂量的50%;GFR<10ml/min,禁用 |
| 芬太尼 | 无须调整剂量 | GFR>50ml/min,正常给药剂量;GFR 10～50ml/min,正常给药剂量的75%～100%;GFR<10ml/min,正常给药剂量的50% |
| 哌替啶 | 适当减量,不适宜长期用药 | 不适宜长期用药 |
| 瑞芬太尼 | 无须调整剂量 | 无须调整剂量 |

**2. 儿童** 吗啡慎用于婴幼儿,禁用于早产儿。羟考酮在 18 岁以下不推荐使用。如安全条件不具备,2 岁以下婴儿不应使用芬太尼针剂。瑞芬太尼对于 2～12 岁儿童用药与成人一致,2 岁以下儿童不推荐使用。

**3. 孕妇及哺乳期妇女** 见表 14-14。

表 14-14　孕妇及哺乳期妇女的用法用量

| 药品 | 孕妇 | 哺乳期妇女 |
|---|---|---|
| 吗啡 | 禁用。妊娠分级 C 级,D 级—如在临近分娩时长期、大量使用 | 禁用。哺乳期分级 L3 级 |
| 羟考酮 | 禁用 | 禁用 |
| 哌替啶 | 在产妇分娩镇痛时剂量酌减。妊娠分级 B 级,D 级—如在临近分娩时长期、大量使用 | 在哺乳期间使用时剂量酌减。哺乳期分级 L2 级,L3 级—产后早期使用 |
| 芬太尼 | 针剂慎用;透皮贴剂不能用于孕妇,除非根据医师的判断,其潜在的利益大于其危害。妊娠分级 C 级,D 级—如在临近分娩时长期、大量使用 | 针剂慎用;透皮贴剂不推荐使用。哺乳期分级 L2 级 |
| 舒芬太尼 | 禁用。妊娠分级 C 级,D 级—如在临近分娩时长期、大量使用 | 禁用 |
| 瑞芬太尼 | 不推荐在分娩期间或临产前使用;妊娠过程中只有当本品对胎儿利大于弊的情况下才可使用。妊娠分级为 C 级,D 级—如在临近分娩时长期、大量使用 | 慎用。哺乳期分级 L3 级 |

## (六) 不良反应

常见:便秘、恶心、呕吐、头晕、瘙痒、头痛、口干、多汗、思睡和乏力。少见:厌食、紧张、失眠、发热、精神错乱、腹泻、腹痛、血管舒张、消化不良、感觉异常、皮疹、焦虑、欣快、抑郁、呼吸困难、直立性低血压、寒战、恶梦、思维异常、呃逆。罕见:眩晕、抽搐、胃炎、定向障碍、面红、情绪改变、心悸(在戒断综合征的情况下)、幻觉、支气管痉挛、吞咽困难、嗳气、气胀、肠梗阻、味觉反常、激动、遗忘、张力过高、感觉过敏、张力过低、不适、肌肉不自主收缩、言语障碍、震颤、视觉异常、戒断综合征、闭经、性欲减退、阳痿、低血压、室上性心动过速、晕厥、脱水、水肿、外周性水肿、口渴、皮肤干燥、荨麻疹、变态反应、过敏性反应、类过敏性反应、瞳孔缩小和绞痛。可能发生排尿困难、胆道痉挛或输尿管痉挛。药物过量可能发生呼吸抑制。

## (七) 禁忌证

1. 阿片类药物过敏者禁用。

2. 呼吸抑制已显示发绀、颅内压升高和颅脑损伤、支气管哮喘、慢性阻塞性肺疾病、肺源性心脏病代偿失调、甲状腺功能减退、皮质功能不全、前列腺肥大、排尿困难及严重肝肾功能不全、休克尚未纠正控制前、高碳酸血症、低血容量症、中毒性腹泻、炎性肠梗阻等患者禁用。

3. 禁止与单胺氧化酶抑制剂合用（14 日内不得使用）。

4. 羟考酮缓释制剂手术前或手术后 24 小时内不宜使用。

5. 芬太尼和舒芬太尼针剂禁用于重症肌无力患者。

6. 舒芬太尼禁用于急性肝卟啉症。

7. 瑞芬太尼制剂中含有甘氨酸，禁用于硬膜外和鞘内给药。

8. 芬太尼透皮贴剂禁用于：轻度疼痛，急性或间歇性疼痛，术后疼痛或用于需要短期使用阿片类镇痛药的患者。禁用于 40 岁以下非癌性慢性疼痛患者（艾滋病、截瘫患者疼痛治疗不受年龄及疼痛病史的限制）。

### （八）药师提醒

1. 阿片类镇痛药中毒解救，可采用人工呼吸、给氧、给予升压药提高血压，β 受体拮抗剂减慢心率，补充液体维持循环功能。静脉注射阿片受体拮抗剂纳洛酮 0.005～0.01mg/kg，成人 0.4mg。必要时，间隔 2～3 分钟重复给药，或将纳洛酮 2mg 溶于 500ml 生理盐水或 5% 葡萄糖（0.004mg/ml），静脉滴注。

2. 用药初期可能出现头晕、恶心、呕吐等不良反应，若不严重且患者可耐受，则不必停药，随着用药时间延长可逐渐好转并耐受。

3. 便秘是最常见的不良反应，发生率高且不耐受，同时随剂量增加便秘程度也逐渐加重。可同时使用通便药物，如润滑性药物、容积性药物、渗透性药物以及大便软化剂等。

4. 阿片类缓控释剂型或透皮给药的方式，按时用药可以避免出现过高的峰值血药浓度，从而减少中毒和发生成瘾的危险。

5. 当患者因病情变化，长效（阿片类）药物剂量不足，或发生暴发性疼痛时，立即给予短效阿片类药解救，解救剂量为前 24 小时用药总量的 10%～20%。每日短效阿片类药解救用药次数大于 2 次时，应当考虑将前 24 小时解救用药换算成长效阿片类药按时给药。暴发痛的处理应使用纯阿片受体激动剂，不推荐使用复方制剂、哌替啶等。

6. 吗啡对血清碱性磷酸酶、谷丙转氨酶（glutamic-pyruvic transaminase，GPT）、谷草转氨酶（glutamic-oxaloacetic transaminase，GOT）、胆红素等肝功能的测定有一定影响，故应停药 24 小时以上方可进行以上项目测定，以防可能出现假阳性。

7. 哌替啶在体内代谢为去甲哌替啶，具有中枢神经毒性，半衰期约是哌替啶的 10 倍，大剂量重复使用或连续输注必然造成去甲哌替啶的积聚，出现震颤、抽搐、癫痫发作等中枢性毒性反应。哌替啶不宜用于 PCA，特别不能做皮下 PCA。

8. 在推荐剂量下，芬太尼、舒芬太尼、瑞芬太尼能引起肌肉强直。肌肉强直的发生与给药剂量和给药速率有关，因此，单剂量注射时应缓慢给药，提前使用肌肉松弛药可防止肌肉强直的发生。

9. 芬太尼贴剂用药部位和周围区域不得直接暴露于外部热源，例如加热垫或电热毯、加热灯或烤灯、日光浴、热水浴、桑拿浴、热管和热水床。热暴露可导致芬太尼吸收增加，引起药物过量和死亡。发热患者或剧烈运动导致体温升高也具有芬太尼暴露量增加的风险，可能需调整用药剂量。

## 三、激动－拮抗剂和部分激动剂

### （一）适应证
用于需要使用阿片类镇痛药治疗的各种疼痛，如创伤性疼痛、术后疼痛，也可用于手术前或麻醉前给药，作为外科手术麻醉的辅助用药。

### （二）用法用量及指南推荐
**1. 常见用法用量**　具体详见表 14-15。

表 14-15　常用激动 - 拮抗剂和部分激动剂的用法用量

| 种类* | 用法用量 |
| --- | --- |
| 地佐辛 | 肌内注射：推荐成人单剂量为 5～20mg，必要时每 3～6 小时给药一次，最高剂量 20mg/ 次，一日最多不超过 120mg<br>静脉注射：初剂量为 5mg，以后每 2～4 小时静脉注射 2.5～10mg |
| 喷他佐辛 | 皮下、肌内注射或静脉给药，一次 30mg，必要时每 3～4 小时一次。静脉给药时用注射用水稀释且滴速不超过 5mg/min，一日最大剂量不超过 240mg |
| 布托啡诺 | 静脉注射：通常推荐单次静脉注射 1mg，必要时每 3～4 小时重复一次。根据疼痛的程度，有效剂量范围为 0.5～2mg，每 3～4 小时重复一次<br>肌内注射：通常推荐患者单次肌内注射 2mg，保持横卧，以防困倦或头晕发生。必要时每 3～4 小时重复一次<br>患者静脉自控给药：中、小手术术后镇痛，在手术结束前 30 分钟，静脉注射负荷量 0.5～1mg，手术结束后将 8～12mg 加入 100ml 生理盐水中，每小时 2ml，术后持续 48 小时；大手术术后镇痛，如需与其他镇静药或镇痛药联合应用，给药剂量应适当减低 |
| 丁丙诺啡贴剂 | 每贴使用 7 日。18 岁及以上患者：初始剂量应为 5μg/h。在所用剂量达到最大的有效性之前 3 日，不能增加剂量，随后的剂量增加应以对补充性止痛药的需求和患者对贴剂的止痛效果的反应为基础。无论何种剂量的丁丙诺啡透皮贴剂，每次最多同时使用两贴 |

注：* 为已上市且北京积水潭医院常用的激动 - 拮抗剂和部分激动剂。

**2. 指南推荐**

（1）《地佐辛术后镇痛专家建议（2018）》：地佐辛可用于短小手术（包括门诊手术）术中和术后镇痛，一般采取术前或术中给药，并根据术中用药情况和创伤程度决定使用剂量。对于中、大手术需使用多模式镇痛。在手术结束前10～20分钟，静脉注射地佐辛5mg作为负荷量，手术结束后每2～4小时间断缓慢静脉注射地佐辛2.5～10mg，持续48小时。也可将地佐辛0.8mg/kg加入100ml生理盐水持续静脉泵注，其间如有突发痛，可静脉注射地佐辛2～4mg或其他镇痛药物。

（2）《酒石酸布托啡诺镇痛专家共识》：在手术结束前30分钟，静脉注射0.5～1mg作为负荷剂量，手术结束后每4～6小时间断静脉注射1～2mg，持续24～48小时，或8～12mg加入100ml等渗生理盐水持续输注48小时，如有突发痛，静脉注射0.2mg。

（3）《骨科常见疼痛管理临床实践指南（2018版）》：对骨科术后慢性疼痛或慢性创伤性疼痛，若为单纯神经病理性疼痛可使用普瑞巴林等治疗（A级），效果不佳时可联合或换用曲马多或丁丙诺啡外用剂等（B级）。若为混合性疼痛可短期使用NSAID类药物，效果不佳时可换用曲马多或丁丙诺啡外用剂等，但需要注意长期用药安全（B级）。

**（三）药理作用机制**

地佐辛、喷他佐辛、布托啡诺是阿片受体激动-拮抗剂药，主要激动κ受体，对δ受体有一定激动作用，对μ受体有不同程度的拮抗作用。丁丙诺啡作用于μ阿片受体，是阿片类部分激动剂，对κ阿片受体具有拮抗作用。

**（四）PK/PD**

地佐辛可完全快速吸收，肌内注射10mg达峰时间为10～90分钟，5分钟内静脉注射10mg，平均终末半衰期为2.4小时。剂量超过10mg时，呈非线性代谢。大部分由尿排泄，其中有1%为原型药。

喷他佐辛肌内注射后15分钟血浆浓度达高峰，静脉注射后2～3分钟血浆浓度达高峰，$t_{1/2}$约为2小时。主要在肝脏代谢，经肾脏排泄。24小时约排出总量的60%。

布托啡诺肌内注射后很快吸收，在20～40分钟达到血浆峰浓度经过初始的吸收/分布阶段后，单次静脉注射与肌内注射的药代动力学相似。在不大于7ng/ml的浓度范围内血清蛋白结合与浓度无关，结合率约为80%。主要在肝脏被代谢，通过尿液和粪便排泄进行消除。

丁丙诺啡从贴剂部位通过皮肤扩散，每一片贴剂可稳定释放丁丙诺啡达7日。首次用药后即可达到稳态。去除丁丙诺啡透皮贴剂后，丁丙诺啡的浓度有所下降,在 12 小时内约下降 50%。与血浆蛋白的结合率约为 96%。通过肝脏代谢消除(在皮肤中的代谢可以忽略不计),随后经胆汁、肾脏排泄可溶性的代谢产物。

（五）特殊人群

**1. 肝肾功能不全患者**　用法用量见表 14-16。

表 14-16　肝肾功能不全患者的用法用量

| | 肝功能不全 | 肾功能不全 |
|---|---|---|
| 地佐辛 | 应低剂量使用 | 应低剂量使用 |
| 喷他佐辛 | 慎用 | 慎用 |
| 布托啡诺 | 初始给药剂量为推荐剂量的一半（静脉注射:通常推荐单次静脉注射 0.5mg;肌内注射:通常推荐患者单次肌内注射 1mg),应该根据患者的反应确定重复给药的间隔时间,而不是固定的间隔,但一般时间间隔不少于 6 小时 | 初始给药剂量为推荐剂量的一半（静脉注射:通常推荐单次静脉注射 0.5mg;肌内注射:通常推荐患者单次肌内注射 1mg),应该根据患者的反应确定重复给药的间隔时间,而不是固定的间隔,但一般时间间隔不少于 6 小时 |
| 丁丙诺啡贴剂 | 慎用 | 无须进行特殊的剂量调整 |

**2. 儿童**　喷他佐辛用量应低于常用量。不建议 18 岁以下患者使用地佐辛、丁丙诺啡贴剂。布托啡诺禁用于 18 岁以下人群。

**3. 孕妇及哺乳期妇女**　喷他佐辛、布托啡诺的妊娠分级均为 C 级;D 级——如在临近分娩时长期、大量使用。丁丙诺啡贴剂妊娠分级均为 C 级。

喷他佐辛哺乳期分级 L3 级。布托啡诺、丁丙诺啡贴剂哺乳期分级 L2 级。

孕妇慎用地佐辛、喷他佐辛、布托啡诺,只有潜在利益大于对胎儿的潜在风险时使用。禁用丁丙诺啡贴剂。

哺乳期妇女慎用喷他佐辛、布托啡诺,使用时需权衡利弊。不推荐使用地佐辛。禁用丁丙诺啡贴剂。

**4. 老年人**　老年人使用地佐辛、喷他佐辛、布托啡诺,应减少最初剂量（如减半),随后剂量个体化。丁丙诺啡贴剂在老年人中无须进行剂量调整。

（六）不良反应

最常见:嗜睡、眩晕、头痛、恶心和 / 或呕吐。常见:无力、热感;血管舒张、心悸;厌食、便秘、口干、胃痛;焦虑、精神错乱、欣快感、漂浮感、失眠、神经过敏、感觉异常、震颤;支气管炎、咳嗽、呼吸困难、鼻衄、鼻充血、鼻刺激、咽炎、鼻炎、鼻窦出血、鼻窦炎、上呼吸道感染;出汗/湿冷、瘙痒;视力模糊、耳痛、耳鸣、味觉异常。少见:低血压、晕厥;异梦、激动、焦虑、幻觉、敌意、药物戒断症状;皮疹/荨麻疹;排尿障碍。

### (七)禁忌证

1. 阿片类药物过敏者禁用。

2. 喷他佐辛禁用于中毒性腹泻;急性呼吸抑制,通气不足;遇有血液病或血管损伤出现凝血异常时,以及须作穿刺的局部有炎症时,不得作硬膜外或蛛网膜下隙给药,戒断时由此给药也并不能使症状改善或减轻。

3. 布托啡诺禁用于依赖那可丁的患者。

4. 丁丙诺啡贴剂禁用于:阿片类镇痛药依赖的患者和麻醉药的替代治疗;呼吸中枢和功能严重受损或可能出现这种情况的患者;对正在使用单胺氧化酶抑制剂或在前两周内使用过单胺氧化酶抑制剂的患者;肌无力的患者;震颤性谵妄的患者。

### (八)药师提醒

1. 给药过程中应监测呼吸和循环等有关指标,其中以呼吸最为重要,硬膜外或蛛网膜下腔给药后,呼吸的随访监测至少12小时左右,以便及早发现呼吸抑制。

2. 与其他阿片类镇痛药、普通麻醉剂、镇静药、催眠药或其他中枢神经系统抑制剂(包括酒精)联用时会产生叠加作用。因此,联合治疗时,一种或全部药物的剂量都应减少。

3. 和其他阿片类镇痛药一样,长期使用可能导致躯体依赖性。戒断症状(戒断综合征)出现时,通常是轻度的,在2日后开始,可能持续到2周。

4. 用药后发生困倦或头晕可能性较大,且持续时间不同。因此给药后不宜驾驶或操作危险的机器。

5. 地佐辛含有焦亚硫酸钠,硫酸盐对于某些易感者可能引起致命性过敏反应和严重哮喘。

6. 丁丙诺啡贴剂用药部位和周围区域不得直接暴露于外部热源,例如加热垫或电热毯、加热灯或烤灯、日光浴、热水浴、桑拿浴、热管和热水床。热暴露可导致吸收增加,引起药物过量和死亡。发热患者或剧烈运动导致体温升高也具有暴露量增加的风险,可能需调整用药剂量。

## 第三节 局部麻醉药

### 一、布比卡因

**（一）适应证**

用于局部浸润麻醉、外周神经阻滞和椎管内阻滞。

**（二）用法用量及指南推荐**

**1. 常见用法用量**

（1）臂丛神经阻滞：0.25% 溶液，20～30ml（50～75mg）或 0.375% 溶液，20ml（50～75mg）。

（2）骶管阻滞：0.25% 溶液，15～30ml（37.5～75.0mg）或 0.5% 溶液，15～20ml（75～100mg）。

（3）硬脊膜外间隙阻滞：0.25%～0.375%（10～20ml）的溶液可以镇痛，0.5%（10～20ml）的溶液用于一般腹部手术等。

（4）局部浸润：单次总用量一般以 175～200mg（0.25%，70～80ml）为限，24 小时内分次给药，一日极量 400mg。

（5）交感神经节阻滞：单次总用量 50～125mg（0.25%，20～50ml）。

（6）蛛网膜下腔阻滞：常用量 5～15mg，并加 10% 葡萄糖成高密度液或脑脊液稀释成近似等高密度液。

**2. 指南推荐**

（1）《成人手术后疼痛处理专家共识》：布比卡因作用时间长，价格低，广泛用于手术后镇痛，但药物过量易导致中枢神经系统和心脏毒性。硬膜外 PCA（PCEA）：常采用低浓度布比卡因复合芬太尼、吗啡、布托啡诺，如舒芬太尼 0.3～0.6μg/ml 与 0.05%～0.1% 布比卡因外周神经阻滞能达到镇痛而对运动功能影响轻，较适合于需功能锻炼的下肢手术。外周神经阻滞 PCA（PCNA）：布比卡因常规浓度 0.1%～0.2%。

（2）《围手术期目标导向全程镇痛管理中国专家共识（2021 版）》：用于局部浸润麻醉或区域 / 外周神经阻滞的局部麻醉药（简称局麻药）提倡使用长效剂型如布比卡因缓释脂质体注射液。

（3）《外周神经阻滞并发症防治专家共识》：各类局麻药的肌肉毒性存在差异性。布比卡因毒性最大，罗哌卡因次之，利多卡因毒性最低。为预防局麻药的肌肉细胞毒性，应避免使用高浓度局麻药，一般将布比卡因浓度控制在 0.375% 以下。连续神经阻滞时使用较低浓度局麻药，并尽量缩短使用时间,超过 48 小时肌肉毒性反应风险会增加。

**（三）药理作用机制**

布比卡因为长效酰胺类局麻药,其麻醉时间比盐酸利多卡因长 2～3 倍,弥散度与盐酸利多卡因相仿。对循环和呼吸的影响较小,对组织无刺激性,不产生高铁血红蛋白,常用量对心血管功能无影响,用量大时可致血压下降、心率减慢,对 β 受体有明显的拮抗作用。

**（四）PK/PD**

0.25%～0.5% 溶液引起局麻的时间一般为 4～10 分钟,0.75% 溶液起效较之略快。用其 0.5% 溶液加肾上腺素作硬膜外阻滞麻醉,作用可维持 5 小时。布比卡因血浆蛋白结合率约为 95%。大部分经肝脏代谢,经肾脏排泄,仅约 5% 以原型随尿排出。

**（五）特殊人群**

（1）肝功能不全患者建议减少剂量。关节镜手术患者,滑膜手术后,建议将剂量减少到 2mg/kg 或总剂量 150mg,以较小的剂量为准。

（2）老年患者:未进行老年患者相关试验,无可靠参考文献。

（3）儿童:12 岁以下儿童慎用。局部浸润麻醉儿童用 0.1% 浓度。

（4）孕妇及哺乳期妇女:妊娠分级 C 级,哺乳分级 L2 级。

未进行孕妇及哺乳期妇女相关试验,无可靠参考文献。

FDA 黑框警告:不建议将 0.75% 浓度的布比卡因注射液用于产科。曾有报道,产科患者使用布比卡因进行硬膜外麻醉时出现难以复苏的心搏骤停或死亡。

**（六）不良反应**

（1）少数患者可出现头痛、恶心、呕吐、尿潴留及心率减慢等。如果出现严重不良反应,可静脉注射麻黄碱或阿托品。

（2）使用时不得过量,过量可导致高血压、抽搐、心搏骤停、呼吸抑制及惊厥。

（3）过量或误入血管可产生严重的毒性反应,一旦发生心肌毒性几乎无复苏希望。

**（七）禁忌证**

对布比卡因过敏的患者。

**（八）药师提醒**

（1）有效性监护:进行麻醉或术后镇痛评估,尽可能使用低的剂量达到充分的麻醉或者镇痛效果,在实施时强调个体化治疗。

（2）安全性监护:布比卡因毒性较利多卡因大 4 倍,在用药过程中需尤其关注其心脏毒性,注意监测血压、心率、呼吸以及有无惊厥发生。

注意与碱性药物配伍会产生沉淀失去作用。

## 二、罗哌卡因

### (一)适应证

用于区域阻滞麻醉和硬膜外麻醉;也可用于区域阻滞镇痛,如硬膜外术后镇痛。

### (二)用法用量及指南推荐

**1. 常见用法用量** 区域阻滞麻醉和硬膜外麻醉:0.5%~1% 溶液。一次最大剂量为 200mg。区域阻滞镇痛:0.2% 溶液。罗哌卡因的推荐剂量见表 14-17。

表 14-17　罗哌卡因的推荐剂量

| | 浓度 / ( mg·ml$^{-1}$ ) | 容量 /ml | 总剂量 /mg |
|---|---|---|---|
| **外科手术麻醉** | | | |
| **腰椎硬膜外给药** | | | |
| 　外科手术 | 7.5 | 15~25 | 113~188 |
| | 10.0 | 15~20 | 150~200 |
| 　剖腹手术 | 7.5 | 15~20 | 113~150 |
| **胸椎硬膜外给药** | | | |
| 　为术后镇痛建立阻滞 | 7.5 | 5~15 | 38~113 |
| **蛛网膜下腔给药** | | | |
| 　外科手术 | 5.0 | 3~5 | 15~25 |
| **区域阻滞** | | | |
| 　(例如末梢神经阻滞和浸润麻醉) | 7.5 | 1~30 | 7.5~225 |
| **急性疼痛控制** | | | |
| **腰椎硬膜外给药** | | | |
| 　单次给药量 | 2.0 | 10~20 | 20~40 |
| 　追加剂量(足量)(最小间隔30分钟) | 2.0 | 10~15 | 20~30 |
| **腰椎硬膜外给药** | | | |
| 　持续滴注(如阴道分娩镇痛和术后镇痛) | 2.0 | 6~14ml·h$^{-1}$ | 12~28mg·h$^{-1}$ |
| **胸椎硬膜外给药** | | | |
| 　持续滴注(如术后镇痛) | 2.0 | 4~8ml·h$^{-1}$ | 8~16mg·h$^{-1}$ |
| **区域阻滞** | | | |
| 　(如末梢神经阻滞和浸润麻醉) | 2.0 | 1~100 | 2~200 |

**2. 指南推荐**

（1）《成人手术后疼痛处理专家共识》：罗哌卡因的显著特点是"运动感觉分离"即产生有效镇痛的低药物浓度（0.062 5%～0.15%）对运动神经阻滞作用相对较弱，同时其毒性低于布比卡因和左旋布卡因。硬膜外 PCA（PCEA）：常采用低浓度罗哌卡因复合芬太尼、吗啡、布托啡诺，如 0.3～0.6μg/ml 舒芬太尼与 0.062 5%～0.125% 罗哌卡因外周神经阻滞能达到镇痛而对运动功能影响轻，较适合于需功能锻炼的下肢手术。外周神经阻滞 PCA（PCNA）：罗哌卡因常规浓度为 0.15%～0.25%。

（2）《围手术期目标导向全程镇痛管理中国专家共识（2021 版）》：术中局部注射镇痛药物具有全身系统性不良反应少的优点，且镇痛效果显著，目前局部用药配方还没有统一标准，多采用组合给药的方法。如膝关节置换术中"鸡尾酒"方案为罗哌卡因 100mg、吗啡 5mg 和肾上腺素 10μg，可提供优良且持久的镇痛效果。

（3）《外周神经阻滞并发症防治专家共识》：为预防局麻药的肌肉细胞毒性，应避免使用高浓度局麻药物，罗哌卡因浓度控制在 0.5% 以下。

**（三）药理作用机制**

罗哌卡因为长效酰胺类局麻药，其作用机制与普鲁卡因类的其他药物相同。0.2% 浓度时对感觉神经阻滞作用较好，几乎无阻滞运动神经的作用；0.75% 浓度时则可阻滞运动神经。罗哌卡因的脂溶性大于利多卡因而小于布比卡因，其麻醉强度为普鲁卡因的 8 倍。

**（四）PK/PD**

硬膜外注射后，其吸收呈双相性，快相和慢相的半衰期分别为 14 分钟和 4 小时。双侧肋间神经阻滞时，其吸收入血速度较硬膜外注射为快。罗哌卡因主要在肝脏代谢，代谢物有局麻作用，但较弱。

**（五）特殊人群**

（1）肝功能不全患者：罗哌卡因在肝脏代谢，但尚无用于伴有严重肝病患者的临床研究或药代动力学研究。

（2）肾功能不全患者：通常情况下，肾功能不全患者如用单一剂量或短期治疗不需要调整用药剂量。慢性肾功能不全伴有酸中毒及低蛋白血症，发生全身性中毒的可能性增大，需重点关注。

（3）老年患者：老年患者肝脏、肾脏或心脏功能降低以及伴随疾病的可能性更大，因此剂量选择要小心，从剂量范围的最小值开始，同时检测肾功能会有帮助。

（4）儿童：因在该人群当中相关药物的有效性和安全性并未确定或清晰，因此药品说明书中不建议应用于 12 岁以下的儿童。

（5）孕妇及哺乳期妇女：妊娠分级 B 级，哺乳分级 L2 级。

孕妇：除了产科使用罗哌卡因进行硬膜外麻醉以外，尚缺乏在孕妇中使用的足够数据。动物实验并未显示出本品对怀孕、胚胎 / 胎儿发育、分娩及出生后发育有直接或间接性损害。

哺乳期妇女：在人乳中罗哌卡因或其代谢物的分泌状况未曾研究。根据大鼠实验中乳汁 / 血浆浓度的比值，估计幼鼠日摄入量为其母鼠剂量的 4%。假设在人类乳汁 / 血浆浓度比值与大鼠相同，则母乳哺育的婴儿所摄入罗哌卡因的量较妊娠时在孕妇子宫中接受的剂量要低得多。

### （六）不良反应

十分常见：恶心、低血压；常见：体温升高、僵直、背痛、心动过缓、心动过速、高血压、感觉异常、头晕、头痛、呕吐、尿潴留；偶见：低体温、晕厥、焦虑、中枢神经系统毒性症状（如惊厥、癫痫发作、听觉过敏等）；罕见：过敏反应（最严重的情况是过敏性休克）、心搏停止、心律不齐等。

严禁误入血管。过量或误入血管可引起中枢神经系统和心血管系统中毒症状，必须紧急处理。

### （七）禁忌证

对罗哌卡因或任何酰胺类局麻药过敏的患者。

### （八）药师提醒

（1）有效性监护：进行麻醉或术后镇痛评估，尽可能使用低的剂量达到充分的麻醉或者镇痛效果，在实施时强调个体化治疗。

（2）安全性监护：罗哌卡因血药浓度过高时，对中枢神经系统有抑制和兴奋双相作用，对心血管系统有抑制心传导和心肌收缩力作用，用药期间注意监测血压、心率和中枢神经系统毒性反应（惊厥、意识障碍等）。注意与其他局麻药或酰胺类麻药结构相似药物（如 I$_B$ 类抗心律失常药物）等可增加毒性作用药物合用时的相互作用。

## 第四节　其　他

### 一、曲马多

#### （一）适应证

中度至重度疼痛。

### （二）用法用量及指南推荐

**1. 常见用法用量** 单次剂量：成人及 12 岁以上患者，静脉注射 50～100mg，缓慢注射或稀释于输液中滴注；肌内注射 50～100mg；皮下注射 50～100mg。一般情况下每日剂量不超过 400mg，但在治疗癌性疼痛和重度术后疼痛时，可使用更高的日剂量。

**2. 指南推荐**

（1）《成人手术后疼痛处理专家共识》：曲马多用于手术后镇痛，等剂量曲马多和哌替啶作用几乎相当，与对乙酰氨基酚、NSAID 合用有协同效应。手术后镇痛，曲马多的推荐剂量是手术结束前 30 分钟静脉注射 1.5～3mg/kg，手术后患者自控镇痛每 24 小时剂量为 300～400mg，冲击剂量不低于 20～30mg，锁定时间 5～6 分钟。术中给予负荷量的目的是使血药浓度在手术结束时已下降，从而减轻手术后恶心、呕吐等并发症。

（2）《周围神经病理性疼痛诊疗中国专家共识》：曲马多是痛性糖尿病周围神经病变（painful diabetic peripheral neuropathy，pDPN）和肿瘤相关性神经病理性疼痛二线或三线推荐药物。对于周围神经病理性疼痛（peripheral neuropathic pain，pNP），曲马多起始剂量为 25～50mg/d，维持剂量为 200～400mg/d。

（3）《癌症疼痛诊疗规范（2018 年版）》：曲马多注射液用于癌痛推荐用法用量同曲马多常规用法用量。

### （三）药理作用机制

曲马多为中枢性镇痛药，有两种异构体，即（+）- 曲马多和（-）- 曲马多。前者及其代谢产物是 μ 受体的激动剂，两者又分别抑制去甲肾上腺素的再摄取以及促进 5- 羟色胺的释放。曲马多作用强度为吗啡的 1/10～1/8。与吗啡相比，镇痛剂量的曲马多在较宽的范围内无呼吸抑制作用。

### （四）PK/PD

无论以何种方式给药，曲马多清除半衰期约为 6 小时。在年龄超过 75 岁的老年人中，清除半衰期延长，延长因子约为 1.4。曲马多及其代谢产物几乎完全经肾脏排出，给药剂量的 90% 由尿排出，在肝肾功能受损的患者中半衰期稍微延长。在治疗剂量范围内，药代动力学为线性，其血药浓度与镇痛效果间的关系为剂量依赖性。

### （五）特殊人群

（1）肝肾功能不全患者：酌情减量使用或延长给药时间间隔。

（2）老年患者：急性疼痛时，只单次或数次使用盐酸曲马多，因此无须调整剂量。年龄超过 75 岁的老年患者药物清除时间可能延长，因此应根据个体需要延长给药间隔时间。

（3）儿童：1～11 岁儿童的单次剂量为 1～2mg/kg。每日总剂量不应超过 8mg/kg 或 400mg，两者中以较低者为准。1 岁以下儿童不适用。

（4）孕妇及哺乳期妇女：妊娠分级 C 级，哺乳分级 L3 级。

孕妇：曲马多可以通过胎盘。用于妊娠的安全性尚无充分证据，有报道显示在妊娠期间长期使用曲马多可能引起新生儿戒断综合征、新生儿癫痫发作等，因此不能用于孕妇。

分娩前及分娩期间使用曲马多，不会影响子宫收缩。

哺乳期妇女：哺乳期使用曲马多，约有 0.1% 的剂量进入乳汁，可能导致母乳喂养的婴儿发生严重不良反应的风险，因此哺乳期不应使用曲马多，单次应用无须中断哺乳。

## （六）不良反应

（1）十分常见：恶心和眩晕；常见：头痛、困倦、嗜睡、呕吐、便秘、口干、出汗、乏力等；罕见：幻觉、精神错乱、失眠、感觉异常、癫痫样惊厥、癫痫发作、抽搐、意识障碍、发绀、呼吸抑制、肌无力、排尿困难、寒战、发热等。

（2）使用曲马多的患者，可能发生成瘾、滥用和误用的风险，严重者可致用药过量和死亡。

## （七）禁忌证

（1）对曲马多或其赋形剂或阿片类物质过敏者。酒精、镇静剂、安眠药、麻醉剂、中枢镇痛剂、阿片类或精神类药物急性中毒的患者禁用，曲马多可加重这些患者的中枢系统、呼吸系统抑制。

（2）有严重呼吸抑制、严重脑损伤、意识模糊、急性或严重支气管哮喘者（无复苏设备或未进行监测）。

（3）已知或疑为胃肠道梗阻者，包括麻痹性肠梗阻。

（4）不宜用于正在接受单胺氧化酶（monoamine oxidase，MAO）抑制剂治疗或在过去的 14 日内已服用过上述药物的患者。

（5）不能用于经治疗未能充分控制的癫痫患者。

（6）不能用于戒毒的药物替代治疗。

## （八）药师提醒

（1）有效性监护：进行镇痛效果评估，尽可能使用低的剂量达到充分的镇痛效果。

（2）安全性监护：使用曲马多可能发生严重的、威胁生命的或致死性的呼吸抑制。在使用曲马多初期或剂量增大时，应密切监测呼吸抑制等不良反应。长期使用曲马多可能引起耐受及精神和躯体依赖，对于有药物滥用和依赖倾向的患者，尽量短期使用。

## 二、加巴喷丁

### （一）适应证

用于成人疱疹后神经痛的治疗。根据指南和专家共识推荐，在骨科临床实践中，也用于幻肢痛和术后疼痛等。

### （二）用法用量及指南推荐

**1. 常见用法用量** 第一日一次性服用加巴喷丁 0.3g，第二日服用 0.6g，分两次服完；第三日服用 0.9g，分三次服完。随后，根据缓解疼痛的需要，逐渐增加剂量至每日 1.8g，分三次服用。在国外临床研究中，在每日 1.8～3.6g 剂量范围内其疗效相当，每日超过 1.8g 的剂量未显示出更多益处。两次服药之间的间隔时间最长不能超过 12 小时。

**2. 指南推荐**

（1）《中国带状疱疹诊疗专家共识（2022 版）》：加巴喷丁为带状疱疹后神经痛的一线治疗药物，推荐起始剂量为 300mg/d，逐渐增加至最适剂量，常用有效剂量为 900～1 800mg/d。

（2）《周围神经病理性疼痛诊疗中国专家共识》：加巴喷丁是周围神经病理性疼痛（pNP）的一线推荐药物，推荐起始剂量 100～300mg/d，维持剂量 1 200～3 600mg/d。加巴喷丁需要数周缓慢滴定至有效剂量，呈非线性药代动力学特征，生物利用度随剂量升高而降低。

（3）《成人手术后疼痛处理专家共识》：加巴喷丁是 $\alpha_2$、$\delta$ 受体拮抗剂。术前口服加巴喷丁（900～1 200mg）对手术后镇痛和预防中枢外周敏化形成有重要作用，同时可减少阿片类镇痛药用量。

### （三）药理作用机制

加巴喷丁为第一代钙离子通道调节剂，通过调节电压门控钙通道 $\alpha_2$-$\delta$ 亚基，阻断电压依赖性钙通道，减少神经递质的释放，从而减轻疼痛。

### （四）PK/PD

口服易吸收，2～3 小时达峰浓度，为 2～7μg/ml。生物利用度与剂量有关，口服单剂量为 300mg 时，生物利用度为 60%，但剂量增加，生物利用度反而降低。广泛分布于全身，在胰腺、肾脏分布尤多。加巴喷丁在体内不代谢，以原型经肾排出，其排泄率与肌酐清除率成正比。半衰期为 5～7 小时，肾脏损伤时，其排泄减慢，血浆蛋白结合率很低（＜5%）。

### （五）特殊人群

（1）肝功能不全患者：无须调整剂量。

（2）肾功能不全患者：肾功能不全的成年患者需根据肌酐清除率调整剂量，详见表 14-18。

**表 14-18　根据肾功能调整加巴喷丁剂量**

| 肌酐清除率 /( ml·min⁻¹ ) | 每日用药总量 /( g·d⁻¹ ) | 剂量方案 |
|---|---|---|
| >60 | 1.2 | 0.4g t.i.d. |
| 30～60 | 0.6 | 0.3g b.i.d. |
| 15～30 | 0.3 | 0.3g q.d. |
| <15 | 0.15 | 0.3g q.o.d. |
| 血液透析 | — | 0.2～0.3g[a] |

注：[a] 表示未接受过加巴喷丁治疗的患者的初始剂量为 0.3～0.4g，然后每透析 4 小时给予加巴喷丁 0.2～0.3g。

（3）老年患者：老年患者肾功能下降的可能性大，在剂量选择上应谨慎，并应根据肌酐清除率进行剂量调整。

（4）儿童：加巴喷丁用于治疗儿童疱疹后神经痛的安全性尚未建立。

（5）孕妇及哺乳期妇女：妊娠分级 C 级，哺乳分级 L2 级。

孕妇：目前尚无孕妇使用加巴喷丁的经验，只有在充分评估利益 / 风险后，才可以使用加巴喷丁。

哺乳期妇女：加巴喷丁在母乳中有分泌，不能排除加巴喷丁可致婴儿严重不良反应的可能，所以哺乳期妇女必须使用加巴喷丁时，应停止哺乳或停止使用加巴喷丁。

## （六）不良反应

常见不良反应：嗜睡、头晕、外周性水肿、恶心、疲劳、腹泻、口干等。

## （七）禁忌证

（1）对加巴喷丁药物中任一成分过敏的患者。

（2）急性胰腺炎的患者。

## （八）药师提醒

（1）有效性监护：评估镇痛疗效，根据镇痛效果逐渐增加药物用量。

（2）安全性监护：用药期间监测患者肾功能，根据肾功能调整药物剂量。加巴喷丁的停药或新治疗方案的加入均需逐渐进行，时间最少为一周。FDA 曾发出警告，服用加巴喷丁可能引起自杀行为，对患者予以密切监测，关注患者情绪变化。

### 三、普瑞巴林

#### （一）适应证

用于治疗带状疱疹后神经痛，也用于治疗纤维肌痛。根据指南和专家共识推荐，在骨科临床实践中，也用于幻肢痛和术后疼痛等。

#### （二）用法用量及指南推荐

**1. 用法用量**　每日口服 150～600mg，分 2～3 次。一般起始剂量为 75mg，每日 2 次。可在一周内根据疗效及耐受性增加至每次 150mg，每日 2 次。如果每日服用普瑞巴林 300mg，2～4 周后疼痛仍未得到充分缓解，且可耐受的患者，剂量可增至 300mg，每日 2 次，或每次 200mg，每日 3 次（即 600mg/d）。由于不良反应呈剂量依赖性，且不良反应可导致更高的停药率，故剂量超过 300mg/d 仅应用于耐受 300mg/d 剂量的持续性疼痛患者。以上推荐剂量适用于肌酐清除率≥60ml/min 的患者。

**2. 指南推荐**

（1）《中国带状疱疹诊疗专家共识（2022 版）》：普瑞巴林为带状疱疹后神经痛的一线治疗药物，呈线性药代动力学特征，疗效无封顶效应。推荐用法用量：起始剂量为 150mg/d，可在一周内增加至 300mg/d，最大剂量 600mg/d。早期使用普瑞巴林可显著降低疱疹相关性疼痛评分，尤其在疱疹发生 7 日内使用能显著降低带状疱疹后神经痛发生率。

（2）《周围神经病理性疼痛诊疗中国专家共识》：普瑞巴林是周围神经病理性疼痛（pNP）的一线推荐药物，推荐起始剂量 75～150mg/d，维持剂量 150～600mg/d。

（3）《成人手术后疼痛处理专家共识》：普瑞巴林是 $\alpha_2$、$\delta$ 受体拮抗剂。术前口服普瑞巴林（150mg）对术后镇痛和预防中枢外周敏化形成有重要作用，同时可减少阿片类镇痛药用量。

#### （三）药理作用机制

普瑞巴林为第二代钙通道阻滞剂，与中枢神经系统中 $\alpha_2$-$\delta$ 位点（电压门控钙通道的一个辅助性亚基）有高度亲和力，能阻滞电压依赖性钙通道，减少神经递质的释放。

#### （四）PK/PD

普瑞巴林空腹服用吸收迅速，在单剂或多剂给药后 1 小时内达血浆峰浓度，口服生物利用度≥90%，与剂量无关。多剂量给药后，24～48 小时内可达稳态。普瑞巴林分布容积约为 0.56L/kg。其不与血浆蛋白结合，可通过血脑屏障。普瑞巴林在体内不被代谢，清除半衰期约为 6.3 小时，不受剂量和重复给药的影响。90% 以上原型从尿液中排泄, 肾脏清除率占到总清除率的 88%。

#### (五) 特殊人群

(1) 肝功能不全患者: 无须调整剂量。

(2) 肾功能不全患者: 由于不良反应呈剂量依赖性, 普瑞巴林主要经肾脏排泄, 肾功能减退患者应调整剂量。对于正在接受血液透析治疗的患者, 应根据患者的肾功能来调整普瑞巴林的日剂量。除调整日剂量外, 每进行 4 小时的血液透析治疗, 应立即给予一次补充计量的普瑞巴林。详见表 14-19。

表 14-19 根据肾功能调整普瑞巴林剂量

| 肌酐清除率 /(ml·min⁻¹) | 普瑞巴林每日总剂量(mg/d) | | | | 给药方案 |
|---|---|---|---|---|---|
| ≥60 | 150 | 300 | 450 | 600 | 每日 2 次或每日 3 次 |
| 30~60 | 75 | 150 | 225 | 300 | 每日 2 次或每日 3 次 |
| 15~30 | 25~50 | 75 | 100~150 | 150 | 每日 1 次或每日 2 次 |
| <15 | 25 | 25~50 | 50~75 | 75 | 每日 1 次 |
| **血液透析后的补充剂量 /mg** | | | | | |

按 25mg 每日 1 次服药患者: 单次补充剂量为 25mg 或 50mg
按 25~50mg 每日 1 次服药患者: 单次补充剂量为 50mg 或 75mg
按 50~75mg 每日 1 次服药患者: 单次补充剂量为 75mg 或 100mg
按 75mg 每日 1 次服药患者: 单次补充剂量为 100mg 或 150mg

(3) 老年患者: 老年患者由于肾功能减退可能需要减量, 见肾功能不全患者剂量调整。临床研究发现, 65 岁以上老年患者神经系统不良反应发生率更高: 头晕、视物模糊、平衡障碍、震颤、意识模糊状态、协调异常及困倦等。

(4) 儿童: 18 岁以下儿童及青少年患者的安全有效性尚未建立, 不推荐使用普瑞巴林。

(5) 孕妇及哺乳期妇女: 妊娠分级 C 级, 哺乳分级 L3 级。

孕妇: 动物研究显示普瑞巴林具有生殖毒性, 对人类的可能风险目前未知。孕妇使用普瑞巴林的数据不足, 除非必要(孕妇服药的益处明显大于药物对胎儿的潜在风险), 否则妊娠期间不应服用。育龄妇女必须应用有效的避孕措施。

哺乳期妇女: 普瑞巴林可分泌到人乳中, 对新生儿 / 婴儿的作用尚不清楚。必须考虑哺乳对患者的益处及治疗对母亲的益处, 以决定是停止哺乳还是停止普瑞巴林治疗。

#### (六) 不良反应

常见不良反应: 嗜睡、头晕、周围性水肿、视物模糊等。

## （七）禁忌证

对普瑞巴林或药品所含辅料过敏者。

## （八）药师提醒

（1）有效性监护：评估镇痛疗效，根据镇痛效果逐渐增加药物用量。

（2）安全性监护：用药期间监测患者肾功能，根据肾功能调整药物剂量。如需停用普瑞巴林，至少用1周时间逐渐减停。

## 第五节 复方制剂

### （一）适应证

由对乙酰氨基酚/布洛芬与弱/强阿片类镇痛药按固定比例组成的复方阿片类镇痛药，临床应用日趋广泛，是治疗伤害感受性疼痛、神经病理性疼痛、癌性疼痛等急慢性、中重度疼痛的重要药物。

洛芬待因缓释片：主要用于多种原因引起的中等程度疼痛的镇痛，如癌症疼痛、术后疼痛、关节痛、神经痛、肌肉痛、偏头痛、头痛、痛经、牙痛等。

氨酚曲马多片：本品用于中度至重度急性疼痛的治疗。

氨酚羟考酮片：适用于严重程度以需要使用阿片类镇痛剂且缺乏其他替代治疗的中、重度疼痛的治疗。

### （二）用法用量及指南推荐

**1. 常见用法用量** 镇痛药物复方制剂种类较多，北京积水潭医院临床常用品种为洛芬待因缓释片（思为普）、氨酚曲马多片（及通安）与氨酚羟考酮片（泰勒宁），具体见表14-20。

表14-20 洛芬待因缓释片、氨酚曲马多片、氨酚羟考酮片的用法用量

| 药品 | 规格 | 用法用量 |
| --- | --- | --- |
| 洛芬待因缓释片 | 布洛芬200mg，磷酸可待因13mg | 口服，整片吞服，成人每12小时1次，每次2～4片 |
| 氨酚曲马多片 | 对乙酰氨基酚325mg，曲马多37.5mg | 口服。成人和超过16岁的儿童，根据镇痛的需要每4～6小时服用1～2片，每日最多不得超过6片。无须考虑食物的影响 |
| 氨酚羟考酮片 | 对乙酰氨基酚325mg，羟考酮5mg | 口服。成人常规剂量为每6小时1片。可根据疼痛程度和给药后反应来调整剂量。每日最多不得超过6片 |

**2. 指南推荐**

(1)《复方阿片类镇痛药临床应用中国专家共识》：复方阿片类镇痛药的应用遵循了多模式镇痛原则，具有多重镇痛机制和协同作用，镇痛效果强于单方制剂，起效时间快，不良反应少，适应于急慢性、中重度疼痛的治疗。

洛芬待因缓释片：主要适用于急慢性中度疼痛，尤其在骨关节炎、骨质增生、风湿性关节炎、强直性脊柱炎等炎性疼痛治疗中具有优势，也可用于偏头痛和术后疼痛。对轻、中度癌痛治疗也有一定的适应证，较为适宜骨转移疼痛和伴有咳嗽的癌痛患者。洛芬待因临床应用中安全性较高，没有严重不良反应，尤其是恶心、呕吐等不良反应发生率低，患者满意度较高。

氨酚曲马多片：氨酚曲马多可在较低剂量下达到单方制剂相同的镇痛效果，减少不良反应。适用于各种中、重度的急性、慢性疼痛，如偏头痛、骨关节炎、慢性腰痛、带状疱疹神经痛、糖尿病周围神经痛、癌性疼痛及外伤后、术后疼痛的治疗。

氨酚羟考酮片：适用于各种原因引起的急慢性中重度疼痛。在治疗骨关节炎和中重度慢性腰背痛方面，氨酚羟考酮片可以提供有效的镇痛效果，显著提高生活质量，也可应用于轻、中度癌痛及暴发痛的控制。需要注意的是，对于急性腰背痛，在非甾体抗炎药基础上联合使用氨酚羟考酮不会增加疼痛缓解和功能改善的疗效。

(2)《急性闭合性软组织损伤诊疗与疼痛管理专家共识》：对乙酰氨基酚、NSAID 与阿片类镇痛药组成的复方镇痛药在镇痛方面有相加或协同作用，制成复方制剂后，单药剂量减少、镇痛作用增强、不良反应减少，适用于急性闭合性软组织损伤中至重度疼痛，如氨酚曲马多片、氨酚羟考酮片、洛芬待因缓释片、氨酚双氢可待因片等。

**（三）药理作用机制及 PK/PD**

见表 14-21。

表 14-21 常用复方阿片类镇痛药组分和药理学性质

| 组分及性质 | 对乙酰氨基酚 | 布洛芬 | 羟考酮 | 曲马多 | 可待因 |
|---|---|---|---|---|---|
| 化学名 | 对乙酰氨基酚 | 布洛芬, 2-（4-异丁基苯基）丙酸 | 盐酸羟考酮 | 盐酸曲马多 | 磷酸可待因 |
| 作用时间 | 5～6小时 | 3～5小时 | 3～4小时 | 3～5小时 | 4小时 |

续表

| 组分及性质 | 对乙酰氨基酚 | 布洛芬 | 羟考酮 | 曲马多 | 可待因 |
|---|---|---|---|---|---|
| 起效时间（口服） | 37分钟 | 30分钟 | 1小时 | 20～30分钟 | 30～45分钟 |
| 峰值时间 | 0.5小时 | 1.2～2.1小时 | 1.6小时 | 2小时 | 1～2小时 |
| 半衰期 | 1～4小时 | 1.8～2.0小时 | 3.2小时 | 6小时 | 2.5～4.0小时 |
| 生物利用度（口服） | 63%～89% | 87%～100% | 60%～87% | 68%～75% | 40%～70% |
| 作用机制 | 主要通过抑制脂氧合酶和环氧合酶发挥镇痛作用，作用于下丘脑下部体温调节中枢发挥解热作用 | 非选择性环氧合酶（COX） | 高度选择性作用于 μ 受体 | μ 受体和抑制 NA 再摄取，增加神经元外 5-羟色胺浓度 | 类似作用于阿片受体 |
| 代谢途径 | 肝脏 | 肝脏 | 肝脏 | 肝脏 | 肝脏 |
| 排泄途径 | 肾脏 | 肾脏 | 肾脏 | 肾脏 | 肾脏 |
| 极量 | 2g/d | 成人 2.4g/d | 无天花板效应，极量根据患者耐受程度 | 400mg/d | 无天花板效应，极量根据患者耐受程度 |

### （四）特殊人群

详见表 14-22。

表 14-22　洛芬待因缓释片 & 氨酚曲马多片 & 氨酚羟考酮片在特殊人群中应用

| | 肝功能不全患者 | 肾功能不全患者 | 老年患者 | 儿童 | 孕妇及哺乳期妇女 |
|---|---|---|---|---|---|
| 洛芬待因缓释片 | 严重肝功能不全患者禁用 | 严重肾功能不全患者禁用 | >70 岁者，可从半量开始 | 12 岁以下儿童禁用。对于患有慢性呼吸系统疾病的 12～18 岁儿童和青少年不宜使用本品 | 孕妇及哺乳期妇女禁用。妊娠分级：布洛芬 C（30 周前）/D 级（30 周后）；磷酸可待因妊娠 C 级。哺乳分级：布洛芬 L1 级；磷酸可待因 L4 级 |

续表

| | 肝功能不全患者 | 肾功能不全患者 | 老年患者 | 儿童 | 孕妇及哺乳期妇女 |
|---|---|---|---|---|---|
| 氨酚曲马多片 | 不推荐在肝损害患者中使用 | 肌酐清除率>30ml/min的患者，每12小时使用本品不超过2片 | ≥65岁者，从最小剂量开始给药 | 12岁以下儿童禁用。16岁以下儿童不推荐使用 | 尚未确定孕妇的用药安全性，不建议在妊娠期使用本品<br>因为尚无对婴儿和新生儿安全性的研究，不建议在哺乳期使用本品<br>妊娠分级：口服对乙酰氨基酚B级；盐酸曲马多C级<br>哺乳分级：对乙酰氨基酚L1级；盐酸曲马多L3级 |
| 氨酚羟考酮片 | 羟考酮用于肝脏损伤患者时应该特别慎重 | 羟考酮应该谨慎用于肾损伤患者 | （≥65岁）从最小剂量开始给药 | 不推荐用于18岁以下的患者 | 孕妇及哺乳期妇女禁用<br>妊娠分级：口服对乙酰氨基酚B级；盐酸羟考酮B级<br>哺乳分级：L4级<br>哺乳分级：对乙酰氨基酚L1级；盐酸羟考酮L3级 |

### （五）不良反应

详见表14-23。

表14-23 洛芬待因缓释片 & 氨酚曲马多片 & 氨酚羟考酮片的不良反应

| 药名 | 不良反应 |
|---|---|
| 洛芬待因缓释片 | 胃肠道不适，偶有头晕、恶心、呕吐、便秘，皮肤瘙痒和皮疹；偶见幻想；呼吸微弱；心率异常；呼吸抑制等 |
| 氨酚曲马多片 | 便秘、腹泻、恶心、口干；嗜睡、厌食、失眠、谵妄；眩晕、运动障碍、语言障碍、缩瞳或扩瞳；出汗增多、瘙痒症、过敏反应；前列腺疾病、雄激素缺乏；血清素综合征；Q-T间期延长/尖端扭转型室速；代谢和营养失调。严重可诱发肾上腺功能不全 |
| 氨酚羟考酮片 | 头晕、眩晕、嗜睡、恶心、呕吐，运动时加重，休息时减轻。偶见精神亢奋、烦躁不安，便秘，皮疹、风疹和皮肤瘙痒。血小板减少，中性粒细胞减少，各类血细胞减少、溶血性贫血。呼吸抑制、呼吸暂停或停止、循环衰竭、低血压和休克 |

### （六）禁忌证

详见表14-24。

表 14-24　洛芬待因缓释片 & 氨酚曲马多片 & 氨酚羟考酮片的禁忌证

| 药名 | 禁忌证 |
| --- | --- |
| 洛芬待因缓释片 | 1. 对本品过敏的患者<br>2. 服用阿司匹林或其他非甾体抗炎药后诱发哮喘、荨麻疹或过敏反应的患者<br>3. 禁用于冠状动脉搭桥术（CABG）围手术期疼痛的治疗<br>4. 有应用非甾体抗炎药后发生胃肠道出血或穿孔病史的患者<br>5. 有活动性消化性溃疡 / 出血，或者既往曾复发溃疡 / 出血的患者<br>6. 重度心力衰竭患者<br>7. 支气管哮喘患者<br>8. 禁用于已知为 CYP2D6 超快代谢者 |
| 氨酚曲马多片 | 1. 重度呼吸抑制患者<br>2. 在没有监测或没有复苏设备的情况下发生的急性或严重支气管哮喘不适用本药<br>3. 已知或疑似胃肠道梗阻的患者<br>4. 既往对曲马多、对乙酰氨基酚的任何其他成分或阿片类镇痛药过敏的患者<br>5. 同时使用单胺氧化酶抑制剂（monoamine oxi-dase inhibitor，MAOI）或在过去 14 日内使用过的患者 |
| 氨酚羟考酮片 | 1. 重度呼吸抑制患者<br>2. 在没有监测装置或缺少复苏设备情况下的急性或严重支气管哮喘<br>3. 疑似或已知患有胃肠道梗阻，包括麻痹性肠梗阻<br>4. 对羟考酮、对乙酰氨基酚或本品的任何其他成分过敏的患者<br>5. 高碳酸血症 |

**（七）药师提醒**

**1. 洛芬可待因缓释片**　长期应用可引起依赖性，但其倾向较其他吗啡类药弱。

**2. 氨酚曲马多片（第二类精神药品）**　接受阿片类镇痛药多次给药时，即使给药剂量为推荐剂量，也可能会导致患者对药物产生耐受性、机体依赖和心理依赖。如果突然停止服用本品，可能会出现戒断症状。

**3. 氨酚羟考酮片（第二类精神药品）**　即使在推荐剂量下，本品也存在依赖、滥用和误用的风险。本品可用于下列情况患者的替代治疗（如非阿片类镇痛剂）：①不耐受或预期不会耐受；②无法充分镇痛，或者预期无法充分镇痛。

复方阿片类镇痛药与抗癫痫药、抗抑郁药或其他麻醉镇痛药联合使用时会产生叠加的中枢抑制效应，应注意可能会出现过度镇静，如嗜睡、意识障碍等，严重者可发生呼吸抑制。此外，与上述药物合用时，便秘与尿潴留的发生概率也会大大增加。因此，联合用药时应减少其中一种或全部药物的剂量。

阿片类镇痛药使用过程中需进行成瘾性的风险评估，既往有酒精或药物滥用史或依赖史的个体较易出现成瘾性。镇痛药疗效欠佳时盲目增加用量，可能会导致药物成瘾，故医师应对患者临床表现及心理状况进行动态评估和实时干预。如需停药，原则上应在两周内平稳递减药量，以防出现戒断症状。

复方制剂用于治疗神经病理性疼痛时，应联合抗癫痫药或抗抑郁药物。

## 参 考 文 献

[1] 中华医学会骨科学分会关节外科学组,中国医师协会骨科医师分会骨关节炎学组,国家老年疾病临床医学研究中心(湘雅医院),等. 中国骨关节炎诊疗指南(2021 年版). 中华骨科杂志, 2021, 41(18): 1291-1314.

[2] 中华医学会运动医疗分会,中国医师协会骨科医师分会运动医学学组,中国医师协会骨科医师分会关节镜学组. 骨关节炎临床药物治疗专家共识. 中国医学前沿杂志(电子版), 2021, 13(7): 32-43.

[3] 邱贵兴,裴福兴,唐佩福,等. 骨科常见疼痛管理临床实践指南(2018 版). 中华骨与关节外科杂志, 2019, 12(3): 161-167.

[4] 周宗科,廖刃,唐佩福,等. 中国骨科手术加速康复围手术期疼痛管理指南. 中华骨与关节外科杂志, 2019, 12(12): 929-938.

[5] SHI C, YE Z, SHAO Z, et al. Multidisciplinary guidelines for the rational use of topical non-steroidal anti-inflammatory drugs for musculoskeletal pain(2022). J Clin Med, 2023, 12(4): 1544.

[6] 中华医学会骨科学分会关节外科学组,北京大学关节病研究所. 中国膝骨关节炎基层诊疗与康复指南(2022 版). 中华关节外科杂志, 2022, 16(6): 651-658.

[7] 赵彦萍,林志国,林书典,等. 骨关节炎诊疗规范. 中华内科杂志, 2022, 61(10): 1136-1143.

[8] 国家卫生健康委加速康复外科专家委员会骨科专家组,中国研究型医院学会骨科加速康复专业委员会,中国康复技术转化及促进会骨科加速康复专业委员会. 骨科加速康复围手术期疼痛管理专家共识. 中华骨与关节外科杂志, 2022, 15(10): 739-745.

[9] 程熠,于世英. 阿片类镇痛药在肝肾功能不全癌痛患者中的选择应用. 中国肿瘤, 2011, 20(4): 278-282.

[10] 魏水剑. 肝肾功能不全患者阿片类镇痛药的应用 //2015 年福建省医院药学学术年会论文集. 2015: 1-7.

[11] 中国抗癌协会癌症康复与姑息治疗专业委员会. 患者自控镇痛治疗癌痛专家共识. 中国肿瘤临床, 2023, 50(15): 1-6.

[12] 中华医学会重症医学分会重症呼吸学组,中国临床实践指南联盟. 中国成人重症患者镇痛管理专家共识. 中华重症医学电子杂志, 2023, 09(2): 97-115.

[13] 上海市医学会麻醉科专科分会,上海市医学会普通外科专科分会. 普通外科围手术期疼痛管理上海专家共识(2020 版). 中国实用外科杂志, 2021, 41(1): 31-37.

[14] 徐建国,黄宇光,邓小明,等. 地佐辛术后镇痛专家建议(2018). 临床麻醉学杂志, 2018, 34(7): 712-715.

[15] 黄宇光,黄文起,李刚,等. 酒石酸布托啡诺镇痛专家共识. 临床麻醉学杂志, 2011,

27（10）：1028-1029.

[16] 中华医学会麻醉学分会. 成人手术后疼痛处理专家共识. 临床麻醉学杂志，2017，33（09）：911-917.

[17] 张晓光，郊文斌，屠伟峰，等. 围手术期目标导向全程镇痛管理中国专家共识（2021版）. 中华疼痛学杂志，2021，17（02）：119-125.

[18] 中华医学会麻醉学分会. 外周神经阻滞并发症防治专家共识. 临床麻醉学杂志，2020，36（09）：913-919.

[19] 陈新谦，金有豫，汤光. 陈新谦新编药物学. 18版. 北京：人民卫生出版社，2018.

[20] 朱谦，樊碧发，张达颖，等. 周围神经病理性疼痛诊疗中国专家共识. 中国疼痛医学杂志，2020，26（05）：321-328.

[21] 中华人民共和国国家卫生健康委员会. 癌症疼痛诊疗规范（2018年版）. 临床肿瘤学杂志，2018，23（10）：937-944.

[22] 中国医师协会皮肤科医师分会带状疱疹专家共识工作组，国家皮肤与免疫疾病临床医学研究中心. 中国带状疱疹诊疗专家共识（2022版）. 中华皮肤科杂志，2022，55（12）：1033-1040.

[23] 中华医学会疼痛学分会. 复方阿片类镇痛药临床应用中国专家共识. 中华医学杂志，2018，98（38）：3060-3063.

[24] 国家创伤医学中心，中华医学会疼痛学分会，中国医师协会创伤外科医师分会，等. 急性闭合性软组织损伤诊疗与疼痛管理专家共识. 中国创伤救治联盟中华医学杂志，2021，101（21）：1553-1559.

# 抗凝血药、抗血小板药和止血药

## 第一节　注射用抗凝血药

### 一、低分子肝素

#### （一）适应证

预防与骨科手术有关的静脉血栓栓塞性疾病。

#### （二）用法用量及指南推荐

**1. 常见用法用量**　临床常用制剂有依诺肝素、达肝素、那曲肝素等，用药剂量因人而异，应个体化给药。具体见表 15-1。

表 15-1　低分子肝素在预防静脉血栓栓塞中的用法推荐

| 低分子肝素种类* | 预防静脉血栓栓塞 |
|---|---|
| 依诺肝素 | 中度血栓形成危险：皮下注射每日一次 2 000AxaIU 或 4 000AxaIU；高度血栓形成倾向：皮下注射每日一次 4 000AxaIU |
| 达肝素 | 中度血栓风险：每日一次皮下注射 2 500IU 直到患者可以活动；持续性活动受限患者每日一次皮下注射 5 000IU；高度血栓风险：每日一次皮下注射 5 000IU |
| 那曲肝素 | 中度血栓栓塞形成危险：每日一次皮下注射 2 850IU；高度血栓栓塞形成危险：术前到术后第三日，每日一次皮下注射 38IU/kg，术后第四日起剂量调整为每日一次皮下注射 57IU/kg |
| 低分子肝素钠注射液 | 每日一次皮下注射 2 500～5 000IU |

注：*已上市多种低分子肝素，按照相应的说明书推荐用法给药。

**2. 指南推荐**

（1）《中国骨科大手术静脉血栓栓塞症预防指南（2016）》：低分子肝素可以显著降低骨科大手术后患者 DVT 和肺血栓栓塞症（pulmonary thromboembolism，PTE）的发生率，且不增加大出血发生风险。骨科大手术后凝血过程持续激活可达 4 周,术后 DVT 形成的危险性可持续 3 个月。对施行 THA、TKA 及 HFS 患者,药物预防时间最少 10~14 日,THA 术后患者建议延长至 35 日。

（2）《中国创伤骨科患者围手术期静脉血栓栓塞症预防指南（2021）》：创伤骨科易发生 VTE 的高危患者,进行合理的药物预防可降低 VTE 风险,但对有出血风险者应权衡血栓预防和出血风险的利弊。推荐可使用的药物包括：低分子肝素、Ⅹa 因子抑制剂、阿司匹林等。

### （三）药理作用机制

低分子肝素是由普通肝素解聚而成,分子量比普通肝素小,平均分子量为 4~6kDa。作用机制主要通过与抗凝血酶（antithrombin,AT）结合,抑制因子Ⅹa 和因子Ⅱa（凝血酶）发挥抗栓作用。相比于普通肝素,低分子肝素对因子Ⅹa 的抑制能力高于Ⅱa,对血小板激活功能和血小板黏附能力更小,对活化部分凝血活酶时间（activated partial thromboplastin,APTT）延长不明显。

### （四）药代动力学

皮下注射后,低分子肝素很快吸收,生物利用度多在 90% 以上,在给药后 3~4 小时达到血浆活性峰值；分布容积接近血容量；主要在肝脏代谢为分子量较低且生物学效力大大降低的代谢产物；原型药及代谢产物是通过肾脏以及胆汁途径清除；半衰期为 3~5 小时,重复给药半衰期延长。

### （五）特殊人群

**1. 肝肾功能不全患者**　低分子肝素在严重肝功能不全时应谨慎使用,因此种情况下患者出血的凝血功能异常会导致药物使用过程中出血风险增加；在肾功能不全患者中,低分子肝素的暴露量会增加,进而增加出血风险,建议进行密切的临床监测,重度肾功能不全时建议调整剂量,并可考虑监测抗Ⅹa 因子的活性。

**2. 老年患者**　由于老年患者肝肾功能减弱,本品的清除半衰期略延长,建议进行密切的临床监测。

**3. 儿童**　因在该人群当中相关药物的有效性和安全性并未确定或清晰,因此药品说明书中未推荐该人群使用低分子肝素,如必须使用,可参考《中国国家处方集（化学药品与生物制品卷·儿童版）》该类药物的推荐内容。

**4. 孕妇及哺乳期妇女**　低分子肝素几乎不透过胎盘,少量进入乳汁,需权衡利弊使用。妊娠分级 B 级,哺乳分级 L2 级。

### （六）不良反应

常见：血肿、出血、刺激、疼痛、注射部位不适；偶见：氨基转移酶升高；罕见：血小板减少症,皮炎、红斑、瘙痒、紫癜、皮疹和荨麻疹,注射部位皮肤坏死；十分罕见：脊髓硬膜外水肿。

（七）禁忌证

1. 对于肝素或其衍生物，包括其他低分子肝素过敏。

2. 出血或严重的凝血障碍相关的出血［与肝素治疗无关的弥散性血管内凝血（disseminated intravascular coagulation，DIC）除外］。

3. 在既往 100 日内有免疫介导性肝素诱导血小板减少症（heparin-induced thrombocytopenia，HIT）病史或者存在循环抗体。

4. 临床上伴有明显的活动性出血和出血性风险高的疾病。

5. 24 小时内进行过脊椎或硬膜外麻醉或局部麻醉。

（八）药师提醒

**1. 有效性监护**　低分子肝素无须常规进行药效学监测，肾功能不全患者可以进行抗 X a 监测。

**2. 安全性监护**

（1）用药期间及每次注射前后均应详细检查患者的局部出血情况，全身各系统有无出血倾向及其他不良反应。

（2）使用前及治疗中建议监测血小板计数，如果血小板计数显著下降（低于原值的 30%～50%），建议停用。

（3）注意与其他合用可增加出血倾向的药物之间的相互作用。

## 二、磺达肝癸钠

（一）适应证

用于进行下肢重大骨科手术如髋关节骨折、重大膝关节手术或者髋关节置换术等患者，预防静脉血栓栓塞事件的发生。

（二）用法用量及指南推荐

**1. 常见用法用量**　接受骨科大手术的患者：推荐剂量为 2.5mg，每日一次，术后皮下注射给药，首次给药时间不应早于术后 6 小时，并且只有在已经确定止血后才能给药。治疗应持续直至静脉血栓栓塞的风险已减少，通常直至患者起床走动，至少术后 5～9 日。在接受髋关节骨折手术的患者中，应延长预防使用磺达肝癸钠的时间，应用 9 日后需再增加 24 日。

**2. 指南推荐**

（1）《中国骨科大手术静脉血栓栓塞症预防指南（2016）》：磺达肝癸钠可作为预防骨科大手术 DVT 形成的药物预防措施之一，其安全性与依诺肝素相似。

（2）《中国创伤骨科患者围手术期静脉血栓栓塞症预防指南（2021）》：磺达肝癸钠可用于 HIT 的患者。

### （三）药理作用机制

该药为人工合成的凝血因子Ⅹa的选择性抑制剂，其抗血栓活性由抗凝血酶Ⅲ（AT）介导。通过选择性结合于 AT，增强 AT 对凝血因子Ⅹa的中和活性约 300 倍，从而抑制血栓形成。磺达肝癸钠不能灭活凝血因子Ⅱa，并对血小板没有作用。

### （四）药代动力学

吸收：皮下给药吸收迅速，绝对生物利用度为 100%，达峰时间约为 2 小时，稳态血浆浓度在给药后 3～4 日获得。分布：分布容积为 7～11L，高度特异性剂量依赖性结合于 AT，但与其他血浆蛋白结合不明显，因此预期不会与其他药物发生蛋白结合置换方面的相互作用。代谢：体外试验对肝药酶无明显抑制。排泄 / 消除：年轻和老年健康受试者中的消除半衰期大约分别为 17 小时和 21 小时，64%～77% 被肾脏以原型药物代谢。

### （五）特殊人群

**1. 老年人群** 年龄≥75 岁和 / 或体重＜50kg 和 / 或肾功能损害即肌酐清除率为 20～50ml/min 应严格遵守首次注射药物的时间，即不早于手术结束后 6 小时。

**2. 肾功能不全患者** 对于轻度肾功能损害患者肌酐清除率为＞50ml/min，不需减少剂量；肌酐清除率为 20～50ml/min，给药剂量减少至 1.5mg，每日 1 次；禁用于肌酐清除率＜20ml/min 的患者。

**3. 肝功能不全患者** 肝脏损害不需要调整剂量，严重肝功能损害慎用。

**4. 儿童** 不建议用于 17 岁以下的儿童。

**5. 孕妇及哺乳期妇女** 孕妇慎用，该药治疗期间不推荐哺乳。妊娠分级 B 级，哺乳分级 L3 级。

### （六）不良反应

常见：贫血、出血、水肿等；不常见：血小板减少、肝功能异常、氨基转移酶升高、皮疹、瘙痒等；罕见过敏反应、低钾血症、胆红素血症等。

### （七）禁忌证

禁用于对该药及制剂中其他成分过敏、活动性出血、急性细菌性心内膜炎及肌酐清除率＜20ml/min 的严重肾脏损害患者。

### （八）药师提醒

磺达肝癸钠的消除随体重减轻而降低，体重＜50kg 的患者出血风险增加，应谨慎使用；主要通过肾脏排泄，血浆清除随肾功能损害程度而降低，并与出血风险增加相关，因此应监测患者肾功能情况；治疗期间还应监测肝功能等。

## 第二节 口服抗凝血药

### 一、Xa因子抑制剂利伐沙班

#### （一）适应证

在骨科相关疾病中主要用于择期髋关节或膝关节置换手术成年患者，以预防静脉血栓栓塞（VTE）。

#### （二）用法用量及指南推荐

**1. 常见用法用量** 推荐剂量为10mg，每日1次，可与食物同服，也可以单独服用。如伤口已止血，第一次用药时间应在手术后6～10小时之间。对于接受髋关节大手术的患者，推荐治疗疗程为35日；对于接受膝关节大手术的患者，推荐治疗疗程为12日。

**2. 指南推荐** 《中国骨科大手术静脉血栓栓塞症预防指南（2016）》：治疗窗宽，剂量固定，无须常规血液学监测；与华法林相比，药物及食物相互作用少；需关注术后呕吐。

#### （三）药理作用机制

选择性阻断Xa因子的活性位点，且不需要抗凝血酶Ⅲ等辅助因子的参与。通过内源性及外源性途径活化Xa因子，在凝血级联反应中发挥重要作用。

#### （四）PK/PD

服用后2～4小时达最大浓度，口服生物利用度为80%～100%，血浆蛋白结合率为92%～95%。通过CYP3A4、CYP2J2和非依赖CYP机制代谢，是转运蛋白P-gp（P糖蛋白）和Bcrp（乳腺癌耐药蛋白）的底物。消除半衰期年轻人为5～9小时，老年人为11～13小时。

#### （五）特殊人群

**1. 肝肾功能不全患者**

（1）肝功能不全患者：有凝血异常和临床相关出血风险的肝病患者，包括达到Child Pugh B级和C级的肝硬化患者，禁用。

（2）肾功能不全患者：避免在肌酐清除率<30ml/min的患者中应用。

**2. 老年患者** 剂量需要依据出血风险、肾功能及全身状态决定，多数情况下无须调整剂量。

**3. 儿童** 不推荐用于18岁以下的儿童患者。

**4. 孕妇及哺乳期妇女** 妊娠分级C级，哺乳分级L3级。

### （六）不良反应

粒细胞缺乏，血小板减少，出血，黄疸，超敏反应等。

### （七）禁忌证

1. 对利伐沙班或片剂中任何辅料过敏的患者。

2. 有临床明显活动性出血的患者。

3. 具有大出血显著风险的病灶或病情。

4. 除特殊情况外，禁用任何其他抗凝血药的伴随治疗。

### （八）药师提醒

1. 如果发生漏服，应马上补服，并于次日继续每日服药一次。

2. 一般不需要监测凝血功能，特殊情况下，可测定抗 Xa 因子活性以评估利伐沙班的抗凝作用。

3. 合用其他药物时注意 PK/PD 方面的相互作用，如同时合用 CYP3A4 和 P-gp 抑制剂，或同时应用其他抗血栓药物。

## 二、维生素 K 拮抗剂华法林

### （一）适应证

在骨科相关疾病中的应用主要为预防及治疗深静脉血栓。

### （二）用法用量及指南推荐

**1. 常见用法用量**　口服给药，每日 1 次，具体剂量根据 INR 结果调整，抗凝治疗 INR：2.0～3.0。

**2. 指南推荐**　《中国骨科大手术静脉血栓栓塞症预防指南（2016）》：①价格低廉，可用于长期下肢 DVT 预防；②治疗剂量范围窄，个体差异大，INR＞3.0 会增加出血风险；③易受药物及食物影响；④显效慢，半衰期长；⑤如应用该药物，则在手术前 20 小时必须使用。

### （三）药理作用机制

通过抑制维生素 K 环氧化物还原酶，限制维生素 K 依赖的凝血因子Ⅱ、凝血因子Ⅶ、凝血因子Ⅸ、凝血因子Ⅹ的合成发挥抗凝作用。

### （四）PK/PD

生物利用度＞90%，在 3～9 小时达血浆峰浓度。同时进食延长但不减少其吸收量，与白蛋白大量结合。通过肝微粒体酶 CYP2C9（*S*- 华法林）、CYP1A2 及 CYP3A4（*R*- 华法林）代谢成无活性代谢物在尿液中排泄。*S*- 华法林钠清除半衰期为 18～35 小时，*R*- 华法林清除半衰期为 20～70 小时。

（五）特殊人群

**1. 肝肾功能不全患者**

（1）肝功能不全患者：严重肝功能损害及肝硬化患者禁用。

（2）肾功能不全患者：密切监测 INR，根据 INR 调整剂量。

**2. 老年患者** 禁用于任何无人监督的老年患者。

**3. 儿童** 儿童抗凝治疗的开始及跟踪需要由儿科专业医师执行。

**4. 孕妇及哺乳期妇女** 妊娠分级 D/X 级，哺乳分级 L2 级。

（六）不良反应

非常常见：出血、胃肠道反应；非常罕见：过敏反应、脉管炎、氨基转移酶升高等。

（七）禁忌证

1. 出血倾向或近期出血。

2. 跌倒倾向。

3. 传染性心内膜炎、心包炎或心包积液。

4. 痴呆等情况的患者无法满意地依从剂量指示及无法安全地进行治疗。

5. 对华法林或任何本药品辅料过敏者。

（八）药师提醒

1. 华法林的抗凝疗效主要通过 INR 来评估，一般初始用药 3～5 日后测定患者 INR，随后每周测定一次，根据患者 INR 是否达标和波动情况适当调整监测频率（一般不超过 2 个月）。

2. 华法林与其他药物及食物的相互作用多，对 INR 影响大，需注意。当合用有相互作用的药物或食物时，注意密切监测 INR。

## 第三节 抗血小板药物——阿司匹林

（一）适应证

在骨科相关疾病中的应用主要为预防静脉血栓栓塞性疾病（预防静脉内血栓形成）。

（二）用法用量及指南推荐

**1. 常见用法用量** 75～100mg，q.d.，p.o.。

**2. 指南推荐**

（1）《中国骨科大手术静脉血栓栓塞症预防指南（2016）》：阿司匹林主要通过抑制血小板聚集，发挥抗动脉血栓作用，在 VTE 预防上有一定作用。阿司匹林可以用于下肢静脉血栓的预防。

（2）《中国创伤骨科患者围手术期静脉血栓栓塞症预防指南（2021）》：阿司匹林主要通过抑制血小板聚集，发挥抗动脉血栓作用。有证据表明阿司匹林可用于髋部骨折的下肢 DVT 预防。研究亦指出长期低剂量阿司匹林可有效预防 VTE 的复发。

## （三）药理作用机制

阿司匹林对血小板聚集具有不可逆的抑制作用。阿司匹林使环氧合酶乙酰化，不可逆地抑制血小板内血栓素 $A_2$（一种能促进血小板聚集和引起血管收缩的前列腺素）的形成，从而实现抗血小板作用。此为长期作用，可持续血小板的整个生命周期，约 8 天左右。

## （四）PK/PD

阿司匹林在吸收前、吸收期间和吸收后，转化成其主要代谢产物水杨酸。代谢产物主要经肾脏途径排泄。在服用 10～20 分钟（阿司匹林）和 0.3～2 小时（总水杨酸盐）后达到血浆峰浓度。水杨酸的消除动力学在很大程度上取决于剂量。

## （五）特殊人群

**1. 肝肾功能不全患者**

（1）肝功能不全患者：需要进行密切医疗监测。

（2）肾功能不全患者：阿司匹林可能会进一步增加肾脏受损和急性肾衰竭的风险。

**2. 老年患者** 老年患者若肾功能减退服用本品易出现不良反应，因此肾功能减退的老年患者应慎用本品。

**3. 儿童** 患有发热性疾病的儿童或青少年不得服用本品，除非有医嘱并且其他治疗措施已失败。

**4. 孕妇及哺乳期妇女** 妊娠分级 C 级，哺乳分级 L2 级。

## （六）不良反应

常见：胃肠道不适、胃肠道轻微失血；不常见：胃肠道溃疡、胃肠道出血，皮疹、血管性水肿，Stevens-Johnson 综合征、紫癜等；偶见：氨基转移酶升高；罕见：大出血，过敏反应；极罕见：肝功能检查值升高、低血糖、痛风发作；其他：贫血、头痛、头晕、听力损伤、耳鸣等。

## （七）禁忌证

1. 对活性成分阿司匹林、其他水杨酸盐或处方中任何其他成分过敏。

2. 水杨酸盐或含水杨酸物质（特别是非甾体抗炎药）导致哮喘的疾病史。

3. 急性胃肠道溃疡患者。

4. 出血体质患者。

5. 肝功能或肾功能衰竭患者。

6. 未接受适当治疗的重度心力衰竭患者。

7. 与甲氨蝶呤（剂量为 15mg/ 周或更多）合用。

8. 在孕晚期（妊娠期的最后三个月），禁用每日剂量超过 150mg 阿司匹林。

**（八）药师提醒**

**1. 有效性监护**  无须常规进行药效学监测。

**2. 安全性监护**

（1）用药期间详细检查患者的局部出血情况，全身各系统有无出血倾向及其他不良反应。

（2）定期做血常规检查。

（3）注意与其他药物之间的相互作用，如某些非甾体抗炎药、布洛芬或萘普生可能使阿司匹林的心血管保护作用降低。同时服用其他抗血小板药或抗凝血药，可能增加出血风险。

## 第四节  止 血 药

### 一、氨甲环酸

**（一）适应证**

在骨科相关疾病中主要用于纤溶亢进所致的手术出血。

**（二）用法用量及指南推荐**

**1. 常见用法用量**  氨甲环酸在不同骨科手术围手术期（如关节外科、脊柱外科、创伤骨科）给药的方式、剂量和时机各有不同。静脉注射或静脉滴注大多推荐用法用量：一次 0.25～0.5g，一日 0.75～2g。口服：一次 1～1.5g，一日 2～6g。FDA 说明书关于预防膝关节置换术术后出血，推荐 1.5～3g，溶于 100ml 生理盐水中，关节腔内局部用药，所有假体组件固定后，使用灯泡式注射器用药于开放关节创面；药物与组织接触 5 分钟，之后在关闭切口前抽出多余药液，或 1.5g 溶于 100ml 生理盐水，关闭切口时关节腔注射。北京积水潭医院临床常用制剂有氨甲环酸注射液。

**2. 指南推荐**

（1）《氨甲环酸在全关节置换术中的应用：临床实践指南（2018）》：①在初次髋膝关节置换围手术期，静脉注射、局部注射、口服氨甲环酸或者上述方法的联用都可以有效降低围手术期的总失血量，减少输血需要；②所有氨甲环酸的给药途径均可有效降低总失血量和输血风险，并且疗效相当；③就目前氨甲环酸的给药剂量，并未发现氨甲环酸的剂量会显著影响初次髋、膝关节置换围手术期的总失血量和输血需要；④在静脉注射及口服使用氨甲环酸中，多次给药与单次给药的止血效果没有明显差异。

（2）《中国骨科手术加速康复围手术期氨甲环酸与抗凝血药应用的专家共识》：①氨甲环酸可有效减少骨科手术围手术期的失血量并降低输血率。②氨甲环酸在骨科手术围手术期有静脉应用（主要分单次给药法、多次给药法）、局部应用、静脉和局部联合应用多种给药方式。剂量和时机根据不同手术种类个体化给药。③骨科手术患者围手术期要平衡抗纤溶药与抗凝血药的应用。

（3）《脊柱大手术围手术期血液管理专家共识》：氨甲环酸目前在脊柱外科中的应用方式主要为静脉应用。

### （三）药理作用机制

氨甲环酸能与纤溶酶和纤溶酶原上的纤维蛋白亲和部位中的赖氨酸强烈吸附，阻止纤溶酶的形成，阻抑纤溶酶、纤溶酶原与纤维蛋白结合，从而强烈抑制纤维蛋白的分解，达到止血作用。

### （四）PK/PD

能透过血脑屏障。如静脉注射 10mg/kg，血清抗纤溶活力可维持 7～8 小时，组织内可维持 17 小时。静脉注射剂量的 90% 于 24 小时内经肾排出。可随乳汁分泌，其量约为母体血药浓度的 1%。

### （五）特殊人群

**1. 肝肾功能不全患者**

（1）肝功能不全患者：需要进行医疗监测。

（2）肾功能不全患者：有蓄积的危险，应适当减量。

**2. 老年患者**　从剂量范围内的低剂量开始给药。需同时考虑其伴随疾病或联合用药情况。应监测肾脏功能。

**3. 儿童**　未进行该项试验且无可靠参考文献。

**4. 孕妇及哺乳期妇女**　妊娠分级 B 级，哺乳分级 L3 级。

### （六）不良反应

瘙痒、皮疹、恶心、呕吐、食欲减退、腹泻、嗜睡、头痛、一过性色觉异常、经期不适、休克等。偶见：头晕、低血压、药物过量所致颅内血栓形成和出血。罕见：惊厥、视觉缺损。

### （七）禁忌证

1. 禁止与凝血酶联合使用。

2. 禁用于后天色觉缺陷患者。

3. 禁用于蛛网膜下腔出血患者。

4. 禁用于活动性的血管内凝血患者。

5. 禁用于有惊厥病史者。

6. 禁用于对氨甲环酸中任何成分过敏的患者。

（八）药师提醒

**1. 有效性监护** 无须常规进行药效学监测。

**2. 安全性监护**

（1）关注患者是否有血栓形成的倾向。

（2）警惕合用可增加血栓风险的药物（如蛇毒凝血酶、巴曲酶、凝血因子制剂）。

（3）静脉注射速度应不超过 1ml/min，因可能引起眩晕或低血压。

（4）连续使用数日，应进行眼科检查，包括视力、色觉、眼底、视野。

## 二、卡络磺钠

（一）适应证

在骨科相关疾病中的应用主要为外伤和手术出血。

（二）用法用量及指南推荐

**1. 常见用法用量** 说明书推荐用法用量：口服，成人每日 30～90mg，每日 3 次；肌内注射，每次 20mg，一日 2 次；静脉滴注，每次 60～80mg。北京积水潭医院临床常用制剂为注射用卡络磺钠。

**2. 指南推荐**

《临床路径治疗药物释义（骨科分册·下册）》：①卡络磺钠可用于膝内翻行胫骨高位截骨术，其临床路径给药方案为术后可应用卡络磺钠 80mg，每日 1 次，静脉注射，用于减少术后骨面及伤口出血，可于术后起连续应用 3 日。②卡络磺钠可用于重度膝关节骨关节炎行全膝关节置换术，其临床路径给药方案为术后可应用卡络磺钠 80mg，每日 1 次，静脉注射，用于减少术后关节腔及伤口出血，自术后第一日起连续应用 5～7 日。

（三）药理作用机制

卡络磺钠能增强毛细血管对损伤的抵抗力，降低毛细血管通透性，促进受损毛细血管端回缩而止血，常用于毛细血管通透性增加而产生的多种出血。

（四）PK/PD

未进行该项试验且无可靠参考文献。

（五）特殊人群

**1. 肝肾功能不全患者** 说明书未提及。

**2. 老年患者** 未进行该项试验且无可靠参考文献。

**3. 儿童** 未进行该项试验且无可靠参考文献。

**4. 孕妇及哺乳期妇女** 未进行该项试验且无可靠参考文献。

## （六）不良反应

皮疹、瘙痒、多汗、恶心、呕吐、腹痛、腹胀、腹泻、胃肠不适、寒战、胸闷、发热、畏寒、乏力、注射部位疼痛、肿胀、红斑、头晕、头痛、眩晕、局部麻木、颤抖、心悸、心律失常（心动过速、心动过缓）、潮红、静脉炎、血压升高、血压降低、呼吸困难、呼吸急促、咳嗽、烦躁不安、肝功能异常、过敏反应、过敏性休克等。

## （七）禁忌证

对卡络磺钠中任何成分过敏的患者。

## （八）药师提醒

**1. 有效性监护** 在用药期间，关注患者伤口渗出或引流量变化，监测血红蛋白水平。

**2. 安全性监护**

（1）用药前应询问患者药物过敏史，过敏体质的患者慎用；如果出现皮疹、瘙痒、呼吸困难、血压下降等症状和体征，应立即停药并及时治疗。

（2）卡络磺钠代谢产物可能使尿液尿胆原检查呈阳性，尿液颜色可能呈现深黄色、橙黄色。

（3）给药部位有时可出现硬结、疼痛。皮下或肌内注射时应避开神经和血管。若反复给药，应左右侧交叉进行。对儿童应尤为注意。


## 三、血凝酶

### （一）适应证

在骨科相关疾病中可用于需减少流血或止血的各种医疗情况，也可用来预防出血，如手术前用药，可避免或减少手术部位及手术后出血。

### （二）用法用量及指南推荐

**1. 常见用法用量** 不同血凝酶给药的方式、剂量和时机各有不同，应个体化给药。北京积水潭医院临床常用制剂有注射用尖吻蝮蛇血凝酶、注射用矛头蝮蛇血凝酶，具体见表15-2。

**2. 指南推荐** 《血凝酶在急性出血性疾病中应用的专家共识》：①对于高出血风险的外科手术患者，特别正进行肝素或低分子肝素治疗的需行急诊手术的患者，可于术前、术中和/或术后经静脉（1～2单位/次，最大剂量4单位/d）和/或局部应用小剂量血凝酶。②血凝酶在术中和术后出血中的应用，不推荐较长时间（<7日）使用，连续使用（>5日）需监测纤维蛋白原水平；对于 DIC 患者，不推荐应用。③对于创伤性微小血管出血，临床上需要采取综合性的止血措施，药物性止血是其中非常重要的一环。经静脉（血凝酶 1～4 单位 /d）和 / 或局部外敷血凝酶可以减少伤口毛细血管出、渗血，对微小血管（直径＜1mm）的止血效果显著。

表 15-2　血凝酶的用法用量

| 血凝酶种类* | 用法用量 |
| --- | --- |
| 注射用尖吻蝮蛇血凝酶 | 单次静脉注射给药。每次 2 单位，每瓶用 1ml 注射用水溶解，缓慢静脉注射，注射时间不少于 1 分钟。用于手术预防性止血，术前 15～20 分钟给药 |
| 注射用矛头蝮蛇血凝酶 | 静脉注射、肌内注射或皮下注射，也可局部用药。一般出血：成人 1～2 单位；儿童 0.3～0.5 单位。紧急出血：立即静脉注射 0.25～0.5 单位，同时肌内注射 1 单位。各类外科手术：术前一日晚肌内注射 1 单位，术前 1 小时肌内注射 1 单位，术前 15 分钟静脉注射 1 单位，术后 3 日，每日肌内注射 1 单位。异常出血：剂量加倍，间隔 6 小时肌内注射 1 单位，至出血完全停止 |

注：* 为已上市且北京积水潭医院常用的不同种类血凝酶，按照相应的说明书推荐用法给药。

### （三）药理作用机制

注射用矛头蝮蛇血凝酶含两种类酶成分：类凝血酶（巴西矛头蝮蛇巴曲酶）和类凝血激酶（磷脂依赖性凝血因子 X 激活物）。前者能切断纤维蛋白原 α 链 N 端的 A 纤维蛋白肽，形成一种不稳定的纤维蛋白，使血管收缩，促进凝血；后者能促进凝血酶原转变为凝血酶，能使即便是无钙的血浆也能产生不稳定的纤维蛋白；可提高血小板聚集功能，使之发生不可逆性的聚集。以上三个方面共同作用，产生止血效应。注射用尖吻蝮蛇血凝酶通过水解纤维蛋白原使其变为纤维蛋白而增强机体凝血功能，发挥止血作用。

### （四）PK/PD

注射 1 单位注射用矛头蝮蛇血凝酶 20 分钟后，健康成人的出血时间测定会缩短至 1/2 或 1/3，这种止血作用能保持 2～3 日。注射用尖吻蝮蛇血凝酶体内过程呈一级线性动力学特征而无饱和性，在体内清除较快，血清清除率为 4.53～5.06L/h。$t_{1/2}$ 约为 2.5 小时，不随给药剂量变化而变化。

### （五）特殊人群

**1. 肝肾功能不全患者**　说明书未提及。

**2. 老年患者**　未进行该项实验且无可靠参考文献。

**3. 儿童**　未进行该项实验且无可靠参考文献。

**4. 孕妇及哺乳期妇女** 除非紧急情况,孕妇不宜使用。

（六）不良反应

皮疹、瘙痒、红斑、潮红、用药部位疼痛、恶心、呕吐、腹痛、腹泻、腹部不适、头晕、肢体麻木、感觉异常、心悸、血压升高、心律失常、凝血障碍、血栓、呼吸困难、喉头水肿、胸闷、呼吸急促、过敏性休克、过敏反应、寒战、面部水肿、发热,多汗等。

（七）禁忌证

1. 有血栓病史。

2. 对本品或同类药品过敏。

（八）药师提醒

**1. 有效性监护** 在用药期间,应注意观察患者的出血、凝血时间。

**2. 安全性监护**

（1）偶见过敏样反应。如出现此类情况,可按一般抗过敏处理方法,给予抗组胺药和/或糖皮质激素及对症治疗。

（2）弥散性血管内凝血（DIC）及血液病所致的出血不宜使用本品。

（3）血中缺乏血小板或某些凝血因子(如凝血酶原)时,宜在补充血小板或缺乏的凝血因子,或输注新鲜血液的基础上应用。

（4）应注意防止用药过量,否则其止血作用会降低。

## 四、纤维蛋白原

（一）适应证

1. 先天性纤维蛋白原减少或缺乏症。

2. 获得性纤维蛋白原减少症,如严重肝脏损伤;因大手术、外伤或内出血引起的纤维蛋白原缺乏而造成的凝血障碍。

（二）用法用量及指南推荐

**1. 常见用法** 使用前先将本品及灭菌注射用水预温至30～37℃,然后按瓶签标示量(25ml)注入预温的灭菌注射用水,置30～37℃水浴中,轻轻摇动使其全部溶解(切忌剧烈振摇以免蛋白变性)。用带有滤网装置的输液器进行静脉滴注。滴注速度一般以60滴/min左右为宜。

**2. 常见用量** 应根据病情及临床检验结果包括凝血试验指标和纤维蛋白原水平等来决定给药量。一般首次给药1～2g,如需要可遵照医嘱继续给药。

**3. 指南推荐**

（1）*The European guideline on management of major bleeding and coagulopathy following trauma: sixth edition*：对于大出血伴有低纤维蛋白原血症(纤维

蛋白原水平＜1.5g/L）或具有功能性纤维蛋白原缺陷，建议使用纤维蛋白原浓缩物（1C 级），建议初始补充 3～4g 纤维蛋白原，重复给药应以实验室监测为指导（2C 级）。

（2）《创伤性出血患者血液管理专家共识（2022 年版）》：大出血时的低纤维蛋白原血症与死亡率升高有关，创伤时的低纤维蛋白原血症应予以积极治疗，输注纤维蛋白原浓缩物的指征为血浆纤维蛋白原＜1.5g/L，对于具备输注纤维蛋白原浓缩物指征的伤者，可输注 2～4g 或以上纤维蛋白原浓缩物。

**（三）药理作用机制**

在凝血过程中，纤维蛋白原经凝血酶酶解变为纤维蛋白，在 FXⅢ因子的作用下，形成坚实的纤维蛋白，发挥有效的止血作用。

**（四）药代动力学**

本品为人血液制品浓缩提取，后经 100℃ 30 分钟干热法灭活病毒，尚未进行药代动力学研究，但未经干热法处理的纤维蛋白原半衰期为 3～4 日。

**（五）特殊人群**

**1. 肝肾功能不全患者**　肝功能衰竭时，肝脏合成纤维蛋白原能力下降，会出现低纤维蛋白原血症和低凝血酶原血症。

**2. 老年人**　未进行此项试验。

**3. 儿童**　未进行此项试验。

**4. 孕妇及哺乳期**　孕妇及哺乳期妇女用药应慎用，妊娠分级 C 级，尚无关于其在乳汁中分泌的证据。

**（六）不良反应**

少数患者会出现过敏反应和发热，严重反应者应采取应急处理措施。

**（七）禁忌证**

对本药过敏者禁用。

**（八）药师提醒**

1. 使用本品期间，应严密监测患者凝血指标和纤维蛋白原水平，并根据结果调整用量。

2. 本品含有不超过 3% 的盐酸精氨酸作为稳定剂，大剂量使用时可能存在代谢性酸中毒的风险，建议在使用前及使用期间进行电解质监测，根据结果调整剂量或停止使用本品。已存在代谢紊乱的患者应慎用本品。

## 五、凝血酶原复合物

**（一）适应证**

用于治疗先天性和获得性凝血因子Ⅱ、Ⅶ、Ⅸ、Ⅹ缺乏症（单独或联合缺乏）。

### （二）用法用量及指南推荐

**1. 常见用法**  用前应先将本品及其溶解液预温至 20～25℃，按瓶签标示量注入预温的溶解液，轻轻转动直至本品完全溶解（注意勿使产生很多泡沫），溶解后用带有滤网装置的输血器进行静脉滴注（可用氯化钠注射液或 5% 葡萄糖注射液稀释成 50～100ml）。滴注速度开始要缓慢，约 15 滴 /min，15 分钟后稍加快滴注速度（40～60 滴 /min），一般在 30～60 分钟滴完。滴注时，要随时注意使用情况，若发现弥散性血管内凝血或血栓的临床症状和体征，立即终止使用，并用肝素拮抗。

**2. 常见用量**  使用剂量随因子缺乏程度而异，一般输注 10～20IU/kg，以后凝血因子Ⅸ缺乏者每隔 24 小时，凝血因子Ⅱ和凝血因子Ⅹ缺乏者，每隔 24～48 小时，凝血因子Ⅶ缺乏者每隔 6～8 小时，可减少或酌情减少剂量输用，一般历时 2～3 日。在出血量较大或大手术时可根据病情适当增加剂量。

**3. 指南推荐**

（1）*The European guideline on management of major bleeding and coagulopathy following trauma：sixth edition*：对于需紧急逆转维生素 K 拮抗剂的出血性创伤患者，建议早期同时使用凝血酶原复合物浓缩物（prothrombin complex concentrate，PCC）和静脉注射 5～10mg 维生素 $K_1$（1A 级）；Xa 因子抑制剂（阿哌沙班、依多沙班或利伐沙班）治疗的出血性创伤患者，建议使用沙班类逆转剂 Andexanet 进行逆转（2C 级）。如果无法获取，建议给予 PCC（25～50U/kg）（2C 级）；在创伤性出血患者中使用 PCC，应基于标准的实验室凝血参数测定和 / 或功能性凝血因子缺乏的证据，给予相关凝血因子治疗（1C 级），PCC 可以减少 pRBC 和新鲜冰冻血浆（fresh frozen plasma，FFP）的输注，并显著降低死亡率。

（2）《创伤性出血患者血液管理专家共识（2022 年版）》：创伤性出血凝血因子管理的推荐：FFP 可用于补充所有的凝血因子，纤维蛋白原浓缩物可用于补充纤维蛋白原，PCC 可用于补充凝血因子Ⅱ、凝血因子Ⅶ、凝血因子Ⅸ、凝血因子Ⅹ。对使用维生素 K 拮抗剂或新型口服抗凝剂（阿哌沙班、艾多沙班或利伐沙班）的创伤性出血患者需要进行紧急逆转时，首选 PCC，次选FFP。

（3）《中国血友病骨科手术围手术期管理指南（2023）》：围手术期凝血因子补充到，血友病 B 患者首选重组或血源性 FⅨ浓缩物，次选 PCC，但需注意大剂量、长时间使用 PCC 可能会增加下肢深静脉血栓形成的风险。PCC 不适宜伴泌尿道出血、近期发生血栓、既往有个人或家族性血栓病史的患者，同时不宜与艾美赛珠单抗联合使用；每 24 小时用量≤150IU/kg。因血友病 B 患者替代治疗采用 PCC 的 VTE 风险高于重组人 FⅨ和 rFⅦa,可酌情给予预防性抗凝治疗。

### (三)药理作用机制

维生素 K 缺乏和严重肝脏疾病可造成凝血因子缺乏,进而导致凝血障碍,输注该药后可提高血液中凝血因子Ⅱ、凝血因子Ⅶ、凝血因子Ⅸ、凝血因子X的浓度。

### (四)药代动力学

本品为人血液制品,其所含凝血因子Ⅱ、凝血因子Ⅶ、凝血因子Ⅸ、凝血因子X的体内代谢遵循生理代谢规律,体内清除半衰期分别为 60~72 小时、4~6 小时、24 小时、30~50 小时。

### (五)特殊人群

**1. 肝肾功能不全患者** 肝功能衰竭时,肝脏合成纤维蛋白原能力下降,会出现低纤维蛋白原血症和低凝血酶原血症。

**2. 老年患者** 一般老年人的生理机能降低,故应视患者状态慎重给药。

**3. 儿童** 未专门进行该项针对性试验研究。如必须使用,可参考《中国国家处方集(化学药品与生物制品卷·儿童版)》该类药物的推荐内容,按体重计算给药剂量。

**4. 孕妇及哺乳期妇女** 慎用,如必要使用,应进行严密监测。

### (六)不良反应

一般无不良反应,快速滴注时可引起发热、潮红、头痛等不良反应,减缓或停止滴注后,上述症状即可消失。

### (七)禁忌证

在严格控制适应证的情况下,无已知禁忌证。

### (八)药师提醒

1. 不得用于静脉外的注射途径。

2. 冠心病、心肌梗死、严重肝病、外科手术等患者如有血栓形成或弥散性血管内凝血(DIC)倾向时,应慎用。

3. 静脉滴注时,要随时注意使用情况,若发现 DIC 或血栓的临床症状和体征,要立即终止使用,并用肝素拮抗。本品含有相当于凝血因子Ⅸ的一半效价的肝素,可降低血栓形成的危险性。

## 参 考 文 献

[1] 中华医学会骨科学分会. 中国骨科大手术静脉血栓栓塞症预防指南(2016). 中华骨科杂志,2016,36(2):65-71.

[2] 中华医学会骨科学分会创伤骨科学组, 中华医学会骨科学分会外固定与肢体重建学组. 中国创伤骨科患者围手术期静脉血栓栓塞症预防指南 (2021). 中华创伤骨科杂志, 2021, 23 (3): 185-192.

[3] 张进华, 刘茂柏, 蔡铭智, 等. 模型引导的华法林精准用药: 中国专家共识 (2022 版). 中国临床药理学与治疗学, 2022, 27 (11): 1201-1212.

[4] BRIGHTON T A, EIKELBOOM J W, MANNK, et al. Low-dose aspirin for preventing recurrent venous thromboembolism. N Engl J Med, 2012, 367 (21): 1979-1987.

[5] FILLINGHAM Y A, RAMKUMAR D B, JEVSEVAR D S, et al. Tranexamic acid in total joint arthroplasty: the endorsed clinical practice guides of the American Association of Hip and Knee Surgeons, American Society of Regional Anesthesia and Pain Medicine, American Academy of Orthopaedic Surgeons, Hip Society, and Knee Society. Reg Anesth Pain Med, 2019, 44: 7-11.

[6] 周宗科, 黄泽宇, 杨惠林, 等. 中国骨科手术加速康复围手术期氨甲环酸与抗凝血药应用的专家共识. 中华骨与关节外科杂志, 2019, 12 (2): 81-88.

[7] 仇建国, 庄乾宇. 脊柱大手术围手术期血液管理专家共识. 中国脊柱脊髓杂志, 2022, 32 (11): 1049-1056.

[8] 陈新谦, 金有豫, 汤光. 陈新谦新编药物学. 18 版. 北京: 人民卫生出版社, 2018.

[9] 《临床路径治疗药物释义》专家组. 临床路径治疗药物释义 (骨科分册·下册). 北京: 中国协和大学出版社, 2018.

[10] 国家药品监督管理局. 国家药监局关于修订卡络磺钠制剂说明书的公告 (2023 年第 10 号). (2023-01-13) [2024-05-18]. https://www.nmpa.gov.cn/xxgk/ggtg/ypggtg/ypshmshxdgg/20230116171940152.html.

[11] 血凝酶在急性出血临床应用专家组. 血凝酶在急性出血性疾病中应用的专家共识. 中华急诊医学杂志, 2018, 27 (2): 137-140.

[12] ROLF R, ARASH A, BERTIL B, et al. The European guideline on management of major bleeding and coagulopathy following trauma: sixth edition. Crit Care, 2023, 27 (1): 80.

[13] 中国输血协会临床输血学专业委员会. 创伤性出血患者血液管理专家共识 (2022 年版). 中国临床新医学, 2022, 15 (6): 469-476.

[14] 中华医学会骨科学分会关节外科学组, 中国血友病协作组. 中国血友病骨科手术围手术期管理指南 (2023). 中华骨科杂志, 2023, 43 (4): 215-222.

# 第十六章

# 骨质疏松症用药

## 第一节 骨健康基本补充剂——钙剂

### （一）适应证

在骨科相关疾病中的应用主要用于补充钙剂，预防和辅助治疗骨质疏松症。

### （二）用法用量及指南推荐

**1. 常见用法用量** 详见表 16-1。

表 16-1 用法用量

| 常见钙剂品种 | 钙/维生素 $D_3$ 含量 | 成人用法用量 | 儿童用法用量 |
|---|---|---|---|
| 钙尔奇 $D_3$ 片 | 钙元素 600mg/片 维生素 $D_3$ 125U | 一次 1 片，一日 1~2 次，口服 | — |
| 碳酸钙 $D_3$ 咀嚼片（Ⅲ） | 钙元素 300mg/片 维生素 $D_3$ 100U | 一次 2 片，一日 1 次，口服 | 一次 1 片，一日 1 次，口服 |
| 碳酸钙胶囊 | 钙元素 100mg/粒 | 一次 2 粒，一日 1~2 次，口服 | — |
| 复方碳酸钙泡腾颗粒 | 钙元素 150mg/袋 维生素 $D_3$ 31.25U | 1 次 4 袋，1 日 1~2 次，口服 | 7~12 个月：1 次 1 袋，一日 1 次，口服 13~36 个月：1 次 2 袋，1 日 1 次，口服 3 岁以上：1 次 2 袋，1 日 1~2 次，口服 |
| 小儿复方钙颗粒 | 钙元素 92mg/袋 | — | 6 个月以下：1 次 0.5 袋，一日 1 次，口服 6 个月至 12 月龄：1 次 1 袋，一日 2 次，口服 1~3 岁：一次 1 袋，一日 2~3 次，口服 3 岁以上：一次 1~2 袋，一日 2~3 次，口服 |

**2. 指南推荐**

（1）《原发性骨质疏松症诊疗指南（2022）》：充足的钙摄入对获得理想峰值骨量、缓解骨丢失、改善骨矿化和维护骨骼健康有益。中国居民膳食营养素参考摄入量建议：中国居民中青年推荐每日钙摄入量为 800mg 钙元素，50 岁以上中老年、妊娠中晚期及哺乳期妇女推荐每日摄入量为 1 000～1 200mg，可耐受的最高摄入量为 2 000mg。每日钙摄入量包括膳食和钙补充剂中的钙元素总量，营养调查显示我国居民每日膳食约摄入 400mg 钙元素，故尚需补充 500～600mg/d 钙元素。在骨质疏松症防治中，钙剂应与其他药物联合使用。

（2）《中国居民膳食营养素参考摄入量（2023 版）》：成人及妊娠哺乳期妇女推荐钙元素最佳摄入量为 800mg/d。

### （三）药理作用机制

钙是维持人体神经、肌肉、骨骼系统、细胞膜和毛细血管通透性正常功能所必需的矿物元素，几乎所有生命过程均需要钙的参与。

### （四）PK/PD

肠道是钙吸收的主要部位，钙的吸收有两条途径：①通过跨细胞通路的主动吸收，主要吸收部位位于十二指肠；②通过细胞旁路，即肠黏膜细胞间钙的被动扩散吸收，在肠腔各段均可进行吸收。当肠腔内钙离子浓度较低时，跨细胞途径是钙吸收的主要途径，当肠腔内钙离子浓度较高时，细胞旁途径是钙吸收的主要途径。99% 的钙主要储存于骨骼和牙齿，其余 1% 的钙作为血钙成分循环于血液中，以蛋白结合钙或离子钙的形式存在。钙主要经粪便和尿液排泄，皮肤汗液也有一定量的排出。

### （五）特殊人群

**1. 肝肾功能不全患者** 肝肾功能不全及心功能不全患者慎用。

**2. 老年患者** 钙剂在老年患者体内的药代动力学特点与成人基本一致。

**3. 儿童** 奶类是儿童期最主要的钙源，也是最好的钙源。婴儿期要鼓励母乳喂养，并给予乳母适量的钙剂补充。目前市面上的钙剂品种繁多，给儿童补钙时应首选钙含量多、胃肠易吸收、安全性高、口感好、服用方便的钙剂。但应关注婴幼儿（包括早产儿、低出生体重儿和营养性佝偻病患儿等）消化系统发育尚未成熟的生理特点，注意钙剂的体外溶解性。

**4. 孕妇及哺乳期妇女** 妊娠分级 C 级，无明确哺乳分级，孕妇及哺乳期妇女可安全使用钙剂。

### （六）不良反应

常见不良反应包括嗳气、便秘、腹胀、腹泻、胃肠胀气、皮疹等。过量服用可发生高钙血症、乳碱综合征，表现为高血钙、碱中毒及肾功能不全。

### （七）禁忌证

1. 高钙血症、高钙尿症、高尿酸血症患者禁用。

2. 含钙肾结石或有肾结石病史患者禁用。

### （八）药师提醒

1. 由于可能发生不良反应，钙的总摄入量（膳食钙加钙补充剂）通常不应超过 2 000mg/d。

2. 钙剂不宜与洋地黄类药物合用，苯妥英类及四环素类药物会抑制钙剂吸收，维生素 D、避孕药、雌激素能增加钙的吸收。与噻嗪类利尿药合用时易发生高钙血症，与含钾药物合用时应关注心律失常的发生。

3. 大量饮酒或含咖啡因的饮料以及大量吸烟会抑制钙剂的吸收。

4. 植酸、草酸、鞣酸可与钙结合为难溶性复合物，减少钙的吸收，用药期间不宜大量进食富含纤维素的食物以免影响钙剂的吸收。

5. 蛋白质、磷可以促进钙的吸收，故补钙时最好有蛋白质的摄入。

## 第二节　骨吸收抑制剂

### 一、双膦酸盐

#### （一）适应证

**1. 骨质疏松症**

（1）绝经后骨质疏松症：阿仑膦酸钠、利塞膦酸钠、伊班膦酸钠、唑来膦酸。

（2）男性骨质疏松症：阿仑膦酸钠、唑来膦酸。

**2. Paget 骨病（畸形性骨炎）**　唑来膦酸。

#### （二）用法用量

本类药物种类较多，主要分为口服制剂和注射制剂。具体用法用量见表 16-2。

表 16-2　双膦酸盐制剂的用法用量

| 双膦酸盐种类 | 用法用量 |
| --- | --- |
| 阿仑膦酸钠 | 阿仑膦酸钠片或肠溶片，70mg/片，口服 1 片/次，每周 1 次；10mg/片，口服 1 片/次，每日 1 次<br>阿仑膦酸钠 $D_3$ 片：阿仑膦酸钠 70mg + 维生素 $D_3$ 2 800U 或 5 600U 的复合片剂，口服 1 片/次，每周 1 次 |
| 利塞膦酸钠 | 利塞膦酸钠片，规格 35mg/片，口服 1 片/次，每周 1 次；规格 5mg/片，口服 1 片/次，每日 1 次 |
| 伊班膦酸钠 | 伊班膦酸钠注射液，一次 2mg，静脉滴注 2 小时以上，每 3 个月 1 次 |
| 唑来膦酸 | 唑来膦酸注射液，一次 5mg，静脉滴注不少于 15 分钟，每年 1 次 |

注：本类药物口服制剂服用方法为，清晨空腹服用，200～300ml 白水送服，服药后 30 分钟内应保持上半身直立（站立或坐位），避免平卧；30 分钟后再摄入食物或其他药品。

### （三）药理作用机制

双膦酸盐（bisphosphonate）是目前临床上应用最为广泛的抗骨质疏松症药物，是焦膦酸盐的稳定类似物，其特征为含有 *P-C-P* 基团，与骨骼羟基磷灰石具有高亲和力，能够特异性结合到骨重建活跃部位，抑制破骨细胞功能，从而抑制骨吸收。不同双膦酸盐抑制骨吸收的效力存在明显差别。

### （四）PK/PD

本类药物口服制剂的生物利用度较低，约为 6%，食物会影响本类药物口服制剂的吸收度。进入血液的药物，分布到骨中的有 40%～60%，其余部分在体内不代谢，以原型经肾脏排泄到体外。给药后，药物浓度在 24 小时内迅速降低。之后，结合到骨中的药物以缓慢的速度释放到血液中，其终末半衰期很长，伊班膦酸钠为 10～60 小时，唑来膦酸为 146 小时，利塞膦酸钠为 561 小时，阿仑膦酸钠估计大于 10 年。

### （五）特殊人群

**1. 肝肾功能不全患者** 本类药物不经肝脏代谢，肝功能不全患者无须调整剂量。双膦酸盐类药物主要经肾脏排泄，不得用于肌酐清除率（Ccr）<35ml/min 的患者。

**2. 老年患者** 老年患者的生物利用度与年轻人相似。需关注老年患者肾功能。

**3. 儿童** 缺乏证据，18 岁以下不适用。

**4. 孕妇及哺乳期妇女** 妊娠分级 C/D 级，哺乳分级 L3 级。禁用于孕妇及哺乳期妇女。

### （六）不良反应

口服双膦酸盐可能引起轻度胃肠道反应，包括上腹不适、腹胀、反酸等症状。首次口服或静脉滴注双膦酸盐后常见发热、骨痛、肌痛等一过性"类流感样"症状，多在用药 3 天内自行缓解。常见低钙血症，不常见血肌酐升高、咳嗽、呼吸困难，罕见颌骨坏死（osteonecrosis of the jaw，ONJ）、眼部炎症（虹膜炎和葡萄膜炎）、非典型性股骨骨折（atypical femur fracture，AFF）。

### （七）禁忌证

1. 低钙血症患者。

2. Ccr<35ml/min 的患者。

3. 孕妇、哺乳期妇女。

4. 口服双膦酸盐禁用于伴有食管排空延迟的食管异常，例如食管狭窄或弛缓不能的患者，以及不能站立或直坐至少 30 分钟者。

### （八）药师提醒

1. 开始用药前，应当先检查患者的血钙水平及血肌酐水平。低钙血症及 Ccr<35ml/min 的患者不得使用。

2. 患者首次使用静脉双膦酸盐类药物时，发生发热、骨痛、肌痛的概率较大，应当在用药前充分告知患者，症状明显者可给予非甾体抗炎药对症治疗，一般 3 日内可缓解。

3. 使用静脉双膦酸盐时应充分水化，同时需关注患者心脏功能。

4. 对患有严重口腔疾病或需接受牙科手术患者，不建议使用此类药物。已使用双膦酸盐治疗患者，需行复杂侵入性口腔手术时，建议暂停双膦酸盐治疗 3～6 个月，再实施口腔手术，术后 3 个月如无口腔特殊情况，可恢复使用双膦酸盐类药物。

5. 应用双膦酸盐类药物超过 3 年以上的患者，一旦出现大腿或者腹股沟部位疼痛，应行双侧股骨正、侧位 X 线检查，明确是否存在 AFF。

## 二、降钙素

### （一）适应证

**1. 骨质疏松症及骨质疏松症引起的疼痛**　鲑降钙素、依降钙素。

**2. Paget 骨病（畸形性骨炎）**　鲑降钙素。

### （二）用法用量

本类药物主要为鲑降钙素和依降钙素，剂型为注射剂和鼻喷剂。具体用法用量见表 16-3。

表 16-3　降钙素制剂的用法用量

| 降钙素种类 | 用法用量 |
|---|---|
| 鲑降钙素 | 鲑降钙素注射液：每次 50IU，皮下或肌内注射，每日 1 次。最大用药时间不超过 2 个月<br>鲑降钙素鼻喷剂：治疗骨质疏松症，每日 20μg 或每日或隔日 40μg；治疗骨质减少引起的骨痛，每日 40～80μg。单次给药最高剂量为 40μg |
| 依降钙素 | 依降钙素注射液：1 次 1 支（10 单位），肌内注射，一周 2 次 |

### （三）药理作用机制

降钙素是一种钙调节激素，能抑制破骨细胞的生物活性、减少破骨细胞数量，减少骨量丢失并增加骨量。降钙素的另一作用是有效缓解骨痛。

### （四）PK/PD

鼻喷剂生物利用度为 3%～5%，肌内和皮下注射生物利用度为 70%。半衰期为 1～1.5 小时。主要在肾脏代谢，经尿、粪及呼气排泄。

（五）特殊人群

**1. 肝肾功能不全患者**　适用于肝肾功能损害的患者，肾功能不全患者剂量应减少。

**2. 老年患者**　老年患者应注意用量，通常从低剂量开始。

**3. 儿童**　不推荐儿童使用。

**4. 孕妇及哺乳期妇女**　妊娠分级 C 级，哺乳分级 L3 级。孕妇不宜使用，哺乳期妇女不能使用。

（六）不良反应

常见：面部潮红，头痛，头晕，味觉障碍，恶心，腹泻，腹痛，关节痛，乏力；偶见：呕吐，高血压，视觉损伤，流感样症状，水肿；罕见：全身皮疹，过敏；十分罕见：过敏性休克。

（七）禁忌证

已知对降钙素或对本品中其他赋形剂过敏者禁用。

（八）药师提醒

1. 本类药物为多肽制剂，有时会引起休克，应对过敏史详细问诊。易出现皮疹的过敏性体质患者、支气管哮喘患者慎用。

2. 鉴于鼻喷剂型鲑降钙素具有潜在增加肿瘤风险的可能，鲑降钙素连续使用时间一般不超过 3 个月。

## 三、RANKL 单克隆抗体

（一）适应证

本类药物目前有地舒单抗。

1. 用于治疗高骨折风险的绝经后骨质疏松症。

2. 用于治疗高骨折风险的男性骨质疏松症。

（二）用法用量

地舒单抗注射液，每次 60mg，皮下注射，每半年 1 次。

（三）药理作用机制

地舒单抗是一种核因子 κB 受体活化因子配体（RANKL）抑制剂，为特异性 RANKL 的完全人源化单克隆抗体，能够抑制 RANKL 与其受体 RANK 结合，影响破骨细胞形成、功能和存活，从而降低骨吸收、增加骨密度、改善皮质骨和松质骨的强度，降低骨折发生风险。

（四）PK/PD

地舒单抗皮下注射的生物利用度约为 78%。地舒单抗为天然免疫球蛋白，不太可能经肝脏代谢机制清除，预计不经肝脏代谢，其代谢与清除途径与免疫球蛋白类似，降解为小肽和单个氨基酸。半衰期为 26 日。

（五）特殊人群

**1. 肝肾功能不全患者**　肾功能损害者不需要调整剂量。肝功能损害者无研究，预计肝功能损害对地舒单抗的药代动力学无影响。

**2. 老年患者**　无须调整剂量水平。

**3. 儿童**　禁用于儿童患者。

**4. 孕妇及哺乳期妇女**　妊娠分级 X 级，哺乳期分级 L4 级。女性患者避免在接受本品治疗期间及治疗结束后 5 个月内怀孕。哺乳期妇女应决定停止哺乳还是停止使用本品。

（六）不良反应

最常见为肌肉骨骼疼痛和肢体疼痛。偶见蜂窝织炎，罕见低钙血症、超敏反应、ONJ 和 AFF。

（七）禁忌证

1. 对活性成分或任何辅料成分过敏者禁用。

2. 低钙血症。

（八）药师提醒

1. 长期应用略增加 ONJ 或 AFF 的发生风险。口腔内有未愈合的开放性软组织病变的患者应推迟开始治疗 / 新疗程的时间。治疗期间，仅应在慎重考虑后行侵入性牙科手术，并应避免临近本品给药时间。在地舒单抗治疗期间，建议患者报告新发或不寻常的股部、髋部或腹股沟疼痛。应评估出现此类症状的患者有无不完全股骨骨折。

2. 地舒单抗为短效作用药物，不存在药物假期，在终止本品治疗后可能会发生多发性椎体骨折，特别是对于有椎体骨折史的患者。建议患者在没有医师建议的情况下不要中断本品治疗。一旦停用，需要序贯双膦酸盐类或其他药物，以防止骨密度下降或骨折风险增加。

## 四、激素替代治疗

（一）适应证

围绝经期和绝经后女性，特别是有绝经相关症状（如潮热、出汗等）、泌尿生殖道萎缩症状，以及希望预防绝经后骨质疏松症的妇女。

（二）用法用量

激素替代治疗包括雌激素、雌孕激素、替勃龙等方案，有口服、经皮和阴道用药等多种制剂。激素治疗的方案、剂量、制剂选择及治疗期限，应根据患者个体情况而定，建议选择此治疗方案的患者到妇科、内分泌科等相关专科就诊。

**1. 无子宫妇女** 推荐单独使用雌激素治疗，常用为雌二醇。

**2. 有子宫妇女** 推荐雌孕激素治疗，常用为孕酮和地屈孕酮。

**3. 独特的激素替代治疗药物** 替勃龙。

（三）药理作用机制

大量循证医学证据表明绝经激素治疗能有效减少绝经后妇女骨量丢失，降低椎体、非椎体及髋部骨折的风险，疗效肯定。

（四）PK/PD

雌二醇主要在肝脏代谢，代谢产物主要经肾脏排出。

孕酮主要在肝脏代谢，代谢产物经肾脏排出。半衰期约为 2.5 小时。

替勃龙能快速吸收，1.5～4 小时达峰值，在肝脏代谢，由粪便中排出，少量由尿中排出，本品和其代谢产物的清除半衰期短于 2 日。

（五）特殊人群

**1. 肝肾功能不全患者** 雌激素在肝功能受损患者中可能代谢不良；雌激素及替勃龙可能引起液体潴留，肾功能不全患者应仔细监测；已知肝功能障碍者禁用孕酮；肾病患者慎用孕酮；严重肝病者禁用替勃龙。

**2. 老年患者** 绝经早期（60 岁以前）开始使用激素替代治疗受益更大。

**3. 儿童** 不在本疗法讨论范围内。

**4. 孕妇及哺乳期妇女** 雌激素及替勃龙禁用于孕妇及哺乳期妇女；孕酮妊娠分级 B 级，哺乳期分级 L3 级，孕妇、哺乳期妇女使用应遵医嘱。

（六）不良反应

**1. 子宫内膜癌** 有子宫女性单独使用雌激素增加子宫内膜癌风险。

**2. 乳腺癌** 单用雌激素，乳腺癌风险不增加或影响很小；应用雌激素加孕激素 5 年后乳腺癌风险有所增加，微粒化孕酮和地屈孕酮与雌二醇联合应用，乳腺癌的风险更低。

**3. 血栓** 口服雌激素可轻度增加血栓风险，非口服雌激素因没有肝脏首过效应，其血栓风险相对较低。

**4. 水钠潴留、体质量增加** 大剂量雌激素会引起水钠潴留、体质量增加。

（七）禁忌证

（1）雌二醇禁用于：孕妇和哺乳期妇女；未确诊的阴道出血；已知或可疑乳腺癌；已知或可疑受性激素影响的癌前病变或恶性肿瘤；现有或既往有肝脏肿瘤病史（良性或恶性）；重度肝脏疾病；急性动脉血栓栓塞（如心肌梗死、中风）；活动性深静脉血栓形成，血栓栓塞性疾病，或有记录这些疾病病史；静脉或动脉血栓高危因素；重度高甘油三酯血症。

（2）孕酮禁用于：阴道不明原因出血；血栓性静脉炎、血管栓塞、中风或有既往病史者；乳腺肿瘤或生殖器肿瘤。

（3）替勃龙禁用于：孕妇和哺乳期妇女；已确诊或怀疑的激素依赖性肿瘤；血栓性静脉炎、血栓栓塞形成等心血管疾病或脑血管疾病，或者上述疾病者；原因不明的阴道流血；严重肝病。

（八）药师提醒

1. 激素替代治疗患者应当确定有适应证、无禁忌证（保证利大于弊）。

2. 绝经早期开始用（<60 岁或绝经不到 10 年），收益更大，风险更小。

3. 有子宫妇女如一定加用孕激素，尽量选择对乳腺影响小的孕激素（如微粒化孕酮和地屈孕酮）。

4. 血栓高危妇女，如需激素替代治疗，可选择非口服雌激素。

5. 应用最低有效剂量。

6. 治疗方案个体化。

7. 坚持定期随访和安全性监测（尤其是乳腺和子宫）。

8. 对治疗年限无明确限制，是否继续用药，应根据个体的特点和需求及每年体检结果进行利弊评估后做出决定。

## 五、选择性雌激素受体调节剂

（一）适应证

本类药物目前有雷洛昔芬。用于预防和治疗绝经后妇女的骨质疏松症。

（二）用法用量及指南推荐

**1. 常见用法用量** 雷洛昔芬片 60mg 口服，每日一次，在一天的任何时间均可服用，无须考虑进餐与否。

**2. 指南推荐** 《原发性骨质疏松症诊疗指南（2022）》：①降低骨转换至女性绝经前水平，减少骨丢失，增加骨密度，降低椎体和非椎体骨折风险；②少数患者服药期间会出现潮热和下肢痉挛症状，建议绝经 2 年以上女性服用。

（三）药理作用机制

雷洛昔芬在骨骼中与雌激素受体结合，发挥类雌激素作用，抑制骨吸收，增加骨密度，降低椎体和非椎体骨骼发生风险。

（四）PK/PD

雷洛昔芬在口服给药后被快速吸收，绝对生物利用率为 2%，表观分布容积为 2 348L/kg。可发生广泛的首关代谢，从而形成葡糖醛酸复合物，不通过 CYP450 途径代谢。口服给药后其血浆半衰期为 27.7 小时，主要通过粪便途径排泄。

**（五）特殊人群**

**1. 肝肾功能不全患者**

（1）肝功能不全患者：不能用于肝功能不全的患者。

（2）肾功能不全患者：不能用于严重肾功能不全的患者。

**2. 老年患者** 无须调整剂量水平。

**3. 儿童** 任何年龄段的儿童均不得使用本品。

**4. 孕妇及哺乳期妇女** 妊娠分级 X 级，哺乳分级 L4 级。

**（六）不良反应**

常见：肌肉痉挛、潮热等。严重：静脉血栓栓塞性事件、肺栓塞等。

**（七）禁忌证**

1. 患有或既往患有静脉血栓栓塞性疾病者。

2. 对雷洛昔芬或片中所含的任何赋形剂成分过敏者。

3. 肝功能减退包括胆汁淤积者。

4. 严重肾功能减退者。

5. 原因不明的子宫出血者。

6. 不能用于有子宫内膜癌症状和体征的患者。

7. 有血栓倾向者，如长期卧床和久坐者禁用。

**（八）药师提醒**

1. 建议饮食钙摄入量不足的妇女服用钙剂和维生素 D。

2. 定期监测骨密度、乳腺检查和乳房 X 光片。

## 第三节 骨形成促进剂

常用的骨形成促进剂为甲状旁腺激素类似物特立帕肽。

**（一）适应证**

国内批准用于治疗骨折高风险的绝经后骨质疏松症，国外还批准用于治疗骨折高风险的男性骨质疏松症以及糖皮质激素类药物引起的骨质疏松症（glucocorticoid induced osteoporosis，GIOP）。

**（二）用法用量及指南推荐**

**1. 常见用法用量** 20μg，皮下注射，每日一次，国内最长使用时间为 24 个月。国外已取消 24 个月的疗程限制。

**2. 指南推荐** 《原发性骨质疏松症诊疗指南（2022）》：少数患者注射特立帕肽后血钙水平一过性轻度升高，多在 16～24 小时内回到基线水平；用药期间应监测血钙水平，防止高钙血症的发生；疗程不超过 24 个月。

## （三）药理作用机制

为甲状旁腺激素类似物，间断小剂量使用可以刺激成骨细胞活性，促进骨形成、增加骨密度、改善骨质量、降低椎体和非椎体骨折风险。

## （四）PK/PD

经肝脏消除也可在肝外消除，分布容积为 1.7L/kg，半衰期约为 1 小时，甲状旁腺激素的外周代谢主要是在肝脏和肾脏中进行。

## （五）特殊人群

**1. 肝肾功能不全患者**　肝功能不全无须调整，肌酐清除率 <35ml/min 禁用。

**2. 老年患者**　一般无须根据年龄调整剂量。但不能排除一些老年人对该药的敏感性高。

**3. 儿童**　18 岁以下禁用。

**4. 孕妇及哺乳期妇女**　妊娠分级 C 级，哺乳分级 L3 级；动物生殖研究中观察到不良事件，一旦确认怀孕，应考虑终止特立帕肽治疗。目前还没有针对该药的哺乳期妇女用药研究数据，由于在动物实验中观察到有骨肉瘤的可能性，因此不建议母乳喂养。

## （六）不良反应

常见：全身性的疼痛、恶心、鼻炎、头晕、无力、心悸、呼吸困难、食管裂孔疝、胃食管反流疾病、出汗增加、肌肉痛性痉挛、高胆固醇血症、低血压、抑郁、贫血；偶见：体重增加、心脏杂音、碱性磷酸酯酶升高、心动过速、肺气肿、痔疮、尿路刺激症状、肾结石、高于 2.76mmol/L 的高钙血症、高尿酸血症、注射部位红斑；罕见：过敏反应、急性呼吸困难、全身性荨麻疹、胸痛、外周水肿、肾损害、高于 3.25mmol/L 的高钙血症。

## （七）禁忌证

禁忌证有：①畸形性骨炎；②骨骼疾病放射治疗病史；③肿瘤骨转移及合并高钙血症；④高钙血症患者；⑤肌酐清除率 <35ml/min；⑥不明原因的碱性磷酸酯酶升高；⑦对本品过敏者。

## （八）药师提醒

安全性监护：用药后可能会导致血钙浓度一过性轻微升高，因此若需要采集血样，应在本品最近一次注射后 16 小时进行。可能会加重尿结石患者的症状，在活动性或新发尿石症患者中应慎用本品。在临床研究中曾观察到有独立偶发的一过性直立性低血压发作的报告，一般发生在最初几次给药时，建议患者初次使用采用俯卧位，开车或操作机器的患者应在眩晕症状消失后进行上述行为。

## 第四节 其他机制类药物

### 一、活性维生素 D 及其类似物

#### （一）适应证

各种原因引起的 1,25(OH)$_2$D 不足导致的各种疾病。

#### （二）用法用量及指南推荐

**1. 常见用法用量** 国内上市治疗骨质疏松症的维生素 D 及其类似物有维生素 D$_2$、维生素 D$_3$、阿法骨化醇、骨化三醇和艾地骨化醇，适应证和用量略有差别，整理骨科相关适应证及用法如表 16-4 所示。

表 16-4 维生素 D 及其类似物的适应证和用法用量

| 维生素 D 及其类似物种类 | 适应证 | 用法用量 |
|---|---|---|
| 维生素 D$_2$ 及维生素 D$_3$ | 维生素 D 缺乏的预防和治疗；慢性低钙血症、佝偻病及伴有慢性肾功能不全的骨软化等 | 7.5～15mg，肌内注射，严重者可 2～4 周重复注射一次 |
| 阿法骨化醇 | 内源性维生素 D 不足导致的代谢紊乱性疾病如肾性骨营养不良；维生素 D 依赖性佝偻病；新生儿低钙血症或佝偻病、钙吸收不良、骨软化症等 | 成人及体重 20kg 以上的儿童：1µg/d 体重 20kg 以下的儿童：0.05µg/(kg·d) 新生儿：0.1µg/(kg·d) |
| 骨化三醇 | 绝经后和老年性骨质疏松症；慢性肾功能衰竭尤其是接受血液透析患者之肾性骨营养不良症；维生素 D 依赖性佝偻病；低血磷性维生素 D 抵抗型佝偻病 | 骨质疏松症：0.25µg，b.i.d. 肾性骨营养不良：0.25µg，q.d. 起始，若生化指标或病情未改善，可每隔 2～4 周增加 0.25µg/d，最佳用量一般为 0.5～1µg/d 甲状旁腺功能低下和佝偻病：0.25µg/d，若生化指标或病情未改善，可每隔 2～4 周增加 0.25µg/d |
| 艾地骨化醇 | 绝经后女性骨质疏松症 | 0.75µg/d，根据症状可适当减量为 0.5µg/d |

**2. 指南推荐** 《原发性骨质疏松症诊疗指南（2022）》：与维生素 D$_2$、维生素 D$_3$ 相比，阿法骨化醇、骨化三醇和艾地骨化醇不需要肾脏活化即可发挥活性，更适合老年人及肾功能减退的患者。

#### （三）药理作用机制

适当剂量的活性维生素 D 能促进骨形成和矿化，抑制骨吸收；增加骨密度,增加肌肉力量和平衡能力,减少跌倒发生率,降低骨折风险。

（四）PK/PD

维生素 $D_3$ 比维生素 $D_2$ 吸收更迅速且完全,两者均需要先经肝脏代谢,之后经肾脏代谢,维生素 $D_2$ 的半衰期为 19～48 小时,在脂肪内长期贮存,治疗效应持续 10～14 天。维生素 D 类似物口服后吸收迅速,阿法骨化醇需要经肝脏代谢生成活性成分,而骨化三醇和艾地骨化醇无须肝脏活化即可起效。阿法骨化醇半衰期为 35 小时左右,骨化三醇血浆半衰期为 3～6 小时,单剂量骨化三醇药理作用可持续 3～5 天,艾地骨化醇半衰期为 53 小时左右。

（五）特殊人群

**1. 老年患者** 一般不需要特殊的剂量调整。

**2. 儿童** 艾地骨化醇在儿童中的使用数据较少,其他药物可按儿童推荐用法用量使用。

**3. 孕妇及哺乳期妇女** 艾地骨化醇在孕妇及哺乳期妇女中禁用,其他药物:妊娠分级 C 级,哺乳分级 L3 级。对于孕妇而言,使用应权衡利弊,哺乳期妇女不建议在服药期间哺乳。

（六）不良反应

常见:高钙血症;偶见:食欲减退、头痛、呕吐、便秘等。艾地骨化醇可能还会出现急性肾衰竭、尿路结石等不良反应。

（七）禁忌证

1. 对药物成分过敏者。

2. 高钙血症及有维生素 D 中毒迹象的患者。

3. 艾地骨化醇禁用于孕妇及哺乳期妇女。

（八）药师提醒

安全性监护用药后应每隔 3～6 个月测定血清钙值,初期可能需要更频繁地进行监测。苯巴比妥类药物可能会影响骨化三醇和阿法骨化醇的代谢,合用时可能需要增加维生素 D 类药物的剂量。

## 二、维生素 K 类

（一）适应证

国内上市的维生素 K 类抗骨质疏松症药物主要指四烯甲萘醌,批准用于提高骨质疏松症患者的骨量。

（二）用法用量及指南推荐

**1. 常见用法用量** 1 粒（相当于四烯甲萘醌 15mg）,t.i.d.,饭后。

**2. 指南推荐** 《原发性骨质疏松症诊疗指南（2022）》:γ- 羧基谷氨酸是骨

钙素发挥正常生理功能所必需的，可以提高骨量，四烯甲萘醌是维生素 $K_2$ 的一种同型物，是羧化酶辅酶，在 γ- 羧基谷氨酸的形成中起着重要作用。

（三）药理作用机制

能够促进骨形成，并有一定抑制骨吸收作用，能够轻度增加骨质疏松症患者的骨量。

（四）PK/PD

饭后服用 6 小时左右达峰，空腹达峰时间推迟，吸收率随饮食中脂肪含量的增多而增加。

（五）特殊人群

**1. 老年患者** 一般不需要特殊的剂量调整。

**2. 儿童** 使用经验较少。

**3. 孕妇及哺乳期妇女** 安全性尚未建立。

（六）不良反应

常见：胃肠道症状如胃部不适感、腹痛、腹泻等，皮疹、瘙痒、头痛、氨基转移酶升高、尿素氮升高、水肿；偶见：口渴、呕吐、头晕、麻木、血压升高、心悸。

（七）禁忌证

正在使用华法林的患者。

（八）药师提醒

**1. 有效性监护** 空腹服用吸收较差，建议饭后服用。

**2. 安全性监护** 与华法林合用可能导致华法林的疗效减弱，继发导致抗凝作用减弱甚至产生血栓事件，因此应避免合用。

# 参 考 文 献

[1] 中华医学会骨质疏松和骨矿盐疾病分会. 原发性骨质疏松症诊疗指南（2022）. 中国全科医学，2023，26（14）：1671-1691.

[2] 中华预防医学会儿童保健分会. 中国儿童钙营养专家共识（2019 年版）. 中国妇幼健康研究，2019，30（3）：262-269.

[3] 中国老年学和老年医学学会骨质疏松分会. 中国老年骨质疏松症诊疗指南（2018）. 中国骨质疏松杂志，2018，24（12）：1541-1567.

[4] 中华医学会围产医学分会，中国营养学会妇幼营养分会. 中国孕产妇钙剂补充专家共识（2021）. 实用妇产科杂志，2021，37（5）：345-347.

## 第十七章

# 糖皮质激素

## （一）适应证

糖皮质激素是肾上腺皮质激素类药物，临床主要用于治疗过敏性和自身免疫性炎症性疾病，在骨科相关疾病中的应用主要为关节炎、急性脊髓损伤、滑囊炎、强直性脊柱炎、腰痛、尾骨痛、围手术期激素替代、肾上腺素危象等。

## （二）用法用量及指南推荐

**1. 常见用法用量** 不同糖皮质激素的用法用量因人而异，应个体化给药。北京积水潭医院临床常用制剂有注射用甲泼尼龙琥珀酸钠、注射用氢化可的松琥珀酸钠、复方倍他米松注射液、地塞米松磷酸钠注射液、甲泼尼龙片、醋酸地塞米松片、醋酸泼尼松片，具体见表 17-1。

**2. 指南推荐** 《糖皮质激素类药物临床应用指导原则（2023 版）》：生理剂量和药理剂量的糖皮质激素具有不同作用，应按不同治疗目的选择剂量。治疗已有的合并症，避免因合并症的存在加剧激素不良反应的发生风险。

表 17-1 糖皮质激素的用法用量

| 糖皮质激素种类* | 骨科适应证用法用量 |
| --- | --- |
| 注射用甲泼尼龙琥珀酸钠 | 类风湿关节炎：1g/d，静脉注射，用 1～4 日；或 1g/ 月，静脉注射，用 6 个月，每次给药至少 30 分钟<br>急性脊髓损伤：损伤后 8 小时内开始，初始剂量 30mg/kg，医疗监护下，静脉注射 15 分钟，大剂量注射后暂停 45 分钟，对于损伤后 3 小时内接受治疗的患者，以 5.4mg/（kg•h）持续滴注 23 小时，对于损伤后 3～8 小时接受治疗的患者，以 5.4mg/（kg•h）持续滴注 47 小时，选择与大剂量不同的位置安装输液泵<br>婴儿和儿童可减量，每 24 小时总量不应小于 0.5mg/kg |
| 注射用氢化可的松琥珀酸钠 | 类风湿关节炎、骨关节炎、腱鞘炎、肌腱劳损等：关节腔内注射，每次 25～50mg；鞘内注射，每次 25mg |

续表

| 糖皮质激素种类* | 骨科适应证用法用量 |
|---|---|
| 复方倍他米松注射液 | 全身给药：起始剂量为 1～2ml，臀部深部肌内注射，急性或慢性滑膜囊炎时，肌内注射 1～2ml，必要时可重复给药<br>局部用药：急性三角肌下、肩峰下、鹰嘴下、髌骨前滑膜囊炎，滑囊内注射 1～2ml<br>类风湿关节炎和骨关节炎伴发疼痛：关节内注射 0.5～2ml<br>关节内注射：大关节（膝、髋、肩）1～2ml<br>中等关节（肘、腕、踝）：0.5～1ml<br>小关节（足、手、胸）：0.25～0.5ml<br>硬鸡眼或软鸡眼下滑囊炎：皮下注射 0.25～0.5ml<br>跟骨骨刺下滑囊炎、僵拇滑囊炎、小趾内翻滑囊炎、腱鞘炎、骰骨骨膜炎：皮下注射 0.5ml<br>滑囊囊肿、Morton's 神经痛（跖骨痛）：皮下注射 0.25～0.5ml<br>急性痛风性关节炎：皮下注射 0.5～1ml |
| 地塞米松磷酸钠注射液 | 一般剂量静脉注射每次 2～20mg；静脉滴注时，以 5% 葡萄糖注射液稀释<br>用于鞘内注射每次 5mg，间隔 1～3 周注射一次；关节腔内注射一般每次 0.8～4mg，按关节腔大小而定 |
| 甲泼尼龙片 | 初始剂量在每日 4～48mg 之间调整。症状较轻者，通常给予较低剂量即可 |
| 醋酸地塞米松片 | 成人开始剂量为一次 0.75～3.00mg，一日 2～4 次。维持量约 0.75mg/d，视病情而定 |
| 醋酸泼尼松片 | 口服一般一次 5～10mg，10～60mg/d |

注：*为已上市且北京积水潭医院常用的不同种类糖皮质激素，按照相应的说明书推荐用法给药。

### （三）药理作用机制

糖皮质激素为天然和合成的肾上腺皮质激素类药物，通过与体内糖皮质激素受体结合，然后二聚化，转移到细胞核，与 DNA 相互作用，以修饰基因转录，诱导部分蛋白质的合成并抑制其他蛋白质的合成反应。

### （四）PK/PD

不同制剂的糖皮质激素大多具有相同的生物等效性，吸收率相近。可以有多种给药途径，包括口服、肌内注射、静脉注射或静脉滴注等全身用药等。口服糖皮质激素生物利用度为 80%～90%，达峰时间为 1～2 小时，半衰期为 1～5 小时，主要经肝脏代谢，经肾脏排泄，少部分可经乳汁排出。

（五）特殊人群

**1. 肝肾功能不全患者**　不同糖皮质激素在特殊人群中的使用建议见表17-2。

表 17-2　糖皮质激素在肝肾功能不全患者中使用建议

| 糖皮质激素种类 | 肝功能不全患者 | 肾功能不全患者 |
|---|---|---|
| 注射用甲泼尼龙琥珀酸钠 | 应给予适当监护 | 肾功能不全患者慎用, 肾功能衰竭患者无须调整剂量 |
| 注射用氢化可的松琥珀酸钠 | 肝功能不全患者慎用 | 肾功能不全患者慎用 |
| 复方倍他米松注射液 | 未提及 | 未提及 |
| 地塞米松磷酸钠注射液 | 未提及 | 未提及 |
| 甲泼尼龙片 | 未提及 | 肾功能不全患者慎用, 肾功能衰竭患者无须调整剂量 |
| 醋酸地塞米松片 | 未提及 | 未提及 |
| 醋酸泼尼松片 | 未提及 | 未提及 |

**2. 老年患者**　因为骨质疏松症的潜在风险增加以及水潴留的风险增加，并因而可能引起高血压，建议谨慎使用皮质类固醇进行老年人的长期治疗。

**3. 儿童**　长期、每日分次给予糖皮质激素会抑制儿童生长，这种治疗只可用于非常严重的病情。应密切观察长期接受皮质类固醇治疗的婴儿和儿童的生长发育。进行长期皮质类固醇治疗的婴儿和儿童有颅内压升高的特殊风险。高剂量的皮质类固醇可能导致儿童出现胰腺炎。

**4. 孕妇及哺乳期妇女**　研究表明，妊娠期间使用大剂量皮质类固醇可能会导致胎儿畸形。接受皮质类固醇治疗的母亲所生的婴儿低出生体重的发生率增加，且有怀孕期间接受过长期皮质类固醇治疗的母亲所生的婴儿在出生时患有白内障。仔细衡量利弊后，才可用于孕妇、哺乳期妇女或可能怀孕的妇女。如孕妇需停止皮质类固醇长期治疗，应逐步停药。妊娠哺乳分级见表17-3。

**5. 其他**

（1）高血压患者：警惕出现动脉高血压使病情恶化。

（2）有精神病史患者：已有的情绪不稳和精神病倾向患者可能会因服用皮质类固醇而使病情加重。

（3）糖尿病患者：警惕引发潜在的糖尿病或增加糖尿病患者对胰岛素和口服降血糖药的需求。

表 17-3　糖皮质激素的妊娠哺乳分级

| 糖皮质激素种类 | 妊娠分级 | 哺乳分级 |
|---|---|---|
| 注射用甲泼尼龙琥珀酸钠 | C | L2 |
| 注射用氢化可的松琥珀酸钠 | C | L3 |
| 复方倍他米松注射液 | C | L3 |
| 地塞米松磷酸钠注射液 | C | L3 |
| 甲泼尼龙片 | C | L2 |
| 醋酸地塞米松片 | C | L3 |
| 醋酸泼尼松片 | D | L2 |

**（六）不良反应**

**1. 皮肤和外貌**　皮肤变薄和瘀斑（最常见的不良反应）、痤疮、轻度多毛症、面部红斑和皮肤紫纹、类库欣表现（水牛背和满月脸）和体重增加等。

**2. 眼部**　增加白内障和青光眼风险，罕见眼球突出和中心性浆液性脉络膜视网膜病变。

**3. 心血管系统**　液体潴留，高脂血症。

**4. 消化系统**　胃炎，胃和十二指肠溃疡，消化道出血或穿孔，中毒性肝损伤，少数出现脂肪肝和胰腺炎。

**5. 血液系统**　中性粒细胞增多。

**6. 骨骼和肌肉**　骨质疏松症，少见肌病。

**7. 内分泌和代谢**　糖耐量受损，糖尿病。

**8. 神经精神症状**　睡眠紊乱，谵妄，意识模糊，定向障碍，情绪不稳，轻躁狂，抑郁症状。

**9. 免疫系统**　感染风险增加。

**（七）禁忌证**

（1）全身真菌感染。

（2）已知对药物成分有过敏史的患者。

（3）使用活疫苗或减毒活疫苗。

（4）注射用甲泼尼龙琥珀酸钠：禁止鞘内注射；硬膜外给药。

（5）注射用氢化可的松琥珀酸钠：严重的精神病和癫痫；活动性消化性溃疡病，新近胃肠吻合手术，骨折，创伤修复期，角膜溃疡，肾上腺皮质机能亢进症，高血压，糖尿病；孕妇；抗菌药物不能控制的感染如水痘、麻疹、霉菌感染、较重的骨质疏松症等。

（6）复方倍他米松注射液：禁止儿童肌内注射；不得供静脉或皮下注射。

（7）地塞米松磷酸钠注射液：亚硫酸盐过敏者。

（八）药师提醒

**1. 有效性监护** 糖皮质激素类药物使用过程中要对患者病情变化进行监测，及时调整药物剂量，在确保达到治疗目标情况下使用最小剂量和最短持续时间。

**2. 安全性监护** 用药期间及每次注射前后均应详细检查患者的局部出血情况，严密监测各系统不良反应。治疗前评估患者糖尿病、高血压、心力衰竭和外周性水肿、白内障或青光眼、消化性溃疡、感染、骨密度低或骨质疏松症，非甾体抗炎药、抗凝血药和 CYP3A4 酶诱导剂与抑制剂的使用情况，进行药物调整和原患疾病控制，减少不良反应的发生风险。停药后可能出现停药反应和反跳现象，关注患者停药后病情和生命体征，检验指标变化。

## 参 考 文 献

[1] 中华医学会内分泌学分会，中国内分泌代谢病专科联盟. 糖皮质激素类药物临床应用指导原则（2023 版）. 中华内分泌代谢杂志，2023，39（4）：289-296.

[2] 刘琳. 糖皮质激素作用机制的研究进展. 肾脏病与透析肾移植杂志，2014，23（5）：472-476.

# 第十八章

# 免疫抑制剂及生物制剂

## 第一节 传统合成改善病情抗风湿药

传统合成改善病情抗风湿药（conventional synthetic disease-modifying anti-rheumatic drug，csDMARD）是治疗类风湿关节炎（rheumatoid arthritis，RA）的基石，亦是国内外指南共同认可的一线药物。《2018 中国类风湿关节炎诊疗指南》提示：RA 患者诊断第一年内 csDMARD 的积累使用量越大，关节置换时间越迟；早使用一个月，外科手术的风险相应降低 2%～3%。目前国内外一线 csDMARD 主要为：甲氨蝶呤、柳氮磺吡啶、羟氯喹和来氟米特，本章结合另五种临床常用 csDMARD，即艾拉莫德、硫唑嘌呤、雷公藤多苷、白芍总苷、环磷酰胺概括药学信息如下。

（一）用法用量、起效时间、不良反应及围手术期用药信息

详见表 18-1。

表 18-1 csDMARD 临床使用推荐

| 药物 | 用法用量 | 起效时间 | 重点监控 ADR | 围手术期 |
|---|---|---|---|---|
| 甲氨蝶呤 | 10～20mg 每周 1 次，口服<br>7.5～20mg 每周 1 次，皮下注射 | 1～2 个月 | 胃肠道反应，骨髓抑制，肝功能异常 | 可用 |
| 柳氮磺吡啶 | 1g，每日 2～4 次，口服 | 1～2 个月 | 皮疹，胃肠道不适 | 可用 |
| 羟氯喹 | 200mg，每日 2 次，口服 | 2～3 个月 | 眼毒性，皮疹，心脏毒性 | 可用 |
| 来氟米特 | 10～20mg，每日 1 次，口服 | 1～2 个月 | 肝毒性，骨髓抑制 | 术前术后均停用 1 周 |
| 艾拉莫德 | 25mg，每日 2 次，口服 | 1～2 个月 | 胃肠道反应 | 可用 |
| 雷公藤多苷 | 10～20mg，每日 3 次，口服 | 1～3 个月 | 生殖毒性，骨髓抑制，肝肾毒性 | 可用 |
| 硫唑嘌呤 | 1.5～4mg/kg，每日 1 次或分次口服 | 2～3 个月 | 骨髓抑制，肝功能损害，畸胎，皮疹 | 可用 |

续表

| 药物 | 用法用量 | 起效时间 | 重点监控 ADR | 围手术期 |
|---|---|---|---|---|
| 白芍总苷 | 600mg, 每日 2~3 次, 口服 | 2~3 个月 | 胃肠道反应 | 可用 |
| 环磷酰胺* | 1~2mg/(kg·d), 口服 400mg/2~4 周, 静脉注射 | 1~2 个月 | 恶心、呕吐、骨髓抑制、肝功损害、脱发、性腺抑制 | 术前停药 4 周 |

注: * 环磷酰胺 (cyclophosphamide, CYC), 较少用于类风湿关节炎, 在多种药物治疗难以缓解病情的特殊情况下, 可酌情使用。

## （二）药理作用及药代动力学特征

详见表 18-2。

**表 18-2　csDMARD 药理作用及药代动力学参数**

| 药物 | 作用机制 | 生物利用度 | 半衰期 | 代谢/排泄 |
|---|---|---|---|---|
| 甲氨蝶呤 | 叶酸合成拮抗剂, 具有抑制免疫细胞增殖和抗炎作用 | 70% | 1~10 小时 | 肝脏、胃肠道细菌代谢; 肾脏、胆汁排泄 |
| 柳氮磺吡啶 | 抗炎, 抗叶酸代谢, 调节免疫 | <15% | 6~17 小时 | 肝脏代谢, 肾脏、胆汁排泄 |
| 羟氯喹 | 稳定溶酶体膜、抑制前列腺素合成、抑制多形核细胞的趋化作用和吞噬细胞的作用, 抑制中性粒细胞超氧化物的释放 | 74% | 32~50 日 | 肝脏代谢, 肾脏、胆汁排泄 |
| 来氟米特 | 具有抗增殖活性的异噁唑类免疫抑制剂, 主要抑制二氢乳清酸脱氢酶的活性从而影响活化淋巴细胞的嘧啶合成 | 82%~95% | 2 周 | 肝脏代谢, 肾脏、胆汁排泄 |
| 艾拉莫德 | 通过抑制 B 细胞产生 IgG、IgM, 从而减少了由单核细胞、巨噬细胞与滑膜细胞产生的炎性细胞因子, 进而表现出抗风湿病作用 | 95% | (73.3±15.6) 小时 | 肝脏代谢, 肾脏、胆汁排泄 |
| 硫唑嘌呤 | 通过对 RNA 代谢的干扰具有免疫抑制作用 | 88% | 3~4 小时 | 肝脏代谢, 肾脏、胆汁排泄 |
| 雷公藤多苷 | 减少炎性因子释放, 抑制免疫细胞活化 | 14.6%~20.8% | 3.9 小时 | 肝脏代谢, 肾脏、胆汁排泄 |
| 白芍总苷 | 抗炎, 免疫调节 | 尚不明确 | 尚不明确 | 尚不明确 |

| 药物 | 作用机制 | 生物利用度 | 半衰期 | 代谢/排泄 |
|------|---------|-----------|--------|----------|
| 环磷酰胺 | 作用机制与氮芥相似,与 DNA 发生交叉联结,抑制 DNA 的合成,也可干扰 RNA 的功能,属细胞周期非特异性药物 | 74%～97% | 4～6.5 小时 | 肝脏代谢,肾脏排泄 |

### (三)特殊人群用药

详见表 18-3。

表 18-3　csDMARD 特殊人群用药

| 药物 | 妊娠/哺乳期 | 肝功不全患者 | 肾功不全患者 |
|------|-----------|-------------|-------------|
| 甲氨蝶呤 | 禁用,孕前停用至少 3 个月 | 胆红素 < 3mg/dl 且 GOT < 180IU,可给予 100% 的剂量;胆红素为 3.1～5mg/dl 或 GOT > 180IU,可给予 75% 的剂量;胆红素 > 5mg/dl 不应给药 | GFR > 50ml/min 无须调整剂量;GFR 10～50ml/min 应使用常用剂量的 50%,按正常给药间隔用药;GFR < 10ml/min 应避免使用本药 |
| 柳氮磺吡啶 | 可用 | 减量使用 | 减量使用 |
| 羟氯喹 | 可用 | 根据血药浓度调整用量 | 根据血药浓度调整用量 |
| 来氟米特 | 禁用 | GPT 升高至标准值上限的 2～3 倍时,药量需从 20mg 降至 10mg;若 GPT 超过上限 3 倍,需停药至氨基转移酶水平恢复正常 | 尚不明确 |
| 艾拉莫德 | 禁用 | GPT 升高在正常值上限的 2～3 倍,剂量降低至 25mg/d;剂量降低后 GPT 仍维持在 2～3 倍正常值上限及 3 倍以上,须停药 | |
| 雷公藤多苷 | 禁用 | 禁用 | 禁用 |
| 硫唑嘌呤 | 孕妇可用,哺乳期妇女尽量避免 | 减少剂量,肝功严重不全患者忌用 | 减少剂量 |
| 白芍总苷 | 尚不明确 | 尚不明确 | 尚不明确 |

| 药物 | 妊娠 / 哺乳期 | 肝功不全患者 | 肾功不全患者 |
|------|------------|------------|------------|
| 环磷酰胺 | 禁用 | 总胆红素 3.1～5mg/dl：用 75% 的剂量。<br>总胆红素 >5mg/dl：不给药。<br>氨基转移酶浓度 > ULN3 倍：给予 75% 的剂量。<br>GOT>180：用 75% 的剂量 | 对轻度或中度肾功能不全患者不建议调整剂量。严重肾功能不全（Ccr<24ml/min）：监测患者毒性反应的体征和症状。Ccr<10ml/min，建议给 50% 的剂量。间歇性血液透析：血液透析后减少剂量 25% |

### （四）药师提醒

**1. 甲氨蝶呤**

（1）小剂量叶酸可以预防本品的不良反应，但应在甲氨蝶呤用药 24 小时后使用。

（2）亚叶酸钙是甲氨蝶呤的解毒剂，发生甲氨蝶呤过量后应尽快给予解毒剂，并进行水化治疗和碱化尿液。

**2. 柳氮磺吡啶**

（1）2 岁以下儿童禁用；肠梗阻及尿路梗阻、血紫质病者禁用。

（2）长期服用可能出现尿路结石，需定期检查尿液有无磺胺结晶。服药期间多饮水，防止结晶尿及尿结石的发生。

**3. 羟氯喹**

（1）黄斑病变患者及 6 岁以下儿童禁用。

（2）药物过量时除催吐促进胃排空外还应考虑胃肠外给予安定，逆转氯喹的心脏毒性。

**4. 来氟米特**

（1）胎儿毒性和肝毒性为黑框警告，孕妇 / 哺乳期妇女及肝功受损患者禁用。

（2）若患者怀孕，应立即停药并启动清洗流程。清洗药物可选择考来烯胺或活性炭粉末。需告知育龄期女性，在停止治疗后需要等待 2 年方可孕育。

## 第二节 肿瘤坏死因子 α 拮抗剂

肿瘤坏死因子 α（tumor necrosis factor-α，TNF-α）在体内以两种形式存在，分别是跨膜型 TNF（transmembrane TNF，tmTNF）和分泌型 TNF（secreted

TNF，sTNF），是治疗 RA 等常见风湿病的重要靶点。TNF-α 拮抗剂作为生物类改善病情抗风湿药（biological disease-modifying anti-rheumatic drug，bDMARD）体现出越来越重要的临床地位。目前 TNF-α 拮抗剂分为融合蛋白类和单抗类，融合蛋白类 TNF-α 拮抗剂不产生中和抗体，长期治疗血药浓度不会降低，患者不产生耐药性，代表药物有依那西普；单抗类 TNF-α 拮抗剂能同时结合 sTNF 和 tmTNF，同时阻断 TNF 受体 1 和受体 2 的通路，常用代表药物有英夫利西单抗、阿达木单抗、戈利木单抗和培塞利珠单抗。本节主要介绍此五种药物的药学特性及应用。

（一）用法用量、给药途径等用药信息

详见表 18-4。

表 18-4　常用 TNF-α 拮抗剂临床用药推荐

| 药物 | 结构特性 | 常见用法用量 | 给药途径 |
|------|----------|--------------|----------|
| 依那西普 | 可溶性 TNF 受体 -IgG$_1$ Fc 段融合蛋白 | 50mg，每周 1 次 | 皮下注射 |
| 英夫利西单抗 | 人鼠嵌合型 TNF-α 单克隆抗体 | 每次 3～10mg/kg，第 0、2、6 周；之后每 8 周 1 次 | 静脉注射 |
| 阿达木单抗 | 人源化 TNF-α 单克隆抗体 | 40mg，每两周 1 次 | 皮下注射 |
| 戈利木单抗 | 全人源化 TNF-α 单克隆抗体 | 50mg，每月 1 次 | 皮下注射 |
| 培塞利珠单抗 | 聚乙二醇化人源化 TNF-α 单克隆抗体 Fab 片段 | 400mg/ 次，第 0、2、4 周；后每 4 周 1 次 | 皮下注射 |

（二）作用机制及药代动力学特征

常用 TNF-α 拮抗剂作用机制及药代动力学特征详见表 18-5。

表 18-5　常用 TNF-α 拮抗剂作用机制及药代动力学特征

| 药物 | 作用机制 | 半衰期 /d | 生物利用度 % | 清除率 /（ml·h$^{-1}$） |
|------|----------|-----------|--------------|-------------------------|
| 依那西普 | 与 TNF-α 结合，阻止 TNF 介导的细胞炎症反应 | 3±1 | 76% | 72±5 |
| 英夫利西单抗 | 与可溶性和跨膜性 TNF-α 结合，抑制其生物学活性，达到抗炎的效果 | 12.46±3.79 | — | 10.82±2.29 |
| 阿达木单抗 | 特异性地与 TNF-α 结合，抑制其生物学功能。调节由 TNF 介导或调控的生物学效应 | 17 | 64% | 13.7±6.9 |

| 药物 | 作用机制 | 半衰期/d | 生物利用度% | 清除率/（ml·h⁻¹） |
|---|---|---|---|---|
| 戈利木单抗 | 靶向并中和可溶性和跨膜活性形式的 TNF-α，阻止其与 TNF 受体结合，从而抑制 TNF 的生物活性 | 14±4 | 53% | 16.7 |
| 培塞利珠单抗 | 中和膜结合和可溶性 TNF-α，抑制其生物学活性，抑制 TNF-α 的生成 | 14 | 76%～88% | 9.21～14.38 |

### （三）特殊人群

详见表 18-6。

**表 18-6　常用 TNF-α 拮抗剂特殊人群用药**

| 药物 | 妊娠期 | 哺乳期 | 肝功能异常 | 肾功能异常 |
|---|---|---|---|---|
| 依那西普 | 早中期可用 | 可用 | 无须调整剂量 | 无须调整剂量 |
| 英夫利西单抗 | 16 周前可用 | 可用 | 尚无剂量建议 | 尚无剂量建议 |
| 阿达木单抗 | 早中期可用 | 可用 | 尚无剂量建议 | 尚无剂量建议 |
| 戈利木单抗 | 尽量不用 | 治疗期和治疗后 6 个月内不得哺乳 | 慎用 | 尚无剂量建议 |
| 培塞利珠单抗 | 全程可用 | 可用 | 尚无剂量建议 | 尚无剂量建议 |

### （四）药师提醒

1. 常用 TNF-α 拮抗剂的禁忌证相似，患有活动性乙型肝炎其他活动性感染（包括脓毒症、脓肿、机会性感染等）的患者、患有中重度心力衰竭（纽约心脏学会心功能分级Ⅲ/Ⅳ级）的患者、对产品中活性成分或其他任何成分过敏者禁用此药。使用 TNF-α 拮抗剂治疗时和治疗后，应严密监测患者感染症状和体征的变化，包括治疗潜伏结核感染检测结果呈阴性而可能发生结核感染的患者。

2. 常用 TNF-α 拮抗剂可能会抑制 CYP450 酶的形成，接受治疗指数窄的 CYP450 底物药物治疗的患者应监测此类药物的疗效和血药浓度，如华法林、环孢素、茶碱等。

3. 英夫利西单抗有可能造成患者氨基转移酶一过性升高，停药后肝功异常现象可减轻或消除。

4. 育龄期女性使用阿达木单抗时应尽量避免妊娠至结束治疗后 5 个月。

5. 备孕期女性患者可以继续使用培塞利珠单抗。

## 第三节 Janus 激酶(JAK)抑制剂

JAK 抑制剂属于靶向合成 DMARD(tsDMARD)。JAK 是一种非受体酪氨酸蛋白激酶,介导多种促炎细胞因子胞内信号传导,临床用于对传统合成 DMARD 或生物制剂疗效不佳的 RA 患者。第一代 JAK 抑制剂包括托法替布、巴瑞替尼;第二代 JAK 抑制剂目前包括乌帕替尼、吉非替尼、非戈替尼等。本节主要介绍托法替布、巴瑞替尼和乌帕替尼。

### (一)中国获批适应证及用法用量

详见表 18-7。

**表 18-7 临床常用 JAK 抑制剂适应证及用法用量推荐**

| 药物 | 中国获批适应证 | 用法用量 |
| --- | --- | --- |
| 托法替布 | 1. 对甲氨蝶呤疗效不足或对其无法耐受的成人中度至重度活动性类风湿关节炎<br>2. 对 1 种或多种 TNF-α 拮抗剂疗效不足或对其无法耐受的成人活动性强直性脊柱炎 | 5mg,每日 2 次,口服 |
| 巴瑞替尼 | 对 1 种或多种 DMARD 疗效不佳或不耐受的成人中重度活动性类风湿关节炎 | 2mg,每日 1 次,口服;经 3 个月治疗疗效仍不佳的患者,或 TNF-α 拮抗剂效果不佳患者可考虑 4mg,每日 1 次 |
| 乌帕替尼 | 1. 对其他系统治疗(激素或生物制剂)应答不佳或不适宜上述治疗的成人和 12 岁及以上青少年难治性、中重度特应性皮炎<br>2. 对 1 种或多种 TNF-α 拮抗剂应答不佳或不耐受的成人中至重度活动性类风湿关节炎<br>3. 对 1 种或多种 DMARD 疗效不佳或不耐受的成人活动性银屑病关节炎 | 15mg,每日 1 次,口服 |

### (二)PK/PD 特征

详见表 18-8。

**表 18-8 临床常用 JAK 抑制剂 PK/PD 特征**

| 药物 | 生物利用度 /% | 半衰期 /h | 代谢 | 排泄 |
| --- | --- | --- | --- | --- |
| 托法替布 | 74 | 3 | CYP3A4 | 30% 原型经肾脏排泄 |
| 巴瑞替尼 | 79 | 9~13 | CYP3A4 | 肾脏清除 75%,粪便清除 20% |
| 乌帕替尼 | 79 | 9~14 | CYP3A4/<br>CYP2D6 | 原型药物消除(24% 经尿液、38% 经粪便);代谢产物形式排泄(约 34%) |

### （三）特殊人群用药

详见表18-9。

表 18-9　临床常用 JAK 抑制剂特殊人群用药推荐

| 药物 | 妊娠期 | 哺乳期 | 肝功能异常 | 肾功能异常 |
|---|---|---|---|---|
| 托法替布 | 尚无推荐 | 不建议在治疗期间和末次给药36小时内进行母乳喂养 | 轻度：无须调整<br>中度：5mg/d<br>重度：不建议使用 | 轻度：无须调整<br>中度：5mg/d<br>重度：5mg/d<br>透析患者透析日透析后给药 |
| 巴瑞替尼 | 禁止使用 | 不应使用 | 轻中度：不需调整<br>重度：不推荐使用 | 不推荐在肌酐清除率<30ml/min 的患者使用巴瑞替尼 |
| 乌帕替尼 | 禁止使用 | 建议给药期间不要母乳喂养，或在最后1次用药6日后再进行母乳喂养 | 轻中度：不需调整<br>重度：不推荐使用 | 轻中度患者不需调整；重度患者15mg/d |

### （四）不良反应

**1. 托法替布**　感染、恶性肿瘤和淋巴增殖性疾病、血栓形成、胃肠道穿孔、重大心血管事件、超敏反应、血脂异常、氨基转移酶异常、肌酐异常等。

**2. 巴瑞替尼**　常见不良反应为感染、血脂异常、头痛、皮疹、氨基转移酶异常、肌酐异常、胃肠道反应等；偶见肺栓塞、深静脉血栓、憩室炎、荨麻疹等。

**3. 乌帕替尼**　严重感染、心血管不良事件、血栓形成、超敏反应、胃肠穿孔、实验室检查异常等。

### （五）禁忌

**1. 巴瑞替尼**　对活性物质或辅料有过敏反应、妊娠。

**2. 乌帕替尼**　对活性物质或辅料有过敏反应、活动性结核病或活动性严重感染、重度肝功能损害、妊娠。

### （六）药师提醒

1. 备孕患者在使用 JAK 抑制剂治疗时需注意：使用托法替布应计划生育且全程避孕；使用巴瑞替尼治疗期间以及治疗结束后至少1周必须使用有效的避孕手段；使用乌帕替尼治疗期间和末次给药后1个月内使用有效的避孕措施。

2. 与 CYP3A4 诱导剂（如利福平、卡马西平等）或抑制剂（如氟康唑、克拉霉素等）联合用药时，JAK 抑制剂需调整剂量。高脂饮食会使巴瑞替尼 $C_{max}$ 下降18%，使乌帕替尼的 $C_{max}$ 增加39%。

# 参 考 文 献

[1] 中华医学会风湿病学分会. 2018 中国类风湿关节炎诊疗指南. 中华内科杂志, 2018, 57（4）: 242-251.

[2] LIANA F, BATHON J M, ENGLAND B R, et al. 2021 American college of rheumatology guideline for the treatment of rheumatoid arthritis. Arthritis & Rheumatology, 2021, 73（7）: 1108-1123.

[3] 史占军, 吕厚山, 许建中, 等. 类风湿关节炎的诊断与治疗骨科专家共识. 中华骨科杂志, 2012,（32）12: 1184-1186.

[4] 中华医学会风湿病学分会. 类风湿关节炎诊疗规范. 中华内科杂志, 2022, 61（1）: 51-59.

[5] 《类风湿关节炎超药品说明书用药中国专家共识》制定专家组. 类风湿关节炎超药品说明书用药中国专家共识（2022 版）. 中华医学杂志, 2022, 102（15）: 1076-1085.

[6] 姜楠, 苏金梅. 2017 美国风湿病学会 / 美国髋关节和膝关节外科医师协会风湿性疾病患者择期全髋或全膝关节置换术围手术期抗风湿药物治疗指南解读. 中华临床免疫和变态反应杂志, 2017, 11（4）: 318-321.

[7] RUSSELL L A, CRAIG C, FLORES E K, et al. Preoperative Management of medications for rheumatologic and hiv diseases: society for perioperative assessment and quality improvement（SPAQI）consensus statement. Mayo Clinic proceedings, 2022, 97（8）: 1551-1571.

[8] 林晨, 侯欢, 彭铖, 等. 生物类与靶向合成改善病情抗风湿药研究进展. 医药导报, 2022, 41（7）: 997-1003.

[9] 童荣生. 生物制剂治疗类风湿关节炎合理用药中国专家共识. 中国新药杂志, 2022, 31（21）: 2174-2184.

[10] 广东省药学会. JAK 抑制剂临床用药指引. 今日药学, 2023, 33（6）: 401-413.

[11] NASH P, KERSCHBAUMER A, DRNER T, et al. Points to consider for the treatment of immune-mediated inflammatory diseases with Janus kinase inhibitors: a consensus statement. Ann Rheum Dis, 2021, 80: 71-87.

## 第一节　人　工　骨

### （一）分类

人工骨（artificail bone）是指可以替代人体骨或者修复骨组织缺损的人工生物材料。人工骨具有良好的抗生素缓释能力，部分人工骨还具有一定的骨诱导能力，以人工骨作为抗生素缓释载体治疗感染性骨缺损具有广阔的应用前景。按结构及性能分为无机材料、有机材料和复合材料（图 19-1）。无机材料包括聚甲基丙烯酸甲酯（PMMA）、磷酸钙、硫酸钙等。有机材料包括聚乳酸（PLA）和聚乙醇酸（PGA）、壳聚糖、Ⅰ型胶原、几丁糖等。将无机材料和有机材料按一定比例混合即可得到复合材料。

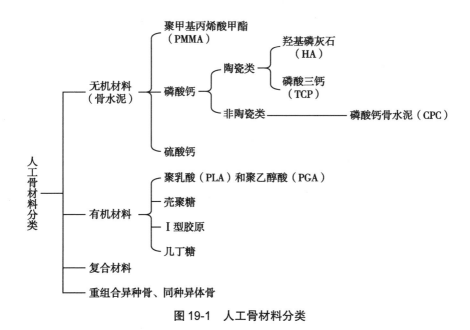

图 19-1　人工骨材料分类

## （二）常用人工骨材料特点

详见表 19-1。

**表 19-1　常用人工骨材料特点**

| 材料种类 | 优点 | 缺点 |
| --- | --- | --- |
| 聚甲基丙烯酸甲酯（poly-methyl methacrylate，PMMA） | 局部缓释高浓度抗生素且血药浓度低、毒性及副作用小 | 不能降解，需二期拔除，正逐渐被其他可降解材料取代 |
| 羟基磷灰石（hydroxya-patite，HA） | 结构与骨质无机成分一致，具有良好的生物相容性和骨诱导活性，具有一定生物降解性，无须二期取出，较PMMA缩短了治疗时间 | 单纯的羟基磷灰石刚度一般，易碎、强度差、韧性差 |
| 磷酸三钙（tricalcium phosphate，TCP） | 相对于羟基磷灰石等其他磷酸钙材料而言，磷酸三钙具有较低的结晶度，在体内更易降解，而这种生物降解有助于负载药物的释放以及植入部位的新骨长入 | 更易降解的特性也降低了材料本身的刚度，降低了材料的骨诱导活性 |
| 磷酸钙骨水泥（calcium phosphate cement，CPC） | 原位固化反应温和，对药物活性无影响，且负载药物在一定含量范围内不影响其机械强度、生物降解性以及骨传导作用，是一种理想的抗生素载体 | — |
| 硫酸钙 | 良好的生物相容性，多孔结构的存在，硫酸钙可负载抗生素 | — |
| 聚乳酸（polylactic acid，PLA）和聚乙醇酸（poly-glycolic acid，PGA） | 强度高，韧性大，具备人工骨的先决条件，且具有良好的生物相容性，可以降解，避免了二期手术，降解反应温和 | — |
| 壳聚糖 | 具有良好的组织相容性和生物可降解性，可用作药物缓释载体。新近研制的羧甲基壳聚糖较壳聚糖具有缓释持续时间短、生物相容性好、更易降解的特点，可作为药物的短效缓释载体 | — |
| Ⅰ型胶原 | 具有良好的生物相容性、可降解性及凝血作用 | 干燥后延展性低，质脆易干裂，不宜单独用于治疗感染性骨缺损 |
| 几丁糖 | 具有良好的组织相容性和体内可降解吸收性 | — |

### （三）临床常用的几种负载抗生素人工骨

**1. 骨水泥** 聚甲基丙烯酸甲酯（PMMA）骨水泥是唯一被批准用于将假体固定于骨骼的介质，除非选择的是非水泥型固定。骨水泥易于塑形，具有明确的机械特性。体外聚合温度可高达 90℃，体内聚合最大温度在 40～50℃。载药后有治疗效果的抗生素释放集中在最初几日，抗生素总的释放量取决于表面积和孔隙度。骨水泥内仍会残留一部分抗生素，一般不会完全释放。加入的抗生素需要有无菌粉末剂型（详细内容介绍见本章第二节）。

**2. 硫酸钙** 硫酸钙是一种无菌性粉末，是超纯的或合成的，当与水或液性抗生素溶液混合时可硬化呈石膏状。处理时最高温度不超过40℃。在软组织中 3～6 周可溶解，而骨性环境中则需 6～12 周。在酸性环境中，石膏状对于伤口愈合和添加抗生素的效应的影响还未知。粉末状和水溶性的抗生素都可加入硫酸钙中，若使用液态抗生素，要相应减少要添加的水量。

制作形成的负载抗生素的颗粒可放入软组织和骨性空腔内，不像骨水泥链珠，硫酸钙在溶解过程中可释放全部所含的抗生素。根据抗生素和载体物质的不同，释放曲线也不一样。无须取出颗粒，因为其可自行溶解。

## 第二节 抗生素骨水泥

### （一）适应证、用法用量及指南推荐

**1. 适应证及常见用法用量** 抗生素骨水泥，是通过在聚甲基丙烯酸甲酯（PMMA）骨水泥中加入抗生素后混合而成的一种稳定的抗生素缓释系统，在其固化之前可以根据临床需求将其制备成各种形状的占位器。将其植入在骨组织缺损处填塞可以消灭死腔、提高局部抗生素浓度、杀灭浮游细菌，从而达到预防和治疗局部感染的目的，是目前解决骨关节感染难题的常用手段。

PMMA 骨水泥商品使用前分为粉剂和液剂两种无菌组分，粉剂主要成分为聚甲基丙烯酸甲酯或甲基丙烯酸甲酯 - 苯乙烯共聚物，为预聚合颗粒，液剂主要成分为甲基丙烯酸甲酯单体（MMA）。混合后，液体单体在预聚合粉末颗粒周围聚合形成硬化的 PMMA。

添加抗生素的种类及剂量推荐见"（六）药师提醒"。

**2. 指南推荐**

（1）《骨骼肌肉系统感染国际共识（2018）》：骨水泥是目前应用最广泛的局部释放抗生素的方法。在预防感染方面，不管使用何种载体材料，在开放性长骨骨折，局部用抗生素可以显著降低感染的发生率。

（2）《膜诱导技术治疗感染性骨缺损临床循证指南（2023 版）》：在 I 期手术

中，使用骨水泥占位。抗生素骨水泥填充骨缺损，同时包裹缺损两端 1～2cm，骨水泥发热时使用低温生理盐水辅助局部降温。目前膜诱导技术中局部抗生素使用主要有三种方案：40g 骨水泥粉剂中加入 2～5g 万古霉素；40g 骨水泥粉剂中加入 0.5～0.8g 庆大霉素；40g 庆大霉素骨水泥粉剂（含 0.5g 庆大霉素）中加入 2～5g 万古霉素。

（3）《中国人工关节感染诊断与治疗指南》：一期翻修术，术中彻底清创，关节腔内使用抗菌药物（骨水泥或非骨水泥途径）可提高治疗成功率。二期翻修术，一期需完全取出所有假体，术中建议彻底清创，更换手术器械，重新铺单，植入间隔物。推荐根据术前病原学和药敏试验结果在间隔物中加入抗菌药物。

（二）优点与缺点

优点：优良的可塑性、固化时间短、化学结构稳定、力学强度较大、载药性良好。

缺点：没有生物活性，不能诱导人体内新生骨组织的生长；骨水泥组成材料存在一定的细胞毒性；不能被机体降解；固化放热易造成周围组织或细胞损伤。

（三）PK/PD

抗生素骨水泥中的抗生素是从其孔隙和裂缝中被动地扩散出来的，且能被洗脱的抗生素主要集中在其表面的浅层，在其被放入体内的初始阶段，位于其浅表的抗生素会爆发式释放，而随着其在体内放置时间的延长，其释放的抗生素会大幅度减少，并维持在一个平稳低释放的状态。

释放量影响因素包括：抗生素剂量；骨水泥种类；混合方法（手动混合会在提高释放量的同时降低抗力学性能）；表面积和形状（链珠的释放量高于抗生素骨水泥垫片或团块）；混合环境（较低的温度有利于抗生素的洗脱）。

（四）特殊人群

目前缺乏研究数据。

（五）不良反应

骨水泥植入综合征：骨水泥植入所引起的一系列临床症状，包括低血压、心律失常、严重低氧血症、心肌梗死、肺动脉压升高、出血（凝血功能改变）、哮喘发作等。急性肾损伤（与载入骨水泥中抗生素的种类相关性大）。

（六）药师提醒

**1. 加入骨水泥中抗生素的要求** 有粉剂形式；广谱细菌覆盖且耐药性小；杀菌剂，对于目标微生物具有较低的 MIC 值；良好的热稳定性及化学稳定性；水溶性，能够被洗脱并分布到周围组织；低致敏性；与蛋白结合少。

**2. 可用于骨水泥的抗生素及用量推荐**  详见表 19-2。

表 19-2  可用于骨水泥的抗生素及用量

| 抗生素类别 | 抗生素 | 抗菌活性 | 每40g骨水泥中用量/g |
|---|---|---|---|
| 氨基糖苷类 | 妥布霉素 | G⁻(含铜绿假单胞菌) | 1~4.8 |
| 氨基糖苷类 | 庆大霉素 | G⁻,如大肠埃希菌、克雷伯氏菌属、铜绿假单胞菌;需氧菌(对专性与兼性厌氧菌无活性) | 0.25~4.8 |
| 第一代头孢菌素 | 头孢唑啉 | G⁺,覆盖少部分 G⁻ | 1~2 |
| 第二代头孢菌素 | 头孢呋辛 | G⁺覆盖减少,G⁻覆盖增多 | 1.5~2 |
| 第三代头孢菌素 | 头孢他啶 | G⁻(尤其是铜绿假单胞菌) | 2 |
| 第四代头孢菌素 | 头孢噻肟 | G⁻(对假单胞菌无效) | 2 |
| 第五代头孢菌素 | 头孢洛林 | G⁻(对假单胞菌无效) | 2~4 |
| 氟喹诺酮类 | 环丙沙星 | G⁻,具有抗肠杆菌活性,铜绿假单胞菌也有效 | 0.2~3 |
| **糖肽类** | **万古霉素** | **G⁺,包括 MRSA 和 MRSE 等** | **0.5 ~ 4** |
| 林可霉素类 | 克林霉素 | G⁺球菌,厌氧菌 | 1~2 |
| 大环内酯类 | 红霉素 | 需氧 G⁺球菌、杆菌 | 0.5~1 |
| 多黏菌素 | 黏菌素 | G⁻ | 0.24 |
| β- 内酰胺类 | 哌拉西林(不包括:哌拉西林/他唑巴坦) | G⁻(尤其是假单胞菌)、肠杆菌、厌氧菌 | 4~8 |
| β- 内酰胺类 | 氨曲南 | 只针对 G⁻ | 4 |
| β- 内酰胺酶抑制剂 | 他唑巴坦 | G⁻(尤其是耐药的假单胞菌)肠杆菌和厌氧菌(需要联合其他药物同时应用) | 0.5 |
| 噁唑烷酮类 | 利奈唑胺 | 多重耐药的 G⁺球菌,如 MRSA | 1.2 |
| **碳青霉烯类** | **美罗培南** | **G⁺、G⁻、厌氧菌、假单胞菌** | **0.5 ~ 4** |
| **脂肽类** | **达托霉素** | **只针对 G⁺** | **2** |
| **抗真菌药物** | **两性霉素 B** | **大多数真菌** | **0.2** |
| **抗真菌药物** | **伏立康唑** | **大多数真菌** | **0.3 ~ 0.6** |

注:加粗为已应用于北京积水潭医院临床的药物。

# 参 考 文 献

[1] 曹国定,裴豫琦,李鹏,等.骨缺损修复材料的研究进展.中国骨伤,2021,34(4),382-388.

[2] 唐辉,徐永清,郑天娥,等.复合抗生素的人工骨及异体骨材料.中国组织工程研究与临床康复,2008,12(10):1907-1910.

[3] "肌肉骨骼系统感染"瑞士骨科学会,瑞士感染学会专家组.肌肉骨骼系统感染:基本原则、预防、诊断及治疗.查晔军,译.北京:人民卫生出版社,2015.

[4] 韩涛,郝建强,李文波,等.抗生素骨水泥治疗骨关节感染的优势与问题.中国组织工程研究,2023,027(3):470-477.

[5] JAVAD P, THORSTEN G. 骨骼肌肉系统感染国际共识2018.总论及髋、膝部分.张先龙,译.上海:上海科学技术出版社,2019.

[6] 中华医学会骨科学分会.膜诱导技术治疗感染性骨缺损临床循证指南(2023版).中华创伤杂志,2023,39(2):107-120.

[7] 中华医学会骨科学分会关节外科学组,《中国PJI诊断和治疗指南》编写委员会,张先龙,等.中国人工关节感染诊断与治疗指南.中华外科杂志,2021,59(6):430-442.

[8] 毛璐,张柏松,齐文渊.载万古霉素骨水泥的人体局部释放及全身药物浓度监测.中国医院药学杂志,2019,39(3):244-246.

[9] 张蒙,刘培来.骨水泥植入综合征发病机制及诊治研究进展.山东医药,2020,60(6):109-112.

[10] 武丹威,毛璐,李静,等.假体周围感染使用抗生素骨水泥出现肾损伤的文献分析.临床药物治疗杂志,2020,18(11):35-39.

# 第二十章

# 其他骨科常用药

## 第一节 抗贫血药物

### 一、铁剂

#### （一）适应证

在骨科相关疾病中的应用主要用于骨科围手术期患者缺铁性贫血的治疗。

#### （二）用法用量及指南推荐

缺铁性贫血（iron deficiency anemia，IDA）在包括骨科手术在内的各种外科手术患者群体中都十分常见，补充铁剂是 IDA 的主要治疗手段。补铁治疗需要考虑患者 Hb 水平、口服铁剂的耐受性和影响铁吸收的合并症等。如果缺铁患者在按计划实施手术前有至少 4 周的时间，可口服补铁。如果在择期手术前只有不到 4 周的时间，或患者不能耐受口服铁剂或口服铁剂无效（如吸收不良所致），可以选择静脉补铁。与口服补铁相比，静脉补铁能更快速有效地补充机体铁储备；但铁进入发育中的红细胞以及血红蛋白水平提高仍然需要一定时间。

口服与静脉铁剂之间的选择取决于许多因素，包括贫血是急性还是慢性、不同铁剂的可用性及费用，以及患者对于口服铁剂的耐受能力。因为口服铁剂通常有效、容易获得、价格便宜且安全，大多数患者采用口服铁剂治疗。然而，使用口服铁剂（特别是硫酸亚铁）的患者中，多达 70% 会出现胃肠道不良反应。

**1. 常见用法用量**　常用铁剂用法用量见表 20-1。

**2. 指南推荐**

（1）《中国骨科手术围手术期贫血诊疗指南》：补充铁剂是 IDA 的主要治疗手段。在骨科手术围手术期的治疗策略中，可尽早启动铁剂补充治疗，通常有较好的临床反应，可使 Hb 在短期内快速恢复。术前可计算体内总缺铁量进行针对性的补铁，总补铁量可在计算缺铁量基础上增加 500mg，以避免补铁过多出现铁超载。所需补铁量（mg）= 体重（kg）×（Hb 目标值 − Hb 实际值）（g/L）×0.33。

表 20-1　常用铁剂用法用量

| | 常用铁剂 | 用法用量 |
|---|---|---|
| 常用口服铁剂 | 硫酸亚铁 | 60mg/次，每日 3 次 |
| | 琥珀酸亚铁 | 100～200mg/次，每日 2 次 |
| | 富马酸亚铁 | 60～120mg/次，每日 3 次 |
| | 葡萄糖酸亚铁 | 300～600mg/次，每日 3 次 |
| | 右旋糖酐铁口服溶液 | 50～100mg/次，每日 1～3 次 |
| | 多糖铁复合物 | 150～300mg/次，每日 1 次 |
| 常用静脉铁剂 | 低分子右旋糖酐铁注射液 | 100～200mg/次，每周 2～3 次 |
| | 蔗糖铁注射液 | 100～200mg/次，每周 1～3 次 |
| | 异麦芽糖酐铁注射液 | 500～1 000mg/次，每周 1～3 次 |

　　轻度贫血及心肺功能代偿好的患者可选择口服铁剂；治疗 7～10 日后，患者外周血网织红细胞可显著增加，2 周后 Hb 水平开始升高，1～2 个月后 Hb 水平可恢复正常，之后维持治疗至少 2 个月。静脉补充铁剂适用于：口服铁剂治疗未达正常的 IDA 患者，不耐受口服铁剂、胃肠吸收障碍者，中重度贫血患者，严重铁缺乏者，及术前需快速改善贫血的患者。

　　（2）《普通外科围手术期缺铁性贫血管理多学科专家共识》：术前口服补铁适用于有充足时间（至少 6 周）进行术前准备的患者，可选择小剂量铁剂 40～60mg/d 或 80～100mg 隔日口服；同时服用维生素 C 可增加铁的吸收。术前补充静脉铁剂主要适用于对口服铁剂不能耐受、胃肠吸收功能障碍、口服铁剂无效、4 周内需要手术的患者。如采用蔗糖铁注射液，一般情况静脉滴注200mg/次，每周最多 3 次，或静脉滴注 500mg/次，每周 1 次。

　　（3）《缺铁性贫血营养防治专家共识》：确定 IDA 后，首选口服铁剂治疗，硫酸亚铁、富马酸亚铁、葡萄糖酸亚铁以及乳化铁剂常用。建议孕妇及成人补充元素铁 100～200mg/d，5 岁以下儿童补充元素铁 3～6mg/（kg·d）。治疗2～4 周后复查血红蛋白以评估疗效，如血红蛋白浓度增加 10g/L 或以上，则铁剂治疗有效，继续治疗至血红蛋白浓度恢复正常后，继续口服治疗 1～2 月。口服铁剂同时口服维生素 C，可有效促进铁吸收，提升治疗效果。

　　口服不耐受或治疗效果不佳时，可以静脉注射铁剂。注射铁剂用量按如下公式计算：静脉注射铁量 = 体重（kg）×（期望的 Hb 值 − 实际 Hb 测定值）（g/L）×0.24 + 500mg（储存铁）。

　　（4）《静脉铁剂应用中国专家共识（2019 年版）》：围手术期补铁能够减轻贫

血程度,还可减少多种类型手术中对输血的需要。如果预估手术失血量较大(> 500ml)或 <6 周内需行手术的铁缺乏患者,即使非贫血患者也建议术前给予患者补铁治疗。大多数手术患者给予 1 000~1 500mg,通常 1~2 次缓慢静脉输注(<1 小时),多数患者 3 日内好转,Hb 升高迅速,在骨科手术前静脉铁剂可用于治疗缺铁性贫血,2 周后 Hb 改善最明显。

### (三)药理作用机制

铁是红细胞合成血红素必不可少的物质,吸收到骨髓的铁,进入骨髓幼红细胞,聚集到线粒体中,与原卟啉结合形成血红素,后者再与珠蛋白结合而成为血红蛋白,进而发育为成熟红细胞。缺铁时,红细胞合成血红蛋白量减少,致使红细胞体积变小,携氧能力下降,形成缺铁性贫血。补充铁剂可补充铁元素,纠正缺铁性贫血。

### (四)PK/PD

铁剂给药后,以 $Fe^{2+}$ 形式在十二指肠和空肠上段吸收。进入血液循环后,$Fe^{2+}$ 被氧化为 $Fe^{3+}$,再与转铁蛋白结合成血浆铁复合物,转运到肝、脾骨髓等贮铁组织中去,与这些组织中的去铁蛋白结合成铁蛋白而贮存。缺铁性贫血时,铁的吸收和转运增加,可从正常的 10% 增至 20%~30%。铁的排泄是以肠道、皮肤等含铁细胞的脱落为主要途径,少量经尿、胆汁、汗、乳汁排泄。

### (五)特殊人群

**1. 肝肾功能不全患者** 肝肾功能严重损害患者禁用,尤其是伴有未经治疗的尿路感染者禁用。

**2. 老年患者** 老年人铁剂用量与成人一致,但老年患者更易发生口服补铁不耐受,尤其容易出现便秘,以及对口服铁剂的吸收下降,尤其是使用抗酸剂或存在胃酸合成障碍的患者。

**3. 儿童** 应按元素铁计算剂量,即每日补充元素铁 4~6mg/kg,每日 2~3 次,Hb 正常后需继续补铁 2 个月,用以补充储存铁,必要时可同时补充叶酸和维生素 $B_{12}$。详见表 20-2。

**4. 孕妇及哺乳期患者** 妊娠无明确分级,哺乳 L1/L2/L3 级。

孕妇使用口服铁剂是安全的,无治疗剂量铁对胎儿产生不良反应的报道。对妊娠中期后明确需要补铁治疗,但不能耐受口服铁剂,依从性不确定或口服铁剂治疗无效的孕妇,需考虑孕周、贫血程度以及治疗成本较高等因素慎用静脉铁剂。

口服铁剂在母乳中的分泌量很低,因此铁补充剂不太可能升高乳汁中的铁浓度,FDA 认为铁剂是安全的。静脉铁剂分子量大,分泌入乳汁中含量极低,不影响母乳喂养。

表 20-2 儿童常见铁剂用法用量

| 常用铁剂 | | 儿童剂量 |
|---|---|---|
| 常用口服铁剂 | 硫酸亚铁 | 1 岁以下，60mg t.i.d.，1~5 岁，120mg t.i.d.，6 岁及以上，300mg t.i.d. |
| | 琥珀酸亚铁 | 12 岁以下，一日 6~18mg/kg，分 3 次服用，12 岁及以上，100~200mg t.i.d. |
| | 富马酸亚铁 | 1 岁以下，35mg t.i.d.，1~5 岁，70mg t.i.d.，6~12 岁，140mg t.i.d.，12 岁以上，0.2~0.4g t.i.d. |
| | 葡萄糖酸亚铁 | 12 岁以下，一日 30mg/kg，分 3 次服用，12 岁及以上，一次 0.3~0.6g t.i.d. |
| | 右旋糖酐铁口服溶液 | 一日 3 次，体重 <5kg，25mg/d，体重 5~9kg，50mg/d，体重 >9kg，同成人剂量 |
| | 多糖铁复合物 | 6 岁以下，一次 50~100mg，6~11 岁，一次 100~150mg，11 岁以上，一次 150~300mg，一日 1 次 |
| 常用静脉铁剂 | 右旋糖酐铁注射液 | 不建议 14 岁以下患者使用 |
| | 蔗糖铁注射液 | 每次 3mg/kg，每周 2~3 次 |
| | 异麦芽糖酐铁注射液 | 不建议 18 岁以下患者使用 |

### （六）不良反应

**1. 口服铁剂** 口服铁剂的胃肠道不良反应极其常见，包括口腔金属味、恶心、胃肠胀气、便秘、腹泻、上腹不适和 / 或呕吐、皮肤瘙痒以及黑色 / 绿色或柏油便。

**2. 静脉铁剂** 过敏反应、自限性荨麻疹、面部潮红、心悸、头晕及颈背痉挛、低血压（输注速度过快时）、自限性肌痛或关节痛、发热。铁剂外渗局部可引起疼痛、炎症反应、局部褐色变，严重时发生坏死。

### （七）禁忌证

1. 铁负荷过高、血色病或含铁血黄素沉着症患者禁用。

2. 肝肾功能严重损害，尤其是伴有未经治疗的尿路感染者禁用。

3. 不伴缺铁的其他贫血（如地中海贫血）禁用。

4. 静脉铁剂妊娠前 3 个月禁用。

5. 鉴于铁能促进微生物生长，败血症患者禁用静脉铁剂。

6. 有注射铁剂过敏史患者禁用。

### （八）药师提醒

1. 对于口服铁剂，若无明显胃肠道反应，一般不应将铁剂与食物一同服用。可于餐后服用，维生素 C 可促进铁的吸收，提升治疗效果。

2. 口服铁剂不应同时服用其他药物和抗酸剂,避免与咖啡、茶、牛奶同时饮用。

3. 静脉铁剂有发生严重过敏反应的可能性,用药后患者需留观至少 30 分钟,以观测是否有不良反应发生。

4. 静脉铁剂输注时如果遇到静脉外渗漏,应使用少量 0.9% 生理盐水清洗。为了加快铁的清除,指导患者用黏多糖软膏或油膏涂在针眼处。轻轻涂抹黏多糖软膏或油膏。禁止按摩以避免铁的进一步扩散。

5. 使用生理盐水稀释后的蔗糖铁应在 12 小时内使用。在患者第一次治疗前,成人用 1～2.5ml(20～50mg 铁),体重 >14kg 的儿童用 1ml(20mg 铁),体重 <14kg 的儿童用日剂量的一半(1.5mg/kg)先试验性给药,如果在给药 15 分钟后未出现任何不良反应,再继续给予余下的药液。

6. 1ml 蔗糖铁最多只能稀释到 20ml 生理盐水中,为保证药液的稳定,不允许将药液配成更稀的溶液。稀释液配好后应立即使用。药液的滴注速度应为:100mg 铁至少滴注 15 分钟;200mg 至少滴注 30 分钟;300mg 至少滴注 1.5 小时;400mg 至少滴注 2.5 小时;500mg 至少滴注 3.5 小时。

7. 右旋糖酐铁注射液可肌内注射给药,如果患者能适当地活动,可每日交替注射到患者的臀部。如果患者不能活动或卧床不起,注射的频率应减少到每周 1 次或 2 次,必须深部肌内注射,以减少皮下着色的风险。仅能注射到臀部外上 1/4 处,不能在臂部或其他区域注射。注射时,患者需侧卧,注射部位向上,或取站位,不注射一侧的腿承受身体重量。为避免注射或渗漏到皮下组织,推荐使用 Z 字形注射法(注射前侧拉皮肤)。应缓慢、平稳地注射右旋糖酐铁,需注意取针时应停留几秒,以使肌肉吸收完全。为减少针孔漏液,应告知患者不要揉搓注射部位。

### (九)溶媒

蔗糖铁注射液及异麦芽糖酐铁注射液只能使用 0.9% 氯化钠注射液为溶媒,右旋糖酐铁注射液可使用 0.9% 氯化钠注射液及 5% 葡萄糖注射液为溶媒。

## 二、人促红素注射液

### (一)适应证

在骨科相关疾病中的应用主要用于骨科围手术期的红细胞动员。

### (二)用法用量及指南推荐

**1. 常见用法用量**　适用于术前血红蛋白值在 100～130g/L 的择期外科手术患者(心脏血管手术除外)。使用剂量为 150IU/kg,每周 3 次,皮下注射,于术前 10 日至术后 4 日应用。可减轻术中及术后贫血,减少对异体输血的需求,加快术后贫血倾向的恢复。用药期间为防止缺铁,可同时补充铁剂。

**2. 指南推荐**

(1)《中国骨科手术围手术期贫血诊疗指南》:单用人促红素注射液或人促红素注射液联合铁剂均可安全有效地改善骨科手术患者的围手术期贫血状况,降低输血率,术前3~4周应用人促红素注射液,可产生相当于5IU红细胞的血量,且其促红细胞生成作用不受年龄、性别影响。

静脉注射,初始用量每次50~100U/kg,于1~2分钟注射完,每周3次;根据Hb水平提高情况决定用量,最大不超过300U/kg,每周3次。也可每次40 000U每周1次,或600U/kg每周1次,或300U/kg每周2次。人促红素注射液持续时间3~4周,4周者多见。

(2)《普通外科围手术期缺铁性贫血管理多学科专家共识》:人促红素注射液15 000U,每周1次,治疗3~4周;或150U/kg,每周3次,于术前10日至术后4日使用。

(3)《骨科加速康复围手术期血液管理专家共识》:皮下注射,初始用量每次50~100U/kg,1~2分钟注射完毕,每周3次;后续根据Hb水平提高情况决定用量,最大不超过300U/kg,每周3次;也可40 000U,每周1次或600U/kg,每周1次或300U/kg,每周2次。可持续应用3~4周。

**(三)药理作用机制**

促红素(EPO)是由肾脏分泌的一种活性糖蛋白,作用于骨髓中红系造血祖细胞,能促进其增殖、分化。药用的重组人促红素(rhEPO),与天然产品相比,生物学作用在体内、外基本一致。药效学试验表明,可增加红系造血祖细胞(CFU-E)的集落生成率,并对慢性肾功能衰竭性贫血有明显的治疗作用。

**(四)PK/PD**

皮下注射给药吸收缓慢,2小时后可见血清浓度升高,血药浓度达峰值时间为18小时。促红细胞生成素给药后除肝脏外,还有少部分药物在肾、骨髓和脾脏内降解。药物以原型经肾脏排泄的量小于10%。

**(五)特殊人群**

**1. 肝肾功能不全患者** 肝肾功能损伤患者不需调整剂量。

**2. 老年患者** 老年患者人促红素注射用量与成人一致。对于高龄患者使用时要注意监测血压及红细胞比容,并适当调整用药剂量与频次。

**3. 儿童** 无明确儿童骨科择期手术患者用药剂量推荐。对早产儿、新生儿、婴儿用药的安全性尚未确定,应充分权衡利弊后决定是否使用。

**4. 孕妇及哺乳期患者** 妊娠分级C级,无明确哺乳分级。孕妇用药安全性尚未确立。处方医师应充分权衡利弊后决定是否使用本品。动物繁殖性研究证明 EPO 对胎儿有毒副作用,但尚未对孕妇进行充分严格的对照研究。因为孕妇使用 EPO 的数据有限,不足以确定不良反应是否与药物相关。在动物生殖和发育毒性研究中,当怀孕大鼠接受大约为临床推荐起始剂量的 EPO 时,胎儿有可能发生不良反应包括胎儿死亡、骨骼异常和生长缺陷等。内源性 EPO 存在于母乳中。目前尚不清楚 rhEPO 是否存在于母乳中。哺乳期患者慎用。

### (六)不良反应

EPO 可使红细胞比容增高,血液黏稠度明显上升,因此潜在的不良反应包括静脉血栓栓塞和高血压,因此对于未控制的重度高血压患者或接受治愈性化疗的癌症患者,应避免使用 EPO。此外,头痛和流感样综合征为 EPO 治疗最常见的副作用,发生率分别为 15% 和 5%。

### (七)禁忌证

1. 未控制的重度高血压患者禁用。

2. 合并感染者宜控制感染后再使用。

3. 对本品及其他哺乳动物细胞衍生物过敏者,对人血清白蛋白过敏者禁用。

### (八)药师提醒

1. 由于深静脉血栓形成风险增加,建议围手术期患者预防深静脉血栓形成(DVT)。

2. 因治疗期间会引起血压升高,因此使用期间需严格监测和控制患者血压。

3. 西林瓶或预充式注射器有裂缝、破损者,有混浊沉淀等现象不能使用。开启后应一次使用完,不得多次使用。

4. 叶酸或维生素 $B_{12}$ 不足会降低本品疗效。严重铝过多也会影响疗效。

5. 运动员慎用。

## 第二节 血管扩张药

### 一、罂粟碱

#### (一)适应证

用于治疗脑、心及外周血管痉挛所致的缺血,肾、胆或胃肠道等内脏痉挛。显微外科术后患者普遍使用罂粟碱来缓解术后血管痉挛及危象,促进皮瓣存活。

#### (二)用法用量及指南推荐

**1. 常见用法用量**

(1)肌内注射:一次 30mg(1 支),一日 90～120mg(3～4 支)。

（2）静脉注射：一次 30～120mg（1～4 支），每 3 小时 1 次，应缓慢注射，不少于 1～2 分钟，以免发生心律失常以及足以致命的窒息等。用于心搏停止时，两次给药要相隔 10 分钟。微量泵入的给药方式相比于肌内注射可减少不良反应的发生。

**2. 指南推荐** 《带蒂穿支皮瓣常见并发症原因分析与防治专家共识》：显微外科术后患者普遍使用罂粟碱来缓解术后血管痉挛及危象，促进皮瓣存活。

### （三）药理作用机制

罂粟碱对血管、心脏或其他平滑肌有直接的非特异性松弛作用，其作用可能是抑制环核苷酸磷酸二酯酶引起的。

### （四）PK/PD

口服易吸收，但差异大，生物利用度约为 54%，蛋白结合率近 90%。半衰期（$t_{1/2}$）为 0.5～2 小时，但有时也长达 24 小时。主要在肝内代谢为 4- 羟基罂粟碱葡糖醛酸盐。一般以代谢产物形式经肾排泄。可经透析被清除。

### （五）特殊人群

（1）老年患者：青光眼患者慎用本品。

（2）儿童：肌内或静脉注射，每次 1.5mg/kg，每日 4 次。

（3）孕妇及哺乳期妇女：妊娠分级 C 级；哺乳期妇女使用罂粟碱时应慎重。

（4）肝功能不全患者：出现肝功能不全时应停药。

### （六）不良反应

常见不良反应：全身反应，如全身不适、乏力、皮疹；心血管系统，如心率加快、血压轻微上升、面部密集性潮红、出汗；消化系统，如恶心、腹部不适、厌食、便秘或腹泻、肝炎；神经系统，如眩晕、头痛、过度镇静；呼吸系统，如呼吸深度增加。严重不良反应：消化系统，如肝硬化。

### （七）禁忌证

（1）完全性房室传导阻滞时禁用。

（2）帕金森病一般禁用。

（3）出现肝功能不全时应即行停药。

### （八）药师提醒

（1）盐酸罂粟碱注射液不应添加到乳酸林格氏注射液中，会导致沉淀。

（2）与左旋多巴合用时，可减弱后者疗效。吸烟可降低本药疗效。

（3）青光眼患者应慎用盐酸罂粟碱。

（4）需注意定期检查肝功能。如果出现胃肠道症状、黄疸或嗜酸性粒细胞增多等肝脏高敏状态，或肝功能检查值发生异常，则应停止用药。

（5）心功能不全时慎用，以免引起心功能抑制。

## 二、前列地尔

### （一）适应证

治疗慢性动脉闭塞症（血栓闭塞性脉管炎、闭塞性动脉硬化症等）引起的四肢溃疡及微小血管循环障碍引起的四肢静息疼痛，改善心脑血管微循环障碍。显微外科术后患者使用前列地尔来缓解术后血管危象，增加皮瓣存活面积。

### （二）用法用量及指南推荐

**1. 常见用法用量** 成人一日一次，1～2ml（前列地尔5～10μg）＋10ml生理盐水（或5%的葡萄糖）缓慢静脉注射，或直接入小壶缓慢静脉滴注。

**2. 指南推荐** 《游离穿支皮瓣常见并发症原因分析与防治专家共识》：显微外科术后患者使用前列地尔来缓解术后血管危象，增加皮瓣存活面积。

### （三）药理作用机制

本品有抑制血小板聚集、血栓素 $A_2$ 生成、动脉粥样脂质斑块形成及免疫复合物形成的作用，并能扩张外周和冠脉血管。本品系外源性前列腺素 $E_1$（$PGE_1$），是一种血管扩张剂及抑制血小板聚集剂。

### （四）PK/PD

输注的前列地尔通过肺循环迅速被氧化代谢。前列地尔主要分布在肾、肝、肺组织中，在中枢神经系统、眼球和睾丸内含量最低。半衰期（$t_{1/2}$）为5～10分钟，在血中代谢较快。其代谢产物（13、14-二氢-15-酮-$PGE_1$）主要通过肾脏排泄。给药后24小时内尿中排泄大约90%，其余经粪便排泄。

### （五）特殊人群

（1）老年患者：无特殊提示，请遵医嘱。

（2）儿童：小儿先天性心脏病患者用药，输注速度为5ng/（kg•$min^{-1}$）。

（3）孕妇及哺乳期妇女：妊娠分级X级；哺乳期妇女不适用。

（4）肾功能不全患者：前列地尔是一种天然前列腺素类激素，能够改善肾脏血供和肾脏功能，无须调整剂量。

### （六）不良反应

常见不良反应：中枢神经系统，如新生儿呼吸暂停、癫痫发作；心血管系统，如潮红（动脉内给药后更常见）、心动过缓、低血压、心动过速、心搏骤停和水肿；消化系统，如腹泻；血液系统，如弥散性血管内凝血；泌尿系统，如无尿和血尿；其他反应，如发热、败血症、腹膜炎、低钾血症、低血糖和高钾血症等。

### （七）禁忌证

1. 严重心力衰竭（心功能不全）患者。

2. 既往对本品有过敏史的患者。

### （八）药师提醒

（1）与输液混合后2小时内使用，残液不能再使用。

（2）避免与血浆增容剂（右旋糖酐、明胶制剂等）混合。

（3）抑制血小板聚集，因此对有出血倾向的新生儿应谨慎使用。

（4）药品过量可能出现低血压，反射性心动过速，还观察到下述症状：晕厥、面色苍白、多汗、恶心和呕吐。静脉注射局部症状有疼痛、水肿和发红。应停止给药，必要时采取升压措施。

（5）下列患者慎用：心功能不全、青光眼或眼压升高、活动性胃溃疡、间质性肺炎者。

（6）本品仅是对症治疗，缓解慢性动脉闭塞症或脉管炎的临床症状，如静息性肢痛或促进慢性下肢溃疡的愈合。停药后有复发的可能性。

## 第三节 脱 水 药

## 一、七叶皂苷

### （一）适应证

主要成分为七叶皂苷钠A和七叶皂苷钠B，是从七叶树科植物天师栗的干燥成熟种子中提取的一种含酯键的三萜皂苷。在骨科相关疾病中的应用主要为创伤或手术所致肿胀，也用于静脉回流障碍性疾病。

### （二）用法用量及指南推荐

**1. 常见用法用量**　北京积水潭医院临床常用制剂为注射用七叶皂苷钠，静脉注射或静脉滴注给药，通常成人一日0.1～0.4mg/kg。重症患者可多次给药，但一日总量不得超过20mg，疗程7～10日。具体用法见表20-3。

表20-3　注射用七叶皂苷钠的用法用量

| 给药途径 | 用量及溶媒 |
| --- | --- |
| 静脉滴注（我院常用） | 5～10mg溶于10%葡萄糖注射液或0.9%氯化钠注射液250ml中静脉滴注 |
| 静脉注射 | 5～10mg溶于10～20ml 10%葡萄糖注射液或0.9%氯化钠注射液中静脉注射 |

**2. 指南推荐**

（1）《创伤骨科患者围手术期下肢静脉血栓形成诊断及防治专家共识（2022年）》：七叶皂苷类药物具有抗炎消肿、减少渗出、提高静脉血管张力、促进静脉血液回流等作用,在下肢急性 DVT 的治疗中能促进肢体肿胀的消退。

(2)《中国急性骨筋膜室综合征早期诊断与治疗指南(2020 版)》:对于早期怀疑急性骨筋膜室综合征的患者,应积极根据病因解除外部因素带来的压迫,改善微循环,延缓病情的发展。根据病情需要可予以持续吸氧,药物消肿(如湿敷硫酸镁或静脉滴注甘露醇),并监测肾功能及血电解质等。

### (三)药理作用机制

能促使机体提高促肾上腺皮质激素(ACTH)和可的松血浆浓度,能促进血管壁增加前列腺素 $F_{2\alpha}$($PGF_{2\alpha}$)的分泌,能清除机体内自由基,从而起到抗炎、抗渗出,提高静脉张力,加快静脉血流,促进淋巴回流,改善血液循环和微循环,并有保护血管壁的作用。

### (四)PK/PD

七叶皂苷钠的半衰期仅为 1.5 小时,但因能促进机体增加 ACTH、$PGF_{2\alpha}$ 的分泌,使生物效应维持时间较长,静脉注射 16 小时后,仍有抗渗出、消肿作用。静脉给药,几乎没有生物转化,注射 1 小时后,有 1/3 剂量排泄,其中 2/3 通过胆汁排入肠道,1/3 进入尿中。七叶皂苷与血浆蛋白结合率在 90% 以上。

### (五)特殊人群

**1. 肝肾功能不全患者**　肝功能不全患者慎用,如病情需要使用,需用药期间监测肝功能。肾损伤、肾衰竭、肾功能不全患者禁用。

**2. 老年患者**　老年人肾功能有所衰退,用药过程应密切注意肾功能情况。

**3. 儿童**

(1)说明书:未进行该项试验且无可靠参考文献。儿童慎用。

(2)《陈新谦新编药物学》(第 18 版):3 岁以下儿童,0.05~0.1mg/(kg•d);3~10 岁儿童,0.1~0.2mg/(kg•d)。

**4. 孕妇及哺乳期妇女**　孕妇禁用,哺乳期妇女慎用。无致畸作用,观测到妊娠前 3 个月羊水中药物含量较高,故建议孕妇禁用。

### (六)不良反应

最常见:胃肠道症状、头晕、头痛、瘙痒等;常见严重不良反应:过敏反应(皮疹、疱疹、脱落性皮炎、过敏性休克)、急性肾衰竭(更多见于儿童)、肝功能不全(氨基转移酶、碱性磷酸酶升高更为常见)、静脉损伤、疼痛、血栓性静脉炎等。

### (七)禁忌证

1. 肾损伤、肾衰竭、肾功能不全患者禁用。

2. 对七叶皂苷成分过敏者禁用。

### (八)药师提醒

1. 严格控制剂量。成人静脉使用七叶皂苷钠不得超过 0.4mg/(kg•d),每日最大剂量 20mg。超量可能会出现不同程度肾损伤,严重者可发生急性肾功能衰竭。

2. 用药前后需监测肾功能。

3. 尽量避免联合应用其他具有肾毒性的药物,必须合用时注意监测肾功能。

4. 与血清蛋白结合率高的药物、皮质激素类药物联合使用时需谨慎。

5. 注射时宜选用较粗静脉,切勿漏出血管外,如出现红、肿,用 0.25% 普鲁卡因封闭或热敷。

6. 只能用于静脉注射和静脉滴注,禁用于动脉注射、肌内注射或皮下注射。

## 二、甘露醇

### (一)适应证

组织脱水药;降低眼压;渗透性利尿药;作为辅助性利尿措施治疗肾病综合征、肝硬化腹水,尤其是当伴有低蛋白血症时;某些药物逾量或毒物中毒(如巴比妥类药物、锂、水杨酸盐和溴化物等);作为冲洗剂,应用于经尿道内作前列腺切除术;术前肠道准备。甘露醇在骨科相关疾病中的应用主要为创伤或手术所致肿胀(超说明书用药)。

### (二)用法用量及指南推荐

**1. 常见用法用量**

(1)参考说明书中治疗脑水肿、颅内高压和青光眼的用法用量:成人 0.25~2g/kg,配制为 15%~25% 浓度溶液于 30~60 分钟内静脉滴注。当患者虚弱时,剂量应减小至 0.5g/kg。严密随访肾功能。儿童 1~2g/kg 或 30~60g/m²,以 15%~20% 浓度溶液于 30~60 分钟内静脉滴注。患者虚弱时,剂量减至 0.5g/kg。

(2)相关文献:甘露醇用于骨科消肿,不同文献中的剂量、频次差别较大。部分文献中的使用方法为 20% 甘露醇 125~250ml,b.i.d.。

**2. 指南推荐**

(1)《中国急性骨筋膜室综合征早期诊断与治疗指南(2020 版)》:对于早期怀疑急性骨筋膜室综合征的患者,应积极根据病因解除外部因素带来的压迫,改善微循环,延缓病情的发展。根据病情需要可予以持续吸氧,药物消肿(如湿敷硫酸镁或静脉滴注甘露醇),并监测肾功能及血电解质等。

(2)《急性脊柱脊髓损伤围手术期管理临床指南》:应用甘露醇可减轻脊髓水肿的发生,对改善患者的功能有益。甘露醇作为急性脊柱脊髓损伤的脱水药物(专家推荐率:92%)。

(3)《成人颈椎损伤急诊诊治专家共识》:甘露醇可作为早期治疗用药减

轻脊髓水肿,应在循环功能稳定的情况下使用。

（三）药理作用机制

文献报道,甘露醇为单糖,在体内不被代谢,经肾小球滤过后在肾小管内甚少被重吸收,起到渗透利尿作用。

**1. 组织脱水作用**　提高血浆渗透压,导致组织内（包括眼、脑、脑脊液等）水分进入血管内,从而减轻组织水肿,降低眼压、颅内压和脑脊液容量及其压力。

**2. 利尿作用**　甘露醇的利尿作用机制分两个方面。

（1）甘露醇增加血容量,并促进前列腺素 $I_2$ 分泌,从而扩张肾血管,增加肾血流量包括肾髓质血流量。肾小球入球小动脉扩张,肾小球毛细血管压升高,皮质肾小球滤过率升高。

（2）甘露醇自肾小球滤过后极少（<10%）由肾小管重吸收,故可提高肾小管内液渗透浓度,减少肾小管对水及 $Na^+$、$Cl^-$、$K^+$、$Ca^{2+}$、$Mg^{2+}$ 和其他溶质的重吸收。

由于输注甘露醇后肾小管液流量增加,当某些药物和毒物中毒时,这些物质在肾小管内浓度下降,对肾脏毒性减小,而且经肾脏排泄加快。

（四）PK/PD

文献报道,甘露醇静脉滴注后迅速进入细胞外液而不进入细胞内。但当血甘露醇浓度很高或存在酸中毒时,甘露醇可通过血脑屏障,并引起颅内压反跳。利尿作用于静脉滴注后 1 小时出现,维持 3 小时。降低眼压和颅内压作用于静脉滴注后 15 分钟内出现,达峰时间为 30～60 分钟,维持 3～8 小时。甘露醇可由肝脏生成糖原,但由于静脉注射后迅速经肾脏排泄,故一般情况下经肝脏代谢的量很少。甘露醇半衰期（$t_{1/2}$）为 100 分钟,当存在急性肾功能衰竭时可延长至 6 小时。肾功能正常时,静脉滴注甘露醇100g,3 小时内80%经肾脏排出。

（五）特殊人群

**1. 肾功能不全患者**　严重肾功能衰竭患者排泄减少,使药物在体内积聚,可引起血容量明显增加,加重心脏负荷,诱发或加重心力衰竭,应慎用。

**2. 老年患者**　老年人应用本药较易出现肾损害,且随年龄增长,发生肾损害的机会增多。适当控制用量。

**3. 儿童**　说明书中儿童用药部分显示未进行该项实验且无可靠参考文献。具体使用方法可参照本章节用法用量部分。

**4. 孕妇及哺乳期妇女**　妊娠分级 C 级。甘露醇能透过胎盘屏障。是否能经乳汁分泌尚不清楚。

（六）不良反应

最常见:水和电解质紊乱;其他不良反应:寒战、发热、排尿困难、血栓性静脉炎、过敏（皮疹、荨麻疹、呼吸困难、过敏性休克）、头晕、视力模糊、高渗引起口渴、渗透性肾病。甘露醇外渗，可致组织水肿、皮肤坏死。

### （七）禁忌证

1. 已确诊为急性肾小管坏死的无尿患者，包括对使用甘露醇无反应者，因甘露醇积聚引起血容量增多，加重心脏负担。

2. 严重失水者。

3. 颅内活动性出血者，因扩容加重出血，但颅内手术时除外。

4. 急性肺水肿，或严重肺瘀血。

### （八）药师提醒

1. 甘露醇易导致水和电解质紊乱。需密切监测电解质水平，尤其是 $Na^+$ 和 $K^+$。

2. 用药过程中需关注患者血压、肾功能、尿量。

3. 甘露醇遇冷易结晶，用前需仔细检查。如有结晶，可置热水中或用力振荡待结晶完全溶解后再使用。当甘露醇浓度高于 15% 时，应使用有过滤器的输液器。

4. 明显心肺功能损害、高钾血症或低钠血症、低血容量、严重肾功能衰竭以及对甘露醇不能耐受者慎用。

5. 给予大剂量甘露醇不出现利尿反应，可使血浆渗透浓度显著升高，需警惕血高渗发生。

## 第四节　肌肉松弛药

### （一）适应证

肌肉松弛药（简称肌松药）主要用于缓解骨骼肌痉挛、改善血液循环。适用于原发性非手术肌肉骨骼系统慢性疼痛，神经系统疾病关联的慢性继发性肌肉骨骼疼痛，手术后肌肉骨骼系统慢性疼痛的患者。

### （二）用法用量及指南推荐

**1. 常见用法用量**　肌松药种类较多，北京积水潭医院临床常用品种：盐酸替扎尼定、盐酸乙哌立松以及巴氯芬。详见表 20-4。

**2. 指南推荐**

（1）《ACP临床实践指南：急性，亚急性以及慢性腰痛的无创治疗（2017）》：大多数急性或亚急性腰痛患者如需药物治疗应选择非甾体抗炎药或骨骼肌松弛剂（中等质量的证据；等级：强烈推荐）。其中，证据显示，肌松药可以有助于缓解疼痛，对于功能的改善没有效果。

表 20-4　常用肌松药用法用量

| 药品 | 用法用量 |
|---|---|
| 盐酸替扎尼定 | 疼痛性肌痉挛：一次 1 片，一日 3 次。用于中枢性肌强直：初始剂量不应超过 6mg/d（分三次服用），并可每隔半周或一周逐渐增加 2～4mg。通常剂量为 12～24mg/d（分 3～4 次服用）；每日的总量不超过 36mg |
| 盐酸乙哌立松 | 饭后口服。成人一次 1 片，一日 3 次 |
| 巴氯芬 | 成人：推荐初始剂量 5mg，每日 3 次，直至所需剂量。常用剂量为每日 30～75mg，根据病情可达每日 100～120mg。儿童：详见（五）特殊人群 |

（2）《CASP 共识：慢性非特异性腰痛的评估和管理（2019）》和《中国急 / 慢性非特异性腰背痛诊疗专家共识（2016）》：对于治疗慢性非特异性腰痛，药物治疗是一线治疗方法。肌松药可以通过抗肌肉痉挛缓解腰痛，骨骼肌松弛剂与非甾体抗炎药联合治疗可有效降低非特异性慢性腰痛，整体改善运动功能，还具有降低胃肠道损伤风险、抗抑郁的作用。

（3）《颈椎前路手术加速康复外科实施流程专家共识（2019）》：对于因颈椎病、颈椎后纵韧带骨化症等行颈椎前路手术的患者，可在足量规律使用非甾体抗炎药的基础上，加用中枢性骨骼肌松弛剂及神经修复剂和抗惊厥药来进行神经根性疼痛管理。

（4）《肌肉骨骼系统慢性疼痛管理专家共识（2020）》：盐酸乙哌立松及替扎尼定可以显著减少肌筋膜疼痛综合征患者的疼痛，并提高其睡眠质量。适用于原发性非手术肌肉骨骼系统慢性疼痛（如慢性原发性颈痛、胸痛、腰痛、肢体痛），神经系统疾病关联的慢性继发性肌肉骨骼疼痛（如脑和脊髓相关的疾病引起的肌肉紧张麻痹），手术后肌肉骨骼系统慢性疼痛（如术后肌肉紧张）等患者。

（三）药理作用机制

**1. 盐酸替扎尼定**　替扎尼定是可乐定的衍生物，具有激动 $\alpha_2$ 肾上腺素能受体的作用。可能通过增强运动神经元的突触前抑制作用而降低强直性痉挛状态，从而改善患者因肌肉紧张导致的疼痛，有利于肌肉功能康复，具有一定的镇静及降血压作用。

**2. 盐酸乙哌立松**　是一种中枢性骨骼肌松弛剂，具有多种药理作用。文献资料显示，其作用于脊髓运动神经元和骨骼肌，解除肌痉挛，改善血液局部微循环。从多方面阻断"肌紧张亢进 - 循环障碍 - 肌疼痛 - 肌紧张亢进"的恶性循环。

**3. 巴氯芬** 是 γ- 氨基丁酸（GABA）的衍生物，通过激动 GABA β 受体而使兴奋性氨基酸的释放受到抑制，从而抑制单突触和多突触反射在脊髓的传递而起到解痉作用。

**（四）PK/PD**

**1. 盐酸替扎尼定** 口服后达峰浓度的时间为 1.5 小时；半衰期约为 2.5 小时。肝脏对该药的首过消除作用较大，约 95% 的药物经肝脏代谢。约 20% 的药物经肠道排出，60% 以上经肾脏排泄。

**2. 盐酸乙哌立松** 本品口服后，几乎全部由消化道吸收，健康成人一次口服 150mg 后约 1.6～1.9 小时血浆浓度达最高峰，半衰期为 1.6～1.8 小时。

**3. 巴氯芬** 单剂量口服 10mg、20mg 和 30mg 巴氯芬，0.5～1.5 小时后，血浆峰浓度分别平均约为 180μg/ml、340μg/ml、650μg/ml。半衰期平均为 3～4 小时。

**（五）特殊人群**

详见表 20-5。

表 20-5 常用肌松药在特殊人群中的应用

| | 盐酸替扎尼定 | 盐酸乙哌立松 | 巴氯芬 |
|---|---|---|---|
| **肝功能不全患者** | 慎用 | 慎用，有时可肝功能恶化 | 无须调整 |
| **肾功能不全患者** | Ccr<25mg/min 的患者，其清除率下降 50%，因此单次用量应减少，若需较大剂量，应增加单次用量而非给药频次 | 无须调整 | Ccr 超过 80ml/min，无须调整；Ccr：50～80ml/min，剂量减少 1/3；Ccr：30～50ml/min，剂量减少一半；Ccr：小于 30ml/min，剂量减少 2/3 |
| **老年患者** | 本品经肾脏排泄，老年患者要酌情减量 | 在监护情况下酌情减量使用 | 老年人生理功能低下，开始时应观察症状并低剂量给药 |
| **儿童** | 尚未充分评价 | 尚未充分评价 | 12 岁以下不适宜应用。儿童每日剂量 0.75～2mg/kg，通常治疗开始时每次 2.5mg，每日 4 次，大约 3 日，小心增加剂量，直至达到个体需要量 |
| **孕妇及哺乳期妇女** | 孕妇：未充分评价，但考虑该药物的脂溶性哺乳期妇女：L4 级，可进入乳汁，故哺乳期妇女用药应充分权衡利弊 | 孕妇：安全性尚未确立，应慎用哺乳期妇女：避免使用，必须用药时应停止哺乳 | 孕妇：C 级，巴氯芬可通过胎盘屏障，应慎用哺乳期妇女：L2 级，母亲服用治疗剂量的巴氯芬可以进入乳汁，但量甚少 |

（六）不良反应

**1. 盐酸替扎尼定** 常见：疲乏、嗜睡、口干、头昏，有剂量依赖性。其他不良反应：低血压、心动过缓痉挛程度或肌张力增加。

**2. 盐酸乙哌立松** 发生下述情况应及时停药：休克和过敏样反应（发红、瘙痒、荨麻疹、面部或其他部位水肿）以及呼吸困难时；中毒性表皮坏死松解症和眼黏膜皮肤综合征。

**3. 巴氯芬** 常见：嗜睡、恶心、日间镇静。偶见：头晕、口干、呼吸抑制、头晕、头痛、恶心呕吐、胃肠道功能紊乱、低血压等。罕见：肌痛、肌无力、共济失调、震颤、排尿困难、尿频、味觉障碍、视力障碍、皮疹等。主要为暂时性不良反应，减少剂量后可减弱或降低，一般不需要停药。

（七）禁忌证

对三种药物及其他组分过敏的患者禁用。

（八）药师提醒

1. 使用肌松药期间应注意避免从事驾驶车辆等需要集中注意力的操作。

2. 替扎尼定存在肝功能损害风险，大多数停药后肝功能恢复，服用药物期间（第 1 个月、第 3 个月、第 6 个月）定期监测肝功能。

3. 患有消化性溃疡或有该病史的患者，以及患有脑血管病、呼吸、肝肾功能衰竭者慎用巴氯芬。此外，报告使用巴氯芬特别是长期使用者突然停药，可发生焦虑、意识错乱、幻觉、精神病、狂躁或者偏执状态。

## 第五节　营养神经药

### 一、甲钴胺

（一）适应证

周围神经病。骨科主要用于各种原因引起的外周神经损伤，包括腰椎管狭窄、脊髓损伤等。

（二）用法用量及指南推荐

**1. 常见用法用量** 北京积水潭医院临床常用制剂有甲钴胺注射液、甲钴胺片，具体见表 20-6。

**2. 指南推荐**

（1）《胫神经阻滞疗法中国专家共识（2023 版）》：甲钴胺比普通维生素 $B_{12}$ 对神经元的传导有更好的改善作用。在胫神经阻滞过程中，可作为营养神经的药物，加入甲钴胺注射液，成人单次剂量 0.5mg，1 周可使用 3 次。

表 20-6　甲钴胺的用法用量

| 药品* | 用法用量 |
|---|---|
| 甲钴胺注射液 | 通常，成人一次 1 安瓿（含甲钴胺 0.5mg），一日 1 次，一周 3 次，肌内注射或静脉注射。 |
| 甲钴胺片 | 通常成人一次 1 片（0.5mg），一日 3 次，口服。 |

注:* 为已上市且北京积水潭医院常用的不同剂型,按照相应的说明书推荐用法给药。

（2）《退行性腰椎管狭窄症诊疗专家共识》：神经营养药（如甲钴胺）可减轻退行性腰椎管狭窄症患者症状，可能对提升行走距离有益。

（3）《创伤性脊柱脊髓损伤诊断与治疗专家共识（2022 版）》：脊髓损伤的药物治疗，目前用于脊髓损伤治疗的药物种类很多，但临床治疗效果尚需进一步观察。目前尚无充分证据支持或反对应用神经营养药物进行治疗。

（三）药理作用机制

甲钴胺是一种内源性的辅酶，是维生素 $B_{12}$ 在人体内的活化形式。参与一碳单位循环，在由同型半胱氨酸合成甲硫氨酸的转甲基反应过程中，作为甲硫氨酸合成酶的辅酶，发挥重要作用。

（四）PK/PD

**1. 吸收**　主要的吸收部位是小肠下部。

**2. 代谢**　药物的一部分通过肝脏及肾脏转换为维生素 $B_{12}$，但是大部分都以原型被排泄到尿液中。

**3. 排泄**　要通过尿液排泄。

（五）特殊人群

**1. 肝肾功能不全患者**　尚不明确。

**2. 老年患者**　老年人应酌情减少剂量。

**3. 儿童**　尚不明确，未进行该项实验且无可靠参考文献。《中国国家处方集（化学药品与生物制品卷·儿童版）》推荐: 周围神经病具体用法用量详见表 20-7。

表 20-7　甲钴胺儿童用法

| 规格 | 给药途径 | 儿童剂量 |
|---|---|---|
| 片剂 | 口服 | 通常一次 0.5mg，一日 2～3 次 |
| 注射剂 0.5mg（1ml） | 肌内注射<br>静脉注射 | 一次 0.5mg，一日 1 次，一周 2～3 次 |

**4. 孕妇及哺乳期妇女**　动物实验未发现本药有致畸作用，但孕妇使用本药的安全性尚不明确。本药可随动物乳汁排泄，但本药是否随人类乳汁排泄

及哺乳期妇女使用本品的安全性尚不明确。

### （六）不良反应

（1）严重副作用（频度不明）为过敏症反应：会引起血压下降、呼吸困难等过敏症反应。

（2）过敏反应，如皮疹（<0.1%）；其他反应，如头痛、发热（<0.1%），出汗、肌内注射部位疼痛、硬结（频度不明）。

### （七）禁忌证

对本品成分过敏者禁用。

### （八）药师提醒

1. 如果使用1个月后仍不见效，则不必继续无目的地使用。

2. 见光易分解，开封后立即使用的同时，应注意避光。

3. 肌内注射时为避免对组织、神经的影响，应注意如下几点：避免同一部位反复注射，且对新生儿、早产儿、婴儿、幼儿要特别小心。注意避开神经分布密集的部位。注意针扎入时，如有剧痛、血液逆流的情况，应立即拔出针头，换部位注射。

## 二、腺苷钴胺

### （一）适应证

主要用于多发性神经炎、神经根炎、三叉神经痛、坐骨神经痛、神经麻痹。也可用于营养性疾患以及放射线和药物引起的白细胞减少症。骨科主要用于各种原因引起的外周神经损伤，包括腰椎管狭窄、脊髓损伤等。

### （二）用法用量及指南推荐

**1. 常见用法用量**　北京积水潭医院临床常用制剂有腺苷钴胺注射液、腺苷钴胺片，具体见表20-8。

表20-8　腺苷钴胺的用法用量

| 药品* | 用法用量 |
| --- | --- |
| 腺苷钴胺注射液 | 肌内注射，一次0.5～1.5mg，一日1次 |
| 腺苷钴胺片 | 口服，成人每次0.5～1.5mg，一日3次 |

注：* 为已上市且北京积水潭医院常用的不同剂型腺苷钴胺，按照相应的说明书推荐用法给药。

**2. 指南推荐**

（1）《脑脊液途径给药神经修复治疗的中国专家共识（2022版）》：腺苷钴胺对神经髓鞘中脂蛋白的形成起重要作用，参与广泛的蛋白质及脂肪代谢，是完整形成神经髓鞘所必需的物质。

（2）《创伤性脊柱脊髓损伤诊断与治疗专家共识（2022版）》：目前用于脊髓损伤治疗的药物种类很多，但临床治疗效果尚需进一步观察。常用的促神经生长药物有神经节苷脂、脑苷肌肽、鼠神经生长因子、腺苷钴胺等。目前尚无充分证据支持或反对应用神经营养药物进行治疗。

### （三）药理作用机制

腺苷钴胺是氰钴型维生素 $B_{12}$ 的同类物。为细胞合成核苷酸的重要辅酶，参与体内甲基转换及叶酸代谢，促进甲基叶酸还原为四氢叶酸；也参与三羧酸循环，对神经髓鞘中脂蛋白的形成非常重要，可使巯基酶处于活性状态，从而参与广泛的蛋白质及脂肪代谢。本品能促进红细胞的发育与成熟，为完整形成神经鞘脊髓纤维和保持消化系统上皮细胞功能所必需的因素。

### （四）PK/PD

腺苷钴胺肌内注射后吸收迅速且完全，活性强，与组织细胞亲和力强，可直接吸收利用，1小时后血浆浓度到达峰值，贮存于肝脏。排泄较慢。主要从肾排出，大部分在最初8小时排出。

### （五）特殊人群

肝肾功能不全患者、老年患者、儿童、孕妇及哺乳期妇女：尚不明确，未进行该项实验且无可靠参考文献。《中国国家处方集（化学药品与生物制品卷·儿童版）》推荐儿童用法用量详见表20-9。

表20-9　腺苷钴胺儿童用法

| 规格 | 用法 | 儿童剂量 |
| --- | --- | --- |
| 片剂 | 口服 | 每次0.5～1.5mg，每日2～3次 |
| 注射剂0.5mg（1ml） | 肌内注射 | 每次0.5～1.5mg，每日1次 |

### （六）不良反应

偶可引起皮疹、瘙痒、腹泻及过敏性哮喘，但发生率很低，极少患者可出现过敏性休克，长期应用可出现缺铁性贫血。

### （七）禁忌证

对本品成分过敏者禁用。与葡萄糖液有配伍禁忌，临用前加灭菌注射用水适量溶解。

### （八）药师提醒

**1. 有效性监护**　神经系统损害者在诊断未明确前应慎用本品；本品遇光易分解，请在临用之前再打开遮光包装，溶解后要尽快使用。

**2. 安全性监护** 治疗后期可能出现缺铁性贫血，应补充铁剂。肌内注射时为避免对组织、神经的影响，应注意如下几点：避免同一部位反复注射，且对新生儿、早产儿、婴儿、幼儿要特别小心。注意避开神经分布密集的部位。注意针扎入时，如有剧痛、血液逆流的情况，应立即拔出针头，换部位注射。

## 第六节　软骨保护剂——氨基葡萄糖

### （一）适应证

原发性及继发性骨关节炎。用于治疗和预防全身所有部位的骨关节炎（OA），包括膝关节、肩关节、髋关节、手腕关节、颈及脊椎关节和踝关节等。可缓解和消除骨关节炎的疼痛、肿胀等症状、改善关节活动功能。

### （二）用法用量及指南推荐

**1. 常见用法用量** 北京积水潭医院临床常用制剂有氨基葡萄糖硫酸盐及盐酸盐，具体见表 20-10。

表 20-10　氨基葡萄糖的用法用量

| 氨基葡萄糖种类* | 用法用量 |
| --- | --- |
| 硫酸氨基葡萄糖胶囊（250mg×20 粒） | 口服，建议每次 2 粒，每日 3 次（早晨及进餐时）；连续用药 6 周，必要时可以 6 周以上。间隔 2 个月可以重复使用 |
| 盐酸氨基葡萄糖胶囊（0.75g×30 粒） | 口服，每次 1～2 粒，一日 3 次，一般疗程 4～12 周，如有必要在医师指导下可延长服药时间，每年重复治疗 2～3 次 |

注：*为已上市且北京积水潭医院常用的氨基葡萄糖剂型，按照相应的说明书推荐用法给药。

**2. 指南推荐** 《骨关节炎诊疗规范》《骨代谢异常相关疼痛病诊疗中国专家共识》《脊柱小关节炎诊治专家共识》等指南均表示软骨保护剂，比如氨基葡萄糖等药物，具有降低基质金属蛋白酶、胶原酶等的活性作用，可延缓骨关节炎疾病的进展。

### （三）药理作用机制

氨基葡萄糖是一种天然的氨基单糖，是蛋白多糖合成的前体物质，可以刺激软骨细胞产生有正常多聚体结构的蛋白多糖，提高软骨细胞的修复能力，促进软骨基质的修复和重建，延缓骨关节疼痛的病理过程和疾病的进程，改善关节活动，缓解疼痛。

硫酸盐与盐酸盐的对比：两者疗效相当。盐酸氨基葡萄糖的纯度较高，但对胃肠道刺激性较大。硫酸氨基葡萄糖对胃肠道的刺激相对较小，但其中的钾离子、钠离子、氯离子含量较高。合并高血压、心力衰竭等患者，不适合长期、大量服用硫酸氨基葡萄糖复盐产品。

### （四）PK/PD

药代动力学：口服本药后吸收迅速，可吸收约 90%。由于肝脏首过效应，绝对生物利用度为 44%。吸收后显著分布至血管外室，关节滑液中药物浓度比全身体液平均浓度高 37 倍。不与血浆蛋白结合。主要通过氨基己糖途径进行代谢，不依赖细胞色素酶系统。肝、肾对本药和 / 或其代谢产物的消除无显著作用。估计血浆终末消除半衰期为 15 小时。

### （五）特殊人群

1. 肝肾功能不全患者　严重肝肾功能不全患者慎用。

2. 老年患者　尚不明确，未进行该项实验且无可靠参考文献。

3. 儿童　缺乏 18 岁以下儿童及青少年安全性与有效性的数据，故不应用于此类人群的治疗。

4. 孕妇及哺乳期妇女禁用。

### （六）不良反应

轻度的胃肠不适，如恶心、便秘、腹胀、腹痛和腹泻；轻度的头痛、乏力和困倦，偶见轻度嗜睡；有些患者可能出现过敏反应，包括皮疹、瘙痒和皮肤红斑。此外，有引起视觉障碍、脱发、支气管哮喘和血糖升高的报道。

### （七）禁忌证

对本品成分（甲壳类）过敏者、孕妇及哺乳期妇女禁用。

### （八）药师提醒

**1. 有效性监护**　用药 1 个疗程后，症状未缓解，请咨询医师或药师。如有必要延长用药时间，应在医师指导下用药。若将褐色西林瓶直接放置，药物会受光分解，请在临用之前再打开遮光包装。

**2. 安全性监护**

（1）硫酸氨基葡萄糖：宜在进餐时或餐后服用，可减少胃肠道不适，特别是有胃溃疡的患者。本品有引起血糖或血脂升高的报道，有糖尿病或心血管疾病风险的患者，建议监测血糖或血脂。可加重哮喘患者症状恶化（停药后，症状消退），初始使用本品治疗的哮喘患者出现上述症状应及时停药。对于需要限制钠摄入的患者（例如肾功能减退或低钠饮食者），需考虑药物的钠含量（每日 1 500mg 剂量中含有 151mg 钠）。

（2）盐酸氨基葡萄糖：增加四环素类药物在胃肠道的吸收，减少口服青霉素或氯霉素的吸收。同时服用非甾体抗炎药的患者可能需降低本品的服用剂量，或降低非甾体抗炎药的服用剂量。本品与利尿药可能存在相互作用，两药同时服用时可能需增加利尿药的服用剂量。

## 第七节 肠内营养制剂

**（一）适应证**

肠内营养制剂是由碳水化合物、蛋白质、电解质、维生素、矿物质、微量元素和液体等组成的复方制剂，临床主要用于营养不良患者的营养支持治疗。在骨科相关疾病中的应用主要为患者的营养补充。

**（二）用法用量及指南推荐**

**1. 常见用法用量** 不同肠内营养制剂的用法用量因人而异，需根据患者能量要求个体化给药。北京积水潭医院临床常用制剂有肠内营养乳剂 TP-HE、肠内营养乳剂 TP、肠内营养乳剂 TPF、肠内营养乳剂 TPF-T、肠内营养乳剂 TPF-D，具体见表 20-11。

表 20-11 肠内营养制剂的用法用量

| 肠内营养制剂种类* | 骨科适应证用法用量 |
| --- | --- |
| 肠内营养乳剂 TP-HE | 适用于需要高蛋白、高能量、易于消化脂肪及液体入量受限患者，辅料为水。<br>能量约 750kcal/500ml（蛋白质 20%，脂肪 35%，碳水化合物 45%）<br>唯一营养来源：20～30ml/(kg·d)<br>补充营养：500ml/d |
| 肠内营养乳剂 TP | 适用有胃肠道功能影响不良或摄入障碍的患者。不含膳食纤维，可用于严重胃肠道狭窄、肠瘘患者及肠道准备，辅料为水。<br>能量约 500kcal/500ml（蛋白质 15%，脂肪 30%，碳水化合物 55%）<br>唯一营养来源：30ml/(kg·d)<br>补充营养：500～1 000ml/d |
| 肠内营养乳剂 TPF | 用于不能耐受大容量喂养或需要高能量的患者，含膳食纤维，有利于维持患者肠道结构和功能，可长期应用，辅料为水。<br>能量约 750kcal/500ml（蛋白质 15%，脂肪 35%，碳水化合物 50%）<br>唯一营养来源：一般能量需求，20ml/(kg·d)<br>高能量需求：30ml/(kg·d)<br>补充营养：约 500ml/d |
| 肠内营养乳剂 TPF-T | 适用于营养不良的肿瘤患者，脂肪酸或 ω-3 脂肪酸需要量增高的患者，辅料为水。<br>能量约 650kcal/500ml（蛋白质 18%，脂肪 50%，碳水化合物 32%）<br>唯一营养来源：20～25ml/(kg·d)，恶病质患者 30～40ml/(kg·d)<br>补充营养：400～1 200ml/d |

续表

| 肠内营养制剂种类* | 骨科适应证用法用量 |
|---|---|
| 肠内营养乳剂 TPF-D | 适用于糖尿病患者，辅料为大豆磷脂、单双酸甘油酯、焦糖牛奶调味剂和水。<br>能量约 450kcal/500ml（蛋白质 15%，脂肪 32%，碳水化合物 53%）<br>唯一营养来源：30ml/（kg·d），平均 2 000ml/d<br>补充营养：500ml/d |

注：* 为已上市且北京积水潭医院常用的不同种类肠内营养制剂，按照相应的说明书推荐用法给药。

**2. 指南推荐** 《中国成人患者肠外肠内营养临床应用指南（2023 版）》：大部分重症患者在启动 EN 时建议使用整蛋白配方；也可根据患者代谢和胃肠道耐受等情况选择不同类型的 EN 制剂，高蛋白配方有益于部分重症患者的预后。对于接受大手术的营养不良患者（包括肿瘤患者），可在围手术期或至少在术后使用含免疫营养的 EN 配方。

**（三）药理作用机制**

肠内营养制剂即通过不同的物质配比，满足不同患者日常碳水化合物、蛋白质、电解质、维生素、矿物质、微量元素的身体需求。

**（四）PK/PD**

肠内营养在体内的消化吸收过程和正常食物相同，无特殊药代动力学。

**（五）特殊人群**

**1. 肝肾功能不全患者** 禁用于严重肝肾功能不全患者。

**2. 老年患者** 适用于老年患者。

**3. 儿童** 除肠内营养乳剂 TP-HE 外，缺少儿童应用经验。

**4. 孕妇及哺乳期妇女** 妊娠前三个月孕妇和育龄妇女每日摄入维生素 A 不超过 10 000IU，若非应用单一制剂，需考虑剂量。

**（六）不良反应**

输入过快或严重超量，可能出现恶心、呕吐、腹泻等胃肠道反应。

**（七）禁忌证**

1. 急腹症，胃肠张力下降，急性胰腺炎，肠梗阻，消化道出血，胃肠道功能衰竭，严重消化不良或吸收不良。

2. 严重肝肾功能不全患者。

3. 对组成成分先天代谢障碍。

4. 肠内营养乳剂 TPF-D：先天果糖不耐受。

**（八）药师提醒**

**1. 有效性监护** 对本品为唯一营养来源的患者，需监测体液平衡。根据患者代谢状况决定是否需补充额外营养成分，如电解质等。使用前摇匀，有效期内使用。

**2. 安全性监护**　注意评估患者所用药物是否与组成成分有相互作用，如维生素和电解质。

# 参 考 文 献

[1] 中华医学会血液学分会红细胞疾病（贫血）学组. 铁缺乏症和缺铁性贫血诊治和预防的多学科专家共识（2022年版）. 中华医学杂志，2022，41：3246-3256.

[2] 康鹏德，黄强，沈慧勇，等. 中国骨科手术围手术期贫血诊疗指南. 中华骨与关节外科杂志，2019，11：833-840.

[3] 中华医学会外科学分会，中华外科杂志编辑委员会. 普通外科围手术期缺铁性贫血管理多学科专家共识. 中华外科杂志，2020，04：252-256.

[4] 中华医学会血液学分会红细胞疾病（贫血）学组. 静脉铁剂应用中国专家共识（2019年版）. 中华血液学杂志，2019，05：358-362.

[5] 秦锐，何守森，荫士安，等. 儿童铁缺乏症和缺铁性贫血防治专家共识. 中国妇幼健康研究，2023，06：1-11.

[6] 赵岩，刘彩霞，魏军，等. 双胎妊娠期缺铁性贫血诊治及保健指南（2023年版）. 中国实用妇科与产科杂志，2023，04：419-430.

[7] 中国营养学会"缺铁性贫血营养防治专家共识"工作组. 缺铁性贫血营养防治专家共识. 营养学报，2019，05：417-426.

[8] Up To Date. 成人缺铁性贫血的治疗.（2023-09-11）[2024-07-26]. https://www.uptodate.cn/contents/zh-Hans/treatment-of-iron-deficiency-anemia-in-adults?search=%E7%BC%BA%E9%93%81%E6%80%A7%E8%B4%AB%E8%A1%80&source=search_result&selectedTitle=2~150&usage_type=default&display_rank=2.

[9] 牛挺，邱贵兴，裴福兴，等. 骨科加速康复围手术期血液管理专家共识. 中华骨与关节外科杂志，2022，10：733-738.

[10] 王欣，刘元波，张世民，等. 游离穿支皮瓣常见并发症原因分析与防治专家共识. 中华显微外科杂志，2017，40（3）：209-212.

[11] 刘元波，王欣，张世民，等. 带蒂穿支皮瓣常见并发症原因分析与防治专家共识. 中华显微外科杂志，2017，40（2）：105-108.

[12] 陈新谦，金有豫，汤光. 陈新谦新编药物学. 18版. 北京：人民卫生出版社，2018.

[13] 刘岩，汪晓霜，刘笑. 不同质量浓度罂粟碱预防手外科患者血管痉挛和静脉炎效果比较. 中国药业，2017，26（24）：45-47.

[14] 刘刚义，郑龙，刘宗义，等. 邻指指动脉岛状皮瓣修复手指软组织缺损并重建血运. 中华手外科杂志，2017，33（5）：352-354.

[15] 黄玲玉. 罂粟碱在显微外科静脉注射与肌内注射的临床疗效观察. 养生保健指南，2016，21：17.

[16] 杨媛，邢颖，甄健存. 优化罂粟碱注射液给药方式的研究. 中国药物警戒，2012，9（11）：645-646.

[17] S. C. 斯威曼. 马丁代尔药物大典. 37 版. 李大魁,金有豫,汤光,等译. 北京:化学工业出版社,2014.

[18] 查朱青,程春生. 前列地尔注射液干预显微外科术后血管危象的实验研究. 实用骨科杂志,2015,11:1005-1007.

[19] 刘俊,刘氙,张飞,等. 前列地尔预防和治疗显微外科术后血管危象的临床对照研究. 赣南医学院学报,2019,39(2):124-126,146.

[20] 杨飞. 缬沙坦联合前列地尔对糖尿病肾病患者肾功能、血流动力学、炎性指标的影响. 临床合理用药杂志,2022,15(29):8-10.

[21] 郭婵. 前列地尔对慢性肾功能衰竭患者血清炎症因子水平及营养生化指标的影响. 医学信息,2022,35(13):146-148.

[22] 周武,曹发奇,曾睿寅,等. 创伤骨科患者围手术期下肢静脉血栓形成诊断及防治专家共识(2022 年). 中华创伤杂志,2022,38(1):23-31.

[23] 中华医学会骨科学分会外固定与肢体重建学组,中国医师协会创伤外科医师分会创伤感染专业委员会,中国医师协会骨科医师分会创伤专家工作委员会. 中国急性骨筋膜室综合征早期诊断与治疗指南(2020 版). 中华创伤骨科杂志,2020,22(8):645-654.

[24] 中华预防医学会脊柱疾病预防与控制专业委员会脊柱脊髓损伤疾病预防与控制学组,中国康复医学会脊柱脊髓专业委员会基础研究学组. 急性脊柱脊髓损伤围手术期管理临床指南. 中华创伤杂志,2019,35(7):577-587.

[25] 中国医师协会急诊医师分会,解放军急救医学专业委员会,中国急诊专科医联体,等. 成人颈椎损伤急诊诊治专家共识. 中国急救医学,2022,42(3):189-196.

[26] 国建文,盖永乐. 甘露醇在创伤外科的早期应用. 临床医药文献电子杂志,2015,2(31):6390-6391.

[27] 竺湘江,赵勇,王刚祥,等. 足部骨筋膜室综合征早期诊断与治疗. 中国骨伤,2009,22(11):866-867.

[28] 舒晓鹏,周晓庆. 132 例骨筋膜室综合征的治疗. 中国中医骨伤科杂志,1997,5(2):32-35.

[29] AMIR Q, TIMOTHY J W, ROBERT M M, et al. Noninvasive treatments for acute, subacute, and chronic low back pain: a clinical practice guideline from the American college of physicians. Annals of Internal Medicine,2017,166(7):514-530.

[30] ZHUANG Z G, WANG L, LIU X G, et al. The Chinese association for the study of pain (CASP): consensus on the assessment and management of chronic nonspecific low back pain. Pain Research & Management,2019,2019:8957847.

[31] 《中国国家处方集》编委会. 中国国家处方集(化学药品与生物制品卷·儿童版). 北京:人民军医出版社,2013.

[32] 于俊敏,孟超,尹燕伟,等. 胫神经阻滞疗法中国专家共识(2023 版). 中华疼痛学杂志,2023,19(1):22-32.

[33] 中国康复医学会骨质疏松预防与康复专业委员会,中国老年保健协会骨科微创分会. 退行性腰椎管狭窄症诊疗专家共识. 中华骨与关节外科杂志,2023,16(2):97-103.

[34] 中华医学会肠外肠内营养学分会. 中国成人患者肠外肠内营养临床应用指南(2023 版). 中华医学杂志,2023,103(13):946-974.

# 附　录

## 附表1　阿片类镇痛药等效剂量换算表

| 药物 | 非胃肠给药剂量 | 口服剂量 | 等效剂量 |
|---|---|---|---|
| 吗啡 | 10mg | 30mg | 非胃肠道∶口服＝1∶3 |
| 氢吗啡酮 | 1.5mg | 7.5mg | 非胃肠道∶口服＝1∶5 |
| 可待因 | | 200mg | 吗啡（口服）∶可待因（口服）＝1∶6.5 |
| 羟考酮 | | 15～20mg | 吗啡（口服）∶羟考酮（口服）＝1.5～2∶1 |
| 芬太尼透皮贴剂 | 25μg/h<br>（透皮吸收） | | 芬太尼透皮贴剂 μg/h，q.72h. 剂量＝1/2×<br>口服吗啡 mg/d 剂量 |

## 附表2　骨科常用中药处方

### 附表2（a）　正骨洗药处方

| 成分 | 含量/g | 成分 | 含量/g |
|---|---|---|---|
| 当归 | 5 | 木瓜 | 5 |
| 红花 | 10 | 续断片 | 10 |
| 醋乳香 | 5 | 羌活 | 5 |
| 醋没药 | 2 | 川牛膝 | 5 |
| 白芷 | 10 | 独活 | 5 |
| 川芎 | 10 | 铁线透骨草 | 20 |
| 赤芍 | 10 | 威灵仙 | 5 |
| 苏木 | 10 | 降香 | 5 |
| 秦艽 | 5 | | |

附表 2（b） 藤药处方

| 成分 | 含量 /g | 成分 | 含量 /g |
|---|---|---|---|
| 伸筋草 | 30 | 烫骨碎补 | 15 |
| 铁线透骨草 | 30 | 醋乳香 | 9 |
| 海桐皮 | 15 | 川牛膝 | 9 |
| 防风 | 15 | 桂枝 | 15 |
| 地枫皮 | 15 | 花椒 | 9 |
| 独活 | 9 | 大青盐 | 30 |
| 红花 | 9 | | |